高龄老人的
养生保健与疾病治疗

主　编　李春生　李云先

副主编　李肇麟　张炎军　李兆合

编　委　李肇惠　孙纪伟　李　芳

　　　　　李林龙　李红星　李肇义

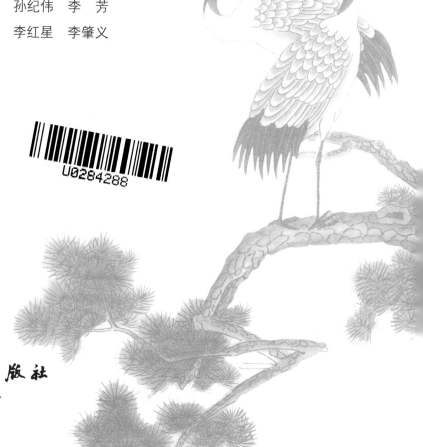

U0284288

人民卫生出版社
·北京·

图书在版编目（CIP）数据

高龄老人的养生保健与疾病治疗 / 李春生，李云先
主编. — 北京：人民卫生出版社，2023.6
ISBN 978-7-117-32814-2

Ⅰ. ①高… Ⅱ. ①李… ②李… Ⅲ. ①老年人 – 养生
（中医）②老年病 – 诊疗 Ⅳ. ①R161.7②R592

中国版本图书馆 CIP 数据核字（2022）第 014786 号

人卫智网 www.ipmph.com	医学教育、学术、考试、健康， 购书智慧智能综合服务平台	
人卫官网 www.pmph.com	人卫官方资讯发布平台	

高龄老人的养生保健与疾病治疗
Gaolinglaoren de Yangsheng Baojian yu Jibing Zhiliao

主　　编：李春生　李云先
出版发行：人民卫生出版社（中继线 010-59780011）
地　　址：北京市朝阳区潘家园南里 19 号
邮　　编：100021
E - mail：pmph @ pmph.com
购书热线：010-59787592　010-59787584　010-65264830
印　　刷：天津科创新彩印刷有限公司
经　　销：新华书店
开　　本：710 × 1000　1/16　印张：21.5
字　　数：329 千字
版　　次：2023 年 6 月第 1 版
印　　次：2023 年 9 月第 1 次印刷
标准书号：ISBN 978-7-117-32814-2
定　　价：69.00 元

打击盗版举报电话：010-59787491　E-mail：WQ @ pmph.com
质量问题联系电话：010-59787234　E-mail：zhiliang @ pmph.com

主编简介

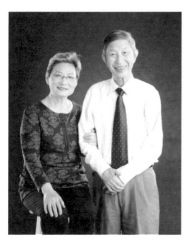

李春生，男，1941 年 5 月 11 日出生，河南省邓州市人。中国中医科学院首届中医研究生班毕业，师从著名中医学家岳美中教授和方药中教授。李春生教授是中国中医科学院西苑医院主任医师、博士研究生导师、博士后流动站合作导师、中国中医科学院内科急症学术带头人、全国名老中医药专家传承工作室建设项目专家，香港东华三院顾问中医师以及香港理工大学客座教授。历任社会职务有：中国老年学学会理事、中国老年学学会衰老与抗衰老科学委员会副主任委员、北京中西医结合学会理事、北京中西医结合学会老年医学专业委员会主任委员、中华医学会北京分会老年医学分会副主任委员、北京中医药学会急诊专业委员会副主任委员、北京中医疑难病研究会常务副会长及专家技术委员会会长等。

李春生教授长期从事老年医学、急诊医学、宫廷医学、呼吸病学、肥胖病学、养生康复医学研究，行医 57 年，诊治患者 20 万例次以上；完成科研课题 20 项，获省部级奖近 12 项；获批专利 2 项；发表医学论文及其他医学文章 212 篇，主持或参加编写并已出版的医学著作 74 部。1996 年，被国家中医药管理局评为全国中医急症工作先进个人；2001 年 10 月，获中国中西医结合学会"中西医结合贡献奖"；2009 年 9 月，获中华老年医学会"牟善初教授医学特别奖"；在 2020"敬佑生命·荣耀医者"第五届公益活动中荣获"中华医药贡献奖"；2021 年 10 月获 2021 年中国民族医药协会科学技术进步奖二等奖；2021 年 12 月入选第四届"首都国医名师"。

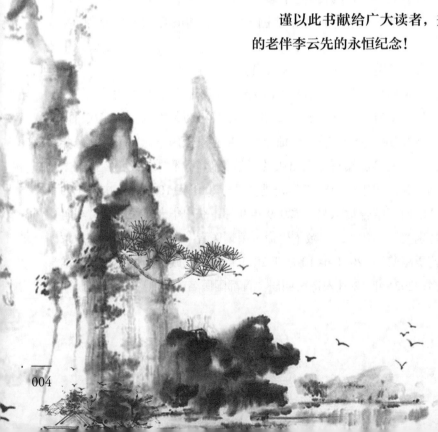

　　李云先，女，1943 年 11 月 7 日出生，河南省邓州市人，李春生夫人。河南师范大学函授中文系肄业，曾任河南省南阳市第一中学教师，长期任职于中国中医科学院西苑医院图书馆。参加或主持编写的著作有：《李春生治疗急危重病及难治性疾病经验》《中国传统老年医学文献精华》（第 2 版）《新编抗衰老中药学》《中国宫廷医学》《宫廷养生与美容》《现代肥胖病学》《中医学感悟与临床应用》等。

　　谨以此书献给广大读者，并作为对我的老伴李云先的永恒纪念！

内 容 简 介

　　本书是集高龄老人中医养生保健与常见疾病临床证治为一体的著作。全书共十六章。第一至三章，主要阐述古今中医养生理念和养生方法，以及西医学对老年人组织、器官衰老的认识，为年迈老人提供保养身体的科学依据。第四章总结老年人因用药不当造成的药害，从而提出治疗年迈患者的用药总原则。第五至十六章列举古今高龄老人医案医话，并以此为基础进行总结、评价和分析，完善高龄老人疾病的中医治疗方法，使之逐渐形成体系，以提高高龄老人疾病的诊疗水平，为我国高龄化社会的到来做好医疗准备。

序

我国自古就有尊老、敬老与爱老的文明传统，现代社会进步为老年人社会保障进一步提供了较以往更为良好的社会管理、经济生活保障与医疗保障；为提高老年人生存质量或生活质量，在医疗保障质量方面，也有很大进步。

我国古时传统称三十而立、四十而不惑、五十而知天命、六十花甲、七十古稀、八十为耋、九十为耄。亦有称年八十为杖朝之年、八十至九十为耄耋之年、九十为鲐背之年，文字简洁而形象，也有敬重之意。随着当代科学文化的进步，人们自然寿命有所延长，世界卫生组织乃有六十至七十四岁为年轻老人（the young old）之说，七十五至八十九为老老年人（the old old），九十以上为非常老的老人（the very old）或长寿老年人（the longevous），提倡要多方位提高对老年人的医疗权益保障。

李春生教授为我国著名的老年学家和老年医学家，自 20 世纪 70 ～ 80 年代开始，就用很大精力关注老年人的医疗，积累了非常丰富的临床经验，其出版的老年学及老年医学著作甚丰，对社会做出了重要的贡献。今李春生教授又以极大的毅力，汇集整理完成《高龄老人的养生保健与疾病治疗》一书，读者可从中窥见古代医籍及近现代对高龄老人的医疗经验，从中还可了解往昔一些医疗故事及医药之遣使，不仅可以借鉴，并有很强的可读性。本书还汇集了李春生教授本人治疗高龄老人的宝贵经验，尤为可贵。

李春生教授书成索序于我，谨以此文祝贺他的成功。

陈可冀
2017 年处暑于北京西郊

（注：陈可冀教授为中国科学院资深院士、国医大师、中国老年学学会名誉会长）

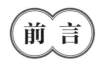

前　言

2021年5月11日，第七次中国人口普查结果公布，全国人口约14.12亿人。60岁及以上老龄人口达到2.6亿，65岁及以上人口比重达到13.50%，人口老龄化程度已高于世界平均水平（65岁及以上人口占比9.3%）。在老龄人口快速发展的同时，伴随着高龄化的快速推进。数据显示，我国80岁以上高龄人口已接近3 580万，占老龄人口的13.77%。近10年间，90岁以上高龄老人增长1倍。国外如韩国、日本、法国、加拿大等，也是如此；荷兰95岁以上人口竟翻了3倍。我国人口高龄化，标志着国家富强，社会安定，人民生活提高，重大疾病减少，为国家有用人才发挥光和热提供了更多机会。但是，资料表明，高龄老人余年有限，80岁老人预期寿命为8.2年，90岁老人预期寿命为3.9年，100岁老人预期寿命为2年。他（她）们处于人生的边沿，发病常常危重，缓解期是带病生存，疾病康复缓慢，需要人给予照顾。既加重了社会负担，又成为老年医学研究的难点。为适应我国和国际上高龄老人、失能老人、空巢家庭不断增长的现状，北京市海淀区政府2017年启动了高龄老人家庭适老化改造，以保障其安全和幸福。在中医药临床、科研和养生康复研究领域，我们有责任积极探索，与时俱进，对提高高龄老人生命保障有所作为。

众所周知，任何一门科学的发展都有其继承性，继承性对于中国传统医学尤其重要。中国传统医学要发展创新，增强其生命力，提高临床疗效和养生保健效果是关键。而提高临床疗效之捷径，在于继承前人与今人丰富的临床经验，以及由此产生的中医理论。因此，为了更好地发展高龄医学，很有必要对前人与今人防治高龄疾病的经验进行总结。有感于斯，本书编著者查阅古今医案、医话类书籍一百余种，收集、整理了古今养生保健实例和80岁及以上高龄老人医案医话200余例（含本书作者撰写的高龄医案医话40余例），加以分类和评析，贡献给读者，贡献给社会。鉴于在中华人民共和国成立以前中国人平均寿命仅有35岁，因而古代、近代有明确年龄记载的高龄医案医话甚少。大型著作如明代江瓘编著的《名医类案》记载 9 例，清代魏之琇编著的《续名医类案》记载 11 例，叶天士撰《临证指南医案》记载 1 例，由此可见一斑。本书所录绝大部分是中华人民共和国成立以后的医案医话，或今人整理的古代医案医话，它体现了古今众多医家对高龄疾病诊治的中医原创思维与个性诊疗经验，具有丰富的内涵和广博的外延，可以启迪后学，提高中医药专业素养。经查询，中国至今尚无中医高龄医学专著，本书的编撰可填补这一空白。书中收集的医案医话尽管尚不够全面，但已能够粗略代表当今中医学界防治高龄疾病的水平。需要说明的一点是，由于目前关于高龄老人的生理、病理、药害及合理使用中药等问题的资料较少，所以本书第三章和第四章主要通过论述老年人这些方面的问题来反映高龄老人的相关情况。相信本书的出版，会给读者带来新的知识和感受，给高龄老人的疾病防治和延长余年带来福音。

　　谨以此书表达对编著者的老师——岳美中教授的深切怀念，表达对长期指导编著者学术进步的陈可冀院士的感恩之情，表达对帮助完成本书的子女以及学生、朋友的衷心感谢！

　　因作者水平所限，书中缺点错误在所难免，敬请博雅赐教。

　　　　　　　　　　　　　　　　　　　　李春生　李云先
　　　　　　　　　　　　　　　　　　2017 年 3 月 28 日初稿
　　　　　　　　　　　　　　　　　　2021 年 10 月 2 日修改

凡 例

1. 本书收集资料的范围，上起春秋战国，下至 2021 年。凡与高龄老人相关的古代养生保健和医案医话择优收录。

2. 本书所收载与高龄老人相关的医案医话要求病例完整，能够说明疗效，或对疾病诊治起到提示、警示作用。凡有首诊无复诊的病例，一般不录。

3. 本书从"治未病"的角度出发，仿照明代江瓘所著《名医类案》中"颐养"的撰写方法，列"中国古代养生保健与延寿"，并将它放在全书的第二章，以示对这一理念的重视。

4. 本书仿照明代江瓘所著《名医类案》的撰写方法，在医案医话的开头，冠以主治医生的名字，以示对其应有的尊重。

5. 本书收录的医案医话，原著多有按语。对于原著中缺少按语，或按语含义模糊不清的某些重要内容，拟另加 [编著者按] 进行说明。

6. 全书共分十六章，阐述内容涉及内、外、神经、五官、肿瘤各科。每章之后编著者均写有"评析"，对全章进行总结，并补充医案医话内容之不足者，以启发读者思考。

7. 编著者所录本人治疗高龄老人病例，不再附出处，其疗效等级自高至低是：临床痊愈、临床控制、显效、有效、无效。本书采用的均为显效以上病例，敬请留意。

8. 书中原著的处方剂量，因历代度量衡差别较大，难以用现代度量衡单位统一，故仍录用原来的单位和剂量。若需换用现代单位和剂量，一般的换算方法是：1 钱约 3g，1 两约 30g，1 斤为 16 两约 500g。

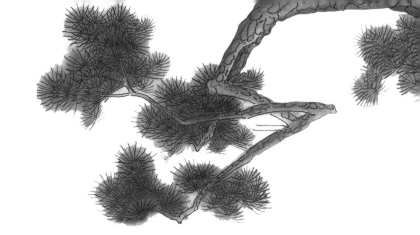

目 录

第十一章　高龄老人消化系统常见疾病

第十二章　高龄老人泌尿生殖系统及水液代谢常见疾病

第十三章　高龄老人血液、内分泌和骨关节系统常见疾病

第十四章　高龄老人五官科常见疾病

第十五章　高龄老人皮肤与外科疾病

第十六章　高龄老人良、恶性肿瘤及囊肿

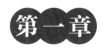

中医学与高龄老人健康长寿

老年人（60 岁及以上的人群）特别是高龄老人（80 岁及以上的老年人群）的健康长寿，是人类社会的普遍愿望，也是中国人千百年来的不懈追求。中医学对养生长寿的研究有着悠久的历史。

一、历史渊源

中医学研究健康长寿，大约有 2500 年以上的历史。其渊源来自三个方面：首先是远古帝王的长寿传说。据《史记》以及相关资料记载，黄帝寿 111 岁，帝颛顼寿 98 岁，帝喾寿 105 岁，帝尧寿 118 岁，帝舜寿 100 岁，夏禹寿 100 岁。其次是中古长寿者传说。《素问·上古天真论》记载，真人"寿敝天地"，至人"益其寿命而强者也"，圣人寿命"可以百数"，贤人"益寿而有极时"。以上两点对后人都是有吸引力的。最后，也是最重要的，是中国封建帝王的实际需求。因为延年益寿乃至长生不老，维持青春期的容貌、身躯和心（智力）、牙（胃口、骨骼）、眼（视力）、性（生殖）的活力，是封建帝王追求的最高境界。只有达到这个境界，他们才能帝位永存，荣华富贵永葆。所以历代帝王皆提倡延年益寿，从而对中医学产生了深远的影响。

为了追求健康长寿，自战国时代开始，历代帝王曾经进行了不懈的探索。在距今 2500 多年前，齐威王、齐宣王和燕昭王就曾派方士到渤海中寻仙山求灵药；其后秦始皇、汉武帝也派徐福等人寻求不死之方，结果均一无所获。西汉至清初，帝王将相服食用铅汞炼制的金丹大药，悲剧屡现。晋哀帝司马丕、魏道武帝拓跋珪、魏明元帝拓跋嗣、唐太宗李世民、唐宪宗李纯、唐穆宗李恒、唐武宗李炎、明仁宗朱高炽、明光宗朱常洛、清世宗爱新觉罗·胤禛，皆因服食金丹而丧生。梁武帝萧衍、清高宗爱新觉罗·弘历两人，不吃金丹，注重养生，寿臻86岁和89岁。

自战国至魏晋六朝，中医学逐渐认识到达到健康长寿目的的途径是保养身体——养生。东晋葛洪《抱朴子》和梁代陶弘景《养性延命录》及《本草经集注》的出现，标志养生学体系已经形成，养生学理论和方法日趋完善。在理论方面，前贤提出了一整套衰老学说，如肾气亏虚、五脏渐损与衰老相关学说，脾胃虚弱、心力减退与衰老相关学说，元气定分与衰老相关学说，阳气衰惫与衰老相关学说，积秽沟渠必多拥塞与衰老相关学说，等等。在方法方面，建立了较完备的以养生来延缓衰老的办法，如调摄、运动、饮食、药物、针灸等。只要导养得体，就能够适当延长寿命。

二、养生的含义及原则

养生一词，最早见于战国时代成书的《庄子·养生主》。原文称，中国古代有"良庖岁更刀"的谚语，可是这位厨师"庖丁"善于保护刀刃，将刀用了十九年，刀刃还像新磨砺的一样。文惠君听完庖丁的叙述后说："吾闻庖丁之言，得养生焉。"这里所谓养生，系指养刀刃，即以不伤刀刃之体为本。

养生的含义，自战国以降，发生了很大变化。古医书《黄帝内经》将它引申到身体保护和讲求合理生活方式的领域，包含着顺乎自然之理，而不致伤身的意思；《孟子》《喻世明言》等将它引申到生活领域，或表示真情与办事能力，或表示养家糊口的意思；西汉《春秋繁露》将它引申到政治领域，表示处事中和、公正合理的意思。现今所说的养生，强调的是《黄帝内经》思想观点。在欧洲，养生被称为macrobiotica，系指在德国成立之前有一个非常古老的种群，许多人活到100多岁，其寓意为伟大生命的"健康长寿"。

养生与保健既有相似之处，又有一定区别。世界卫生组织（WHO）在定义健康时指出，健康指不仅是没有疾病和病痛，而且是个体在身体上、精神上、社会上完满的状态。保健则是指保护或保障人类健康的医学。养生是一个多义词，在医学领域中，它不仅具有传统保健医学的含义，强调"不伤身体"，还具有康复医学的内涵。即是让老、弱、病、残者身体康复，回归社会，与健康人一样分享社会经济发展的成果。

中国传统医学认为，养生可以"聚精""养气""存神"，使人"神气自满"，身体健壮，抗病能力增强，少生病或不生病，保障健康，进而起到延缓衰老的作用。中医由于重视养生，历代享高寿者颇多。有人统计过《中国医学人名志》中有年龄记载的医学家149人，其中80岁以上者70人，90岁以上者27人，100岁以上者10人，占有年龄记载的医学家人数的71.8%，清代陆以湉《冷庐医话·医范》谓："医人每享高龄，约略数之，如魏·华佗年百余，吴普九十余，晋·葛洪八十一，北齐·徐之才八十，北周·姚僧垣八十五，许智藏八十，唐·孙思邈百余，甄权百三，孟诜九十三，宋·钱乙八十二，金·李庆嗣八十余、成无己九十余，元·朱震亨七十八，明·戴元礼八十二、汪机七十七、张介宾七十八，近代徐灵胎大椿七十九、叶天士桂八十。"近代和现代享寿高龄的中医药学家，如萧龙友九十，杜自明八十四，冉雪峰八十四，施今墨八十八，蒲辅周八十七，赵炳南八十五，岳美中八十二，姜春华八十四，裘沛然九十七，关幼波九十二，尚天裕八十五，董建华八十三，程莘农九十四，王绵之八十六，任继学八十四，李连达八十四，邓铁涛一百零三岁等。"盖既精医学，必能探性命之旨，审颐养之宜，而克葆天年也。"

养生的基本原则在于：①养生须尽早。元代王珪所著《泰定养生主论》（约成书于1324—1328年）指出，养生须从婚合、孕育、婴幼、童壮、衰老等环节分别着眼，先天与后天并重，防老于未老之先，才能够健康长寿。②养生先养德。"仁者可寿，德可延年，养德尤养生之第一要义。"明确提出要把道德修养、品德仁爱作为养生最高准则。③养生以不伤为本。晋代葛洪在《抱朴子内篇·极言》中说："才所不逮而困思之，伤也。力所不胜而强举之，伤也。悲哀憔悴，伤也。喜乐过差，伤也。汲汲所欲，伤也。久谈言笑，伤也。寝息失时，伤也。挽弓引弩，伤也。沉醉呕吐，伤也。饱食即卧，伤也。跳走喘乏，伤也。欢呼哭泣，伤也。阴阳不交，伤也。积伤至尽则早亡，早亡非道也。"④先寝食而后医药。"善养生者，先寝食而后医药"，是隋代学者文中子的观点，岳美中先生生前称其"言简而有味"。⑤养生三戒。孔子在《论语·季氏》中说，"君子有三戒：少之时，血气未定，戒之在色；及其壮也，血气方刚，戒之在斗；及其老也，血气既衰，戒之在得。"意指养生非一朝一夕，乃贯穿于人的一生，要行为检点。

三、养生的方法

养生学是一个系统工程。它包括调摄、运动、饮食、药物、针灸等方面，现将其主要内容简介如下。

（一）调摄

调摄即是调护，也称作静养。它是依据"天人相应"和"正气存内，邪不可干"的原理，通过对个人生活起居的周密安排，通过对环境的适应，通过对心态平衡的调节，来达到保障健康的目的。

关于生活起居的安排，晋代葛洪提出"治身养性务谨其细"。宋代陈直所撰《养老奉亲书·宴处起居》强调"凡行、住、坐、卧，宴处起居，皆须巧立制度"。也就是说，对老年人生活起居所涉及的各个方面，都应从健康生活方式的要求出发，想得周全入微，拿出相应的兴利除弊办法。关于季节气候变化和环境的适应，也须按照这样的要求处理，高龄老人更应加以重视。

心态平衡的调节，在调摄中占有极其重要的地位，实践方法也很丰富。中医学强调，心藏神，为一身之主宰。养心调神，保持心境平和，是爱惜和保护人体阴精、元气的重要手段。《素问·灵兰秘典论》认为"主明则下安，以此养生则寿"。大喜、大怒、大悲等激烈的情绪变化，对身心有害；过度忙碌，精神压力太大，会耗竭心力，不利于健康。《养生杂纂》之序言引用林鉴堂诗说："自家心病自家知，起念还当把念医。只是心生心作病，心安哪有病来时。"老年人（高龄老人）只有保持开阔的心胸，稳定的心态，愉悦的心境，轻松的精神状态，才利于健康长寿。

人一生的三分之一时间是在睡眠中度过的，睡眠对于老年人（高龄老人）养心调神至关重要。南宋著名理学家蔡季通有《睡诀》曰："睡侧而屈，觉正而伸，早晚以时，先睡心，后睡眼。"除了卧姿应利于入睡之外，心境安平，避开尘世纷扰，让神明之心顺利进入梦乡，是保持良好睡眠的关键环节。

中医学还指出，"心静可以固元气"。静由心生，心不静，则烦恼生。在繁杂的人世间，能够保持一份心灵的宁静，随时回到自己的内心深处，细细品味生命的妙处，控制浮躁、焦虑、抑郁情绪，无疑是一种修身养性的无上人生境界。圣严法师指出：船过水无痕，鸟飞不留影，成败得失都不会引起心情的波动，那就是自在解脱的大智慧。神明之心若失去宁静，就会产生许多临床症状。例如，人心思火则体热，思水则体寒，愤怒则发竖，受惊则汗滴，恐惧则肉颤，羞愧则面赤，悲伤则泪出，惊恐则心跳，生气则麻痹，等等。对此包容节制极为重要，否则将损伤元气，甚至缩短寿命。明代铁脚道人所撰《霞外杂俎》一书，为世人提供了几种可资借鉴的方法。该书序中谓，东谷居士敖英于山中遇老翁，见其癯然山泽之姿，似有道气，因问摄生之要，告知口服"快活无忧散"，遇事不如意服"和气汤"。快活无忧散配方是"除烦恼，断妄想"；和气汤配方是"先用一个'忍'字，后用一个'忘'字"。该书解释说，和气汤专治一切客气、怒气、怨气、抑郁不平之气。"右二味和匀，用不语唾送下。此方先之以忍，可免一朝之忿也；继之一忘，可无终身之憾也。服后更饮醇酒五七杯，使醺然半酣尤佳"。以上配方虽属消极的精神疗法，但也可使心平气顺，心定情定，防止身体因愤怒出现偏差。

"学不因老而废"，是调摄的重要原则。在现今时代迅速发展时期，对老人适应环境变化尤为切要。清初养生家曹庭栋在《老老恒言·燕居》中指出："心不可无所用，非必如槁木、如死灰，方为养生之道。静时固戒动，动而不妄动，亦静也。道家所谓'不怕念起，惟怕觉迟'。至于用时戒杂，杂则分，分则劳。惟专则虽用不劳，志定神凝故也。"这种理念，是一种积极的有益的养生态度。学习时专心，才有益于健康。

广交朋友，对养生非常有益。朋友有善友、贤友、忠友、真友、净友、逆友之分，明朝时期意大利传教士利玛窦在《交友论》中写道："尔为吾之真友，则爱我以情，不爱以物也。"也就是说，只有德志相似，感情融洽，而不是建立在物质、金钱、利益的基础上，朋友之间的关系才能真诚和牢固。交友的宗旨在于"彼善长于我，则我效习之；我善长于彼，则我教化之"。老年人（高龄老人）有了朋友之间的感情交流和相互帮助，可以在忧愁时减忧，快乐时增乐，使弱者变强，使病患减轻，利于干成事业，抗衰增寿。

休闲娱乐，也非常重要。如静坐之乐，读书之乐，赏花之乐，玩月之乐，弈棋之乐，听琴之乐，狂歌之乐，曼舞之乐，绘画之乐，高卧之乐。高尚适度的娱乐活动，是一种良好的调摄方式，都有利于减少身体的正熵，增加身体的负熵，延长寿命。

（二）运动

运动，是国内外公认的抗衰老绝妙良方。唐代寿臻 101 岁的医学家和养生学家孙思邈，在《备急千金要方·道林养性》中写道："流水不腐，户枢不蠹，以其运动故也。"离开了运动，人体的气机便会壅滞，疾病常由气机壅滞而产生。因此，养生学强调适度运动对人有益。运动的内容有：

1. 散步　散步者，散而不拘之谓。且行且立，且立且行，须得一种闲暇自如之态。久坐则经脉滞，即于室内时时缓步盘旋数十周，使筋骸活动，经脉乃得流通。习之既久，步可渐至千百，兼增足力。岳美中教授说"百练不如一散（步）"，就是这个道理。

2. 晨起、饭后的活动与劳动　如种花、种菜、栽树、养蜂、养鸟、打乒乓球、打羽毛球、放风筝、做体操等轻体力劳动或活动，科学证实能促进健康。特别是在气候和畅之日，以步行当车，选择外出行走，慢跑或登山 1 小时以上，使体表微似汗出，达到"行不至劳"的程度，可以促进气血流通，利于消耗体内脂肪，清除体内垃圾，保持身心健康。

3. 气功、按摩和导引　气功是通过调身、调息、意守，进行主动自我身心锻炼的方法。按摩是通过推按头面、四肢及腹背的特定部位，进行被动运动，以防病健身的方法。导引则以导气令柔、引体令和为特点，是主动呼吸与躯体运动相结合的医疗体育保健法。现代所谓"健身气功"，大体属于导引范畴，它的运动绵缓，有益于健康。兹举例如下：

（1）干沐浴法：宋代真德秀《续卫生歌》说："秋冬日出始求衣，春夏鸡鸣宜早起。子后寅前睡觉来，瞑目叩齿二七回。吸新吐故勿令误，咽漱玉泉（口中唾液）还养胎。热摩手心熨两眼，仍受揩擦额与面。中指时将摩鼻

胫，左右眼耳擦数遍。更能干浴遍身间，按髀（指股骨上段）时须扭两肩。纵有风劳诸冷疾，何忧腰背复拘挛。"（《夷门广牍》）

（2）六字诀：肝若嘘时目睁睛，肺如呬气手双擎。心呵顶上连叉手，肾吹抱取膝头平。脾病呼时须撮口，三焦客热卧嘻宁。春嘘明目夏呵心，秋呬冬吹肺肾宁。四季长呼脾化食，三焦嘻却热难停。

（3）八段锦：双手托天理三焦，左右开弓如射雕。调理脾胃须单举，五劳七伤往后瞧。攒拳怒目增气力，两手攀足固肾腰。摇头摆尾去心火，背后七颠百病消。

（4）擦涌泉：明代王象晋《清寤斋心赏编》说："涌泉穴在足心之上，湿气皆从此入。每天晚上用一手握住自己足趾，一手摩擦足心赤肉。数目多时，觉足心热，即将脚趾略略转动，疲倦则少歇。若每夜自擦至数千次，可收步履轻健之效。"

（5）其他导引术：五禽戏、太极拳、易筋经、导引养生功等。和前述功法一样，都是对身体有益的东方健身术。

4. 外出旅游、游泳、汤泉浴 它们都是很好的运动保健方法。宋代苏东坡认为此法可以"养生遐年"，经济富裕的人不妨一试。

5. 运动养生功法的现代研究 研究表明，运动养生功法能够增强关节活动度，增强体能，增加骨密度，减少脊柱畸形，调节神经、免疫、内分泌、呼吸、循环、消化、血液诸系统的功能，改善高血压、冠状动脉粥样硬化性心脏病（简称冠心病）、慢性支气管炎、肺气肿、慢性胃肠病、高黏血症、癌症等疾病的症状，改善食欲和睡眠，稳定患者的情绪，可收到强身延年和促进康复的双重效果。

6. 吞津的现代研究 在做运动功法的过程中，常要求同时吞津（咽下唾液）叩齿，才能达到"百骸自调匀"的目标。现代研究证实，"吞津"时所咽下唾液中含有腮腺素，它与人体的间叶组织如纤维缔结组织、网状内皮组织、肌腱韧带、软骨和骨组织的营养发育有关。唾液分泌障碍会引起皮肤萎缩、弹性减弱、色素沉着、脱发、皮脂腺分泌减少以及变形性脊椎病变等。可见"吞津"有助于改善发、皮、骨、筋的状况，有益于美容和治疗骨质疏松症。

（三）饮食

1. 饮食养生 饮食养生，包括合理膳食和饮食治疗，其重点在于合理膳食。如：

（1）减少厚味：养生学在强调合理膳食时，指出以肥肉、高脂肪饮食及过量酒类为主的"膏粱厚味"对人有害，常食清淡之味与水果、蔬菜对人体有益。

（2）素食为先：纵观上下五千年的历史，与西方的饮食结构相比较，大多数中国人虽非不食荤腥，但膳食结构基本属于低脂、低盐、以素食为主的饮食。现代研究表明，素食营养丰富，可以使血液呈微碱性，可以提高大脑活力，还能防癌、防治多种疾病，属于健康膳食，值得提倡。

（3）节制饮食：传统养生学强调节制饮食（即限食）。认为饱食则胃气不展，多生疾患，只有做到"负腹"才能使"腹自安"。若持之以恒，寿命自长。现代研究指出，节食的好处在于：①降低了血中葡萄糖水平，抑制了大分子在体内的非酶促糖基化；②减少了脂肪沉积和蛋白质的分解，降低了代谢率，延缓了动脉粥样硬化发生的时间；③促进细胞内线粒体增殖，减少氧化损伤；④使下丘脑和垂体分泌与衰老有关的激素减少；⑤延缓了具有免疫效能的 T 细胞随年龄增长而减少的过程，推迟了自身抗体的出现；⑥刺激了细胞凋亡，从而消灭随增龄积累的衰老或功能受损细胞，以及前肿瘤细胞。上述机制的综合效果是，限食延缓了生命的衰老。

世界卫生组织（WHO）营养专家小组提出了老年人饮食营养的标准，具体为：①总脂，应占膳食总量的 15%～30%。其中饱和脂肪酸 0%～10%，多链不饱和脂肪酸 3%～7%。代表食物主要有玉米油、豆油、花生油、菜籽油等。②蛋白质，应占膳食总热量的 10%～15%。其余 60%～90% 的热量来自脂肪、碳水化合物等。应限制酒精、白糖及脂肪摄入，尽量维持低水平。③复合碳水化合物，占 50%～70%。主要存在于小米、玉米面、绿豆等食物中。④微量元素锌。主要存在于鲱鱼、沙丁鱼、鳕鱼、土豆、胡萝卜、牛肉、牡蛎、肝、花生仁、杏仁、核桃仁等食物之中。⑤游离糖。下限为零，上限为 10%。主要指甜菜、甘蔗中精炼的游离糖，不包括水果、蔬菜、牛奶中所含的糖分。⑥食用纤维（非淀粉多糖类）。每日 10～24g。主要存在于芝麻、香椿、麦麸、稻米、豆类、竹笋、海藻等食物中。⑦食盐。上限为每日 6g，下无限量。⑧食用胆固醇。上限为每日 300mg，下限为零（2016年美国提出去掉上限）。本章所强调的"节食""饮食但取益人，毋求爽口""薄滋味""不饮酒"，与 WHO 规定以及反对垃圾食品的精神是一致的。饮食得当，是合理膳食不可或缺部分。昔贤的具体要求是：①食取称意，量腹接所受。朝欲实，暮欲虚。早饭细嚼，微饥而食，微渴而饮。②食宜早些，不可迟晚；食宜缓些，不可粗速；食宜八九分，不可过饱；食宜淡些，不可厚味；食宜温暖，不可寒凉；食宜软烂，不可坚硬。食毕再饮茶两三口，漱口齿，令极净。③关于四时滋味，"春月少酸宜食甘（甜），冬月宜苦不宜咸。夏要增辛（辣）聊减苦，秋辛可省但教酸。季月少咸甘略戒，自然五脏保平安。日食须当去油腻，滋味偏多无病难"（《孙真人卫生歌》）。④饮酒宜忌："饮酒莫教令大醉，大醉伤神损心志。酒渴饮水并啜茶，腰脚自兹成重坠。醉后强饮饱强食，未有此身不生疾"（《孙真人卫生歌》）。

2. 饮食疗法　常用的饮食疗法有如下 5 种：

（1）软食：在粥、羹、馄饨、面条中，加入药食两用之品或药物以祛疾。

（2）硬食：在素饼、煎饼、烧饼中，加入药食两用之品或药物以祛疾。如药烧饼方，是在面饼中加入肉苁蓉、干姜等，以暖腰膝、缩小便。

（3）饮料：常用剂型有汤、饮、酒、乳、茶、浆，如车前子叶羹治疗血淋等。

（4）菜肴：常用剂型有煎、蒸、炙、脍、腌、灌肠，如蒸乌驴皮方治疗中风等。

（5）点心：系指蒸饼之类的小硬食，如健脾安神的茯苓夹饼之类。

下面介绍几种常用的具有一定疗效的食品，以供老年人（高龄老人）选用：

（1）生姜：辛微温无毒。归胃、脾、肺三经。功能止呕和胃，化饮祛痰，解表散寒。主治寒饮呕吐，风寒感冒，咳痰清稀。现代研究表明，本品能够：①清除超氧自由基和羟自由基；②抗晕动病、抗过敏、抑菌止咳；③保护胃黏膜，改善胃肠功能，保肝利胆；④降低体温，镇静催眠。故而孔子有"不撤姜食"之说。

（2）大蒜：辛温。归脾、胃、肺、大肠四经。功能暖脾胃，行滞气，化肉食，通诸窍，解百毒。主治饮食积滞，脘腹冷痛，痢疾泄泻。现代研究表明，本品能够：①杀菌，抑制病毒和立克次体，杀灭肠道寄生虫；②增强免疫，抑制肿瘤，抗诱变；③降低血糖和胆固醇，降低血压，抗动脉粥样硬化。大蒜被称为广谱植物抗生素，常服对于低度感染难以消除的老年患者有益。

（3）银耳：甘淡平。归肺、胃二经。功能滋阴清热，润肺益肾，养胃生津，益气健脑。主治虚劳咳嗽，痰中带血，虚热口渴。现代研究表明，本品能够：①提高超氧化物歧化酶（SOD）活性，抑制脂褐素，延缓衰老；②提高免疫力，抗放射，抗肿瘤；③扩张冠状动脉，对抗心肌缺血，降低血脂。武汉市曾经调查过 370 余位 80 岁以上老人，发现大部分高龄老人都食用银耳，这从侧面反映了银耳对高龄老人健康有益。

（4）蜂蜜：甘平无毒。归肺、脾、胃、大肠四经。功能补气润燥，解毒止咳，延缓衰老。主治：肺燥咳嗽，肠枯便秘，疮疡肿毒。现代研究表明本品能够：①具有营养、强壮和免疫调节作用；②调整体内酸碱平衡，是一种潜在的碱性物质；③抗菌消炎，促进受伤机体复原。我国在两千多年以前的《神农本草经》中就有蜂蜜抗衰老的记载。古印度人认为蜂蜜有许多重要的滋补效能，使人愉快和保持青春。古希腊人认为蜂蜜是最有价值的天赐礼物，他们的神之所以永恒存在，是因为吃过含有蜂蜜的神食。许多高龄的名人、学者对蜂蜜的抗衰老作用，有着切身的体会。数学之父毕达哥拉斯，以及发现原子理论的德谟克里特斯（Democritus），能够获得长寿，与经常食用蜂蜜有一定关系。伟大的医生和古代思想家希波克拉底（Hippocrates）也经常食用蜂蜜，他说蜂蜜与食物并用是滋补和促进健康的。自然科学之父亚里士多德认为，蜂蜜有促进人体健康和延年益寿的特殊作用。希腊抒情诗人阿那克里翁（Anacreon）平生喜爱蜂蜜和蜜酒。在庆祝罗马元老院议员波里厄斯·罗米里厄斯的百岁寿辰晚宴上，凯撒大帝问他是靠什么得到身心健康的，他回答：内服蜂蜜，外用油膏。伟大的科学家阿维森纳（Avicenna）曾推荐把蜂蜜作为延寿和老年人保持工作能力的药。他常说："假如你想保持年轻，就食用蜂蜜。"近代经常食用蜂蜜而长寿的人也很多。100多年前，维特维茨基教授在他所著的《蜂蜜对人体的有利影响》中写道：一位波兰诗人特兰姆贝基在30年里服用二种含有蜂蜜和蜜酒的素食，80岁时仍是筋强力壮。维特维茨基的老师谬尔巴赫尔每天食用蜂蜜，活到120岁。1910年，祖巴祖夫所著的《乡村教师养蜂》一书中写道：在拉多日加运河上的纳济村，有一位叫迪莫非的老乡，依靠蜂蜜活了107岁。苏联学者对100岁以上的老人进行调查，证实了他们长寿与长期食用蜂蜜有关。从以上的资料可知，蜂蜜的抗衰老、强壮身体作用具有一定可靠性。

（四）药物

药物养生，在中国传统保健医学中占有重要地位。特别是延缓衰老药物和方剂，自秦始皇、汉武帝寻求"长生不老药"开始，一直受到历代帝王将相的珍视。既有沉痛代价，也积累了丰富经验。现已查明，中国传统延缓衰老药物约400余种：①延长细胞寿命和整体寿命的药物，如人参、枸杞、骨碎补、党参、黄精、玉竹、菟丝子、珍珠、蛇床子等；②调节免疫功能的药物，如海参、胡桃、龙眼肉、女贞子、肉桂、大枣、桑椹、鳖甲、大黄等；③改善代谢的药物，如当归、黄精、黄连、漏芦、山楂、胡桃、杏仁、冬虫夏草、灵芝、三七、刺五加等；④改善内脏功能的药物，如丹参、川芎、瓜蒌、淫羊藿、覆盆子、海马、蛤蚧、花椒等；⑤抗感染、补充人体必需微量元素的药物，如金银花、蒲公英、白术、山药、黄芪等。至于槐实、硫黄是否有延寿作用，尚待进一步研究。

常用的延缓衰老中成药或食疗方有：①益气健脾，如四君子丸、补中益气丸、生脉散、清宫八仙糕等。以四君子汤为例，该方由人参、白术、茯苓、炙甘草组成，能够治疗气短乏力、食少便溏等脾胃气虚证。现代研究表明，此方不仅具有调理胃肠道、促进肝脏修复作用，而且具有从多方面增强机体细胞免疫功能，促进淋巴因子的生成能力，抗肿瘤和抗突变作用。还能增加红细胞生成，降低血清过氧化脂质和肝脏脂褐素的含量，防治脑老化，调整肾上腺皮质与髓质功能。对于肠道致病菌如伤寒杆菌、甲型副伤寒沙门菌、福氏痢疾杆菌、大肠杆菌等，有不同程度的抑制作用。用法：每次6g，每日

2 次，温开水送下。②补益肝肾，如六味地黄丸、金匮肾气丸、清宫寿桃丸、还少丹、七宝美髯丹、龟龄集等。以六味地黄丸为例，该方由干地黄、山茱萸、山药、泽泻等组成，临床用于肾阴不足，头晕眼花，腰膝酸软，耳鸣口干等症。现代研究表明，此药能够延长家蝇的生存时间，提高脑、肝、肺组织超氧化物歧化酶（SOD）的活力，对抗脂质过氧化损伤，从而起到延缓衰老作用。此药对人体下丘脑-垂体-性腺轴有调节作用，还能提高机体免疫力，促进核酸和蛋白质合成，抗应激，抗肿瘤，抗心律失常，抗动脉硬化，降血糖，降血脂，降血压，保护肝肾功能，补充锌、铜、锰、铁等人体必需元素，调节体内钙、磷平衡等。用法：每次 5～10g，每日 2 次，温开水送下。

（五）针灸

针灸养生，指用针刺或艾灸来进行保养身体的方法。在实际运用中，多提倡用灸法。唐代著名医学家孙思邈在养生方面特别重视灸法，在其所撰《备急千金要方》卷二十九"灸例"中，称之为"扁鹊灸法"。宋代窦材重集《扁鹊心书》谓之"住世之法"。书中记载："余五十时，常灸关元五百壮，即服保命丹、延寿丹，渐至身体轻健，羡进饮食。六十三时，因忧怒，忽见死脉于左寸部，十九动而一止，乃灸关元、命门各五百壮。五十日后，死脉不复见矣。每年常如此灸，遂得老年康健。"南宋王执中《针灸资生经·虚损》继之提出灸神阙法，谓："旧传有人年老而颜如童子者，盖每岁以鼠粪（指艾炷形状和大小）灸脐中一壮故也。"明代著作又提出足三里灸法，现代研究证实该穴确有强壮身体的效果。

此法传至日本，得到日本朝野的重视，才有满平一家三代人皆年龄超过百岁的足三里灸法验案：杜毓来谓，常读针灸古籍，无一不推崇灸法可却病疗疾，并可延年益寿。当今老年医学方兴未艾之际，用灸法疗疾、灼艾长寿，实为简廉之举。今录一则灸法延年、满门长寿的故事，聊救时弊。日本朝野倡导灸法保健由来已久，甚至定为学校课程以考查学生，可见其重视之程度。据日本帝国文库《名家漫笔》记载：在德川幕府时代，三河国（县）有一位叫满平（又译作万兵卫）的百姓，祖传灸足三里穴，高龄达二百四十多岁。有人向他求教长寿秘方，答曰：每月从初一到初八，从不间断施灸。

不过男女有别，逐日变灸壮数。

长寿的原因很多，以不单灸足三里能竞全功。但坚持常灸此穴，有益无损，故孙思邈也提出"若要安，三里常不干"，即足三里穴常有灸疮浸润之意。考足三里穴为胃经合穴，内通胃腑，脾化胃纳为后天化生之源，灸此穴以强中土，灌四旁，使食欲消化畅旺，气血有滋。据今日之研究，针灸足三里均有增强网状内皮系统的功能而获免疫抗病能力，抗病能力增强则病不生，不生病则长寿，此理浅显易明。《扁鹊心书》云："岂不闻土能成砖，木能成炭，历千年而不毁，皆火之力耳。"如是灸足三里穴可助长寿信不诬也！

当前针灸养生在我国尚未普及，需要医务人员继续做实际工作。

（六）综合调理

以上养生方法，每个人可根据自己的生活环境、身体素质、经济条件等加以选用，但注意不要偏于一隅。晋代著名养生学家葛洪在《抱朴子内篇·微旨》中说："凡养生者，欲令多闻而体要，博见而善择，偏修一事，不足必赖也。"综合养生应做到：合理膳食，营养适中；生活规律，坚持运动；处事乐观，心理平衡；药物辅助，讲究卫生。相信只有做到这些，并长期坚持下去，在健康长寿的航程中才有彼岸。

主要参考文献 ————————————————————

[1] 陈直.养老奉亲书[M].陈可冀，李春生，订正评注.2版.北京：北京大学医学出版社，2014.

[2] 陈可冀，周文泉，李春生.中国传统老年医学文献精华[M].2版.北京：科学技术文献出版社，2014.

[3] 李春生，李云先.中医学感悟与临床应用[M].北京：北京大学医学出版社，2018.

[4] 陈可冀.抗衰老中药学[M].北京：中医古籍出版社，1989.

[5] 鲁兆麟，杨思澍，王新佩，等.二续名医类案（上）[M].沈阳：辽宁科学技术出版社，1996.

[6] 鲁兆麟，杨思澍，王新佩，等.二续名医类案（下）[M].沈阳：辽宁科学技术出版社，1996.

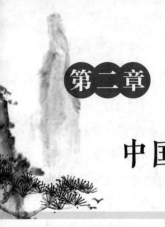

第二章

中国古代养生保健与延寿

本章列举古代平民和帝后案例，谈养生的方法及其与延寿的关系。

第一节　古代平民养生保健与延寿

（一）《古乐府》长寿歌

昔有行道人，陌上见三叟，年各百余岁，相与锄禾莠，住车问三叟，何以得此寿？上叟前置辞，量腹节所受；中叟前置辞，室内妪粗丑；下叟前置辞，暮卧不覆首。要哉三叟言，所以能长久。（明代王象晋辑《清寤斋心赏编》）

（二）节食，可延寿

世言眉毫不如耳毫[1]，耳毫不如老饕[2]。此言老人饕餮嗜饮食，为永年之相也。此语未必然。饱食胃气不展，多生疾患。藜藿次之，膏粱为甚，冬春次之。四分律载，比邱[3]有病，先断饮食亦一法也。犹忆先大父[4]文相公，体中稍有不适，即禁饮食，年九十二卒。终身无卧床之病，胃气流通故也。更见曹慈山先生，食精而少，不用晚餐，寿近百岁。传闻大学士张公玉书，早饭一盏，食物无几，至暮惟服冻米汤一碗，年近期颐。盖食取补气，

---

[1] 眉毫不如耳毫：古人以为眉中或耳郭上长有一根或数根特长之毛者，为长寿之相。且眉毫不如耳毫者寿限大。

[2] 老饕（tāo）：年老贪食之谓。

[3] 比邱：又作比丘，即和尚。

[4] 先大父：已故的伯父。

不饥而已，饱是众疾。至用药消导，尤伤和也。苏公每与客食，未饱已舍匕箸。予有五节一篇，其节食曰：美味虽悦口，脾弱运化难。老饕且任彼，负腹腹自安。亦从阅历而得。（清代黄凯钧《友渔斋医话》一览延龄）

按语：食无过饱即本文"负腹"之义，亦是养生长寿之一法。老年人脾弱、津枯、运化力差，多食易生腹胀，甚则飧泄。虽用药消导，亦伤胃气，是老年调养中最应忌戒者。（《中国传统老年医学文献精华（第2版）》）

（三）饮食但取益人，毋求爽口，可延寿

昔在京邸，遇东鲁宋老人太初，年九十有四，须发皓然，颜如童子。下榻福清道院，曰惟静坐一室，三餐之外，无所嗜好。余曾叩其摄生之术，曰：饮食但取益人，毋求爽口。（清代毛祥麟《对山医话》卷二）

按语：年老之人脾胃素弱，消化吸收功能均差，因此老年人多吃清淡、有营养、易消化的食物，对于保健在某种意义上比吃药更为重要。（《中国传统老年医学文献精华（第2版）》）

（四）不饮酒，可延寿

张本斯《五湖漫闻》云，余尝于都太仆坐上，见张翁一百十三岁，普福寺见王瀛洲一百三十岁，毛间翁一百三岁，杨南峰八十九岁，沈石田八十四岁，吴白楼八十五岁，毛砺庵八十二岁。诸公至老精敏不衰，升降如仪。问之，皆不饮酒。若文衡翁、施东冈、叶如岩，耄耋动静与壮年不异，亦不饮酒。此见酒之不可以沉湎也。（《名医类案》）

（五）睡眠、饮食、逸劳不过度，可延寿

人生类以眠卧为晏息，饮食为颐养。不知睡卧最不可嗜，禅家以为六欲之首，嗜卧则损神气；饮食不可过多，多能抑塞阳气，不能上升。将以养生，实以残生也。君子夙兴夜寐，常使清明在躬；淡餐少食，常使肠胃清虚，则神气周流，阴阳得位，此最养生之大要。《推篷寤语》

孔子曰：人有三死，而非其命也，行己自取。夫寝处不时，饮食不节，逸劳过度者，疾共杀之。《孔子家语》

庄子曰：夫畏途者，十杀一人，则父子兄弟相戒，必盛卒徒而后敢出焉，不亦智乎？故人之所畏者，袵席之上，饮食之间，而不知戒者，过也。（《名医类案》）

（六）少言、少动、少思、少欲，可延寿

宋晁文公名迥，字明远。天资纯至，年过四十，登第始娶。得练气服形之法，谢事燕居，独处道院，不治他务。戒家人无辄有请，惟二膳以时而进，既毕即彻[1]，若祭享然。其言曰：辩不如讷，语不如默，动不如静，忙不如闲，性胜于情。五胜习熟，乃人道之渐门也。晚年耳中闻声自言如乐中簧，以为学道灵应之验。享年八十四而卒。（清代黄凯钧《友渔斋医话·一览延龄》）

按语：晁氏养生之法，可归结为四少：少言、少动、少思、少欲。少言，可保胸中之气；少动，可使形体不劳；少思，无神志内伤之虞；少欲，可杜精气内耗之门。故能寿至耄耋，但其弃家独处，不治他务，非一般人所能做到。学其精神，循其理，亦可健康长寿。（《中国传统老年医学文献精华（第2版）》）

（七）少情寡欲，节声色，薄滋味，不吃生冷，可延寿

青州录事参军麻希慧年九十余致仕[2]，唐太宗问摄生术。对曰：臣无他术，惟是少情寡欲，节声色，薄滋味而已。唐柳公度年八十，有强力。人问其术，对曰：平生未尝以脾胃熟生物，暖冷物，（无）以元气佐喜怒。宋吕许公为相，问服食之法于任恭惠公。公曰：不晓养生之术，但中年因读《文选》有悟耳。谓"石蕴玉而山辉，水含珠而川媚"。许公深以为然。观此三说，则养生之道可以悬解。若夫炼服食以冀长生，此则方士之妄谈。高明之士，慎物惑焉。（清代黄凯钧《友渔斋医话·一览延龄》）

按语：长寿之道，在于惜阴精、固元气，不在乎服食仙丹妙药。黄凯钧

---

[1] 彻：同撤。

[2] 致仕：告老退居，似今之离休。

以"炼服食以冀长生"斥为"方士之妄谈"，告诫读书人切莫受骗。(《中国传统老年医学文献精华（第 2 版）》)

（八）节欲葆精可延寿

昔蒲传正知杭州，乡老有李觉者来谒，年已百岁，色泽光润，有同婴儿。公问摄养之术，曰：某术至简易，但绝欲早耳。

周和尚，庐陵人，九十余，行远路如飞，鬓发不白。言无他术，惟壮岁绝欲。

太仓张翠，九十余，耳目聪明，尚能作画。问之曰：平生惟欲心淡，欲事节耳。

刘元城年八十，坚强不衰。自言寡欲三十年，血气意思，只如当时。

宋包宏斋，年八十九，以枢密登拜，老而健。贾似道问之，包曰：予有一服丸药，乃不传秘方。贾欣然叩之。包徐曰：幸吃了五十年独睡丸耳。满座大笑，咸服其言。

任惠公素贞静，晚年益康强。或问养生之术，公曰：无他，曾读《文选》中陆机《文赋》，悟保精之道，早知节欲耳。问何语，曰：石韫玉而山辉，水怀珠而川媚也。精在人身，神依之，如鱼得水；气依之，如雾覆渊。其可贵，奚止珠玉比哉。耗以曲蘖，竭以粉黛，是人自致于病，自促其死耳。

存山子曰：夏季六月内多酷热，冬季十二月内多严寒。夏至后是人脱精之时，心旺肾衰，液化为水，此时最难调养；冬至后乃一阳初生，其气尚微，易于伤伐。善养生者，于冬夏二至前后一月之间，及酷热严寒之际，不拘老少，皆宜禁欲独宿，保养元气，乃却病至要之法。予邻人江姓者，年将九十矣，康健犹胜壮年。问其养寿之法，无他奇秘，惟少壮时，六腊寒暑之月，独宿静养。是以至老不衰，且无疾病之苦，信不诬矣。(清代万潜斋《寿世新编》)

按语：以上列举众多长寿老人之养生术，意在强调节欲的重要性。这是中国历代养生家共同的主张，对于中老年人的保健来说，是一个值得注意的卫生事项。(《中国传统老年医学文献精华（第 2 版）》)

（九）服黄连、六味地黄丸、生脉散，使须发不白

指挥使姚欢，年八十余，须发不白。自言：年六十岁患癣疥，周匝顶肿。或教服黄连，遂愈。久服，故发不白。其法以宣连去须，酒浸一宿，焙干为末，蜜丸桐子大，日午、临卧以酒吞二十粒。《东坡全集》

学正程畿斋翁，年八十余，须发不白。自言：三十岁后服六味地黄丸加生脉散，至今五十余年，无一日缺，是以精神完固，康健不衰。服此忌萝卜、大蒜。（《名医类案》）

（十）服槐实，可延寿

庾肩吾常服槐实，年九十余，目看细书，鬓发皆黑。（《梁书》）

（十一）生熟地黄、花椒制丸服之，可延寿

江陵传氏家贫，鬻纸为业，性喜云水，见必邀迎，小阁塑吕仙翁像，奉事甚谨，虽妻子不许辄至。一日有客方巾布袍，入共语曰：适有百金，邀传饮。传目昏多泪，客教用生熟地黄切焙，椒去目及闭口者微炒，三物等分为末，蜜丸桐子大，五十丸，盐米饮空心下。传如方治药，不一月目明，夜能视物，年八九十，耳目聪明，精力如壮。（《辛志》）

（十二）服硫黄，得延寿

宋仁和县二吏，早衰病瘠，齿落不已。从货药道人得一单方：只碾生硫黄为细末，实于猪脏中，水煮烂，碾细，宿蒸饼，圆如桐子大，随意服之。两月后饮啖倍常，步履轻捷。年过九十，略无老态，执役如初。因从邑宰入村，醉食牛血，遂洞下数十行，所泄如金水，自是尪悴，少日而死。（《医说》引《类编》）

按语：硫黄酸温有毒，《本草纲目》载有三十余种制毒法，成药有半硫丸、来复丹、金液丹，都是经过炮制的。猪油也是制伏法之一，所以货药道人用猪脏。但何以不得食牛血，待考（《历代无名医家验案》）。

[编著者按] 服硫黄延寿之其科学性有待进一步研究，现代人慎用。

（十三）服补中益气汤、还少丹寿至九十

泉州黄宗伯讳汝良，年九十余，犹然精神不衰，饮啖如故。平日服补中益气汤、还少丹二药，故[1]是佳品，宜其得力。还少丹与打老儿丸相同，止少续断一味。（《折肱漫录》卷六）

按语：黄氏养生注重保养心脾，亦从实践中得来，此案即其一例。《折肱漫录》卷四中指出"心为一身之宰，脾为万物之母，养心养脾，摄生最要。"又云："体弱人每事当知所节欲、节劳、节饮食。"要之，皆在健脾胃而已。（《中国传统老年医学文献精华（第2版）》）

（十四）服大黄寿至九十

张鹤仙，名医也，其医效有足采者。张嘉兴人，少孤，始携药囊入吾郡，未知名也。一日，郁温州水轩患阳证伤寒，禀气又薄，群束手不敢下，曰脉已绝矣，下之则死。张诊其足脉其独大，曰可治，遂投大承气剂一而愈，名遂振。后有巡院杨裁庵者，按脉证如前。郁荐之复愈。由是吴之称名医者首鹤仙，召视者满吴，下其身取效无虑数百，多以大黄之功，俗遂称张大黄。云自己常进大黄丸子合许，曰此泻南方补北方，人弗知也。年九十卒。（明代冯元成《上池杂说》）

按语：虽然中医有六腑以通为顺的理论，但用下法作为养生之法则，一般不取。所载张鹤仙常进大黄延寿，是祛病以延年的个例。（《中国传统老年医学文献精华（第2版）》）

（十五）高龄老人大哭损寿

医能治病，或调剂于未病，以永其年。至于薪尽油干，则谓之老死，一病字亦加不上，方可谓真考终命也。唐贾敦实为怀州刺史，后疾笃，子孙延医，却不肯见，曰：（未）闻良医能治老也。卒年九十余。旨哉斯言！犹忆大父文相公，乾隆三十五年，年九十二岁，年非不高矣，而病脾泄，七日而卒。盖缘我父仪高公，先七日而殁。大父闻之，一恸而疾作。若我父无故，

---

[1] 故：同"固"，确实。

大父亦未必尽此焉。故考终命为五福之一，天下之人，能尽其命者，有几人哉？（清代黄凯钧《友渔斋医话》橘旁杂论下卷）

按语：此论提出倘能调摄于未病之际，既病之后，及时、恰当地治疗，人是可以尽其天命，寿至期颐的。但这种境界常因外界影响而难于达到，如作者伯父之事即是。提示高龄人的保健，除避外邪、节饮食、适寒温等自身调摄外，避免因精神刺激而大哭，极度悲哀伤神，是延长老人寿命的重要措施。（《中国传统老年医学文献精华（第2版）》）

[编著者按] 现代著名作家姚雪垠先生，年龄89岁时，恰逢邓小平逝世。获悉后多次伤心哭泣，不久即去世，亦由极度悲哀耗神所致。

（十六）吃盐多者损寿

黄可斋言："嘉靖年间至京，遇内膳来自吏部李古冲所，得尝一脔，味极咸，不可入口。盖诸物俱用秋石煮制故耳。"大抵内膳烹调，五味过厚，食之至有不知其何物者。因言食淡极有益。五味盛多能伤生。彼曾至东光县村落中，三老人昆弟，俱年八十余，极强健。问之，云：此地难得盐，吾辈尽淡食，且务农无外事。此不可解养生哉。可斋亦食淡已十年。《丹书》云："食淡精神爽。"（明代陈继儒《养生肤语》）

[编著者按] 食盐过多者易致水钠潴留，血压升高，患脑血管病而死亡，故云"伤生"损寿。

（十七）善养生者，不可独持保健药物

胡浦南巡抚西江，以劳苦至衰疾。闻方士言，乃多索民间乳饮，每晨进瓯许，无验。又多索松子取实，日进数盂，代餐饭，半月余，更觉虚疲不可支。得告归，竟不起……夫善养生者，岂徒恃药物已哉！（明代陈继儒《养生肤语》）

[编著者按] 这里所说的药物是指亦药亦食的保健品。身体患病应找正规医生治疗，不应只听非正规医生的话，吃保健品，耽误了治疗时机，最后送掉性命。

第二节　古代高龄帝后养生保健与延寿

（一）梁武帝萧衍

人主惟汉武帝七十余岁，梁武帝、宋高宗八十余岁。汉武尝言：服药、节食可少病。梁武徕[1]贺琛曰：朕绝房室三十余年，不与女人同室而寝亦三十余年，此致寿之道，不系其好仙佛也。高宗之寿亦由禀厚而寡欲尔。《食色绅言》

按语：据《梁书·武帝》所载：梁高祖武帝萧衍确是一位比较注意节俭、勤勉治国的皇帝。饮食不追求奢华，惟豆羹粝食而已，身着布衣，房事方面"五十外便断房室"。这方面与上文参照，梁武帝比较节制房事，50岁以后便禁房事，这与道家养生观中，提倡节欲保精以达到长寿是相通的。三国、晋、南北朝时期，道学在经历了萌芽阶段之后已得到了很大的发展，其中出了很多有真才实学的养生家，如晋代葛洪、梁代陶弘景等。封建社会最高层的皇帝及皇族，寻求长生不老之术，当然也深受影响。作为一种养生保健的方法，节欲是值得提倡的。梁武帝正是掌握了这一点，所以他能够达到长寿，享年86岁。这与大多数的皇帝广纳妃嫔、纵欲无度而导致短寿，恰是一个极好的对比。（《中国宫廷医学（第2版）》）

（二）唐高宗皇后武则天

唐高宗皇后武则天14岁（贞观十一年）入宫，神龙元年（公元705年）十二月二十六日死于洛阳仙居殿，享年82岁，是唐王朝所有帝后中寿命最长的帝后。

武则天的长寿与她长期的保养及药饵保健是分不开的。《新修本草》中专门记载了"唐天后炼益母草泽面方"。每年农历五月五日，采根苗俱全的益母草，不能带一点土，将其晒干，经反复炮制，加入玉粉或鹿角粉，用玉锤（或鹿角锤）研细，使用时加入滑石粉、胭脂，用此洗面洗手。王焘在

---

[1] 徕：劝勉，慰勉。

《外台秘要》中说："如经年久用，朝暮不绝，年四五十岁妇人，如十五岁女子。"由于武则天非常注意保养，所以她80岁时仍容貌秀美，史书记载："太后春秋虽高，善自涂泽，虽左右不觉其衰。"唐朝各种养颜保健方法很多，武则天以其天后的身份是不乏其用的。

武则天很注意药养。天册万岁元年（公元695年），"武什方自言能合长年药，太后遣乘驿于岭南采药"。久视元年（公元700年），"太后使洪州僧胡超合长生药，三年而成，所费巨万"。武则天为祈长寿所花费的银两实在惊人。

武则天自14岁入宫，在生活上一直是养尊处优的。高宗在位时，她经常陪高宗外出游玩，访道士，祈长生。高宗崩后，她更是"幸嵩山"，"谒升仙太子庙"，"祀太庙"，"幸温汤"，"幸三阳宫避暑"……优越的生活条件，经常地游览于山水之间，适时地防寒避暑，这不得不说是她长寿的原因之一。

武则天"性明敏，涉猎文史"。由于高宗"苦风眩头重，目不能视"，故"天下大权，悉归中宫，黜陟、生杀，决于其口，天子拱手而已，中外谓之二圣"。高宗死后，武则天更是我行我素，她为了稳固自己的政权，排除异己。但她作为一代政治家，还是有其胸怀宽广的一面。如在人才的选拔上，她可谓不拘一格任用人才。徐敬业在扬州起兵反对武则天的时候，请当时著名的文学家骆宾王，替他写了一篇讨伐武则天的檄文《讨武曌檄》。武则天叫人把这篇文章拿来念给她听，文章里说了武则天许多坏话，骂她"豺狼成性"，"残害忠良"，"弑君鸩母"。武则天听了，只是笑一笑，并没有生气。当她听到"一抔之土未干，六尺之孤何托"二句时，反而连连称赞写得好。后来听到"试观今日之域中，竟是谁家之天下"二句，更加赞不绝口。问道："这篇檄文，不知出自何人之手？"并说："有这样的人才，让他流落民间，得不到重用，这是宰相的过错呀！"由于武则天善于选拔人才，在她当政时候，人才济济，文武大臣并不比贞观时期少，像李昭德、苏良嗣、狄仁杰、姚崇，这些武则天选拔出来的宰相，都是历史上有名的"贤相"。武则天之胸怀博大，也是她长寿的原因之一。

武则天蓄面首，是历史上一个不容回避的问题。

武则天以她独特的魅力，侍奉了两代皇帝，在她登上女皇的宝座后，又以女皇的权势，拥有众多的面首。房室养生，是养生中的一个重要方面。古人认为"房中之事，能杀人，能生人"，就像水能载舟，亦能覆舟一样。和谐的性生活，可以达到养生保健、强身健体、延年益寿的目的。（《中国宫廷医学（第 2 版）》）

（三）宋高宗赵构

高宗赵构（1107—1187），是南宋第一位皇帝，享年 81 岁，为宋朝历代皇帝中最长寿者。孝宗赵昚（1127—1194），是南宋第二位皇帝，享年 68 岁，为宋朝皇帝中寿命仅次于高宗者。

高宗、孝宗都重视养生，经常与医家谈及养生长寿之术。据《宋史·皇甫坦传》记载：显仁太后苦于目疾，国医不能疗，高宗召皇甫坦为太后治目疾。在治病前，高宗问皇甫坦："何以治身？"皇甫坦说："心无为则身安，人主无为则天下治。"在治疗好太后病之后，高宗又召见皇甫坦，问他"长生久视之术"。皇甫坦回答说；"先禁诸欲，勿令放逸。丹经万卷不如守一"。心无为，主要是指少私寡欲，无思想之患，即"恬淡虚无"，这样方能使精神内守。禁诸欲，包括节声色、寡情欲等，千万不要放纵自己，贪图安逸，以免精气耗竭而损寿。谈到养生长寿的方法，书籍虽很多，但最重要的是"守一"，即守而思一，这是一种最简单的气功，通过调匀呼吸，使注意力集中到一点上，谛定心源，心静神定，精神能葆，则自然能长寿、久视；高宗听了皇甫坦的话，深为叹服；并为皇甫坦书了"清静"二字以名其庵。高宗和孝宗对皇甫坦都十分尊敬，称皇甫先生而不呼其名，可见高宗、孝宗对精通医学、养生之术的人之敬重。

高宗还十分重视起居调养。南宋迁都于杭州，夏季炎热，因此有关避暑的记载很多。如《武林旧事》记载："淳熙十一年六月初一日，车驾过宫，太上（高宗）命提举传旨：'盛暑，请官家免拜。'……太上宣谕云：'今岁比常年热甚'。上（孝宗）起答云：'伏中正要如此。'太上云：'今日且留在此纳凉，到晚去。或三省有紧切文字，不妨就幄次进呈。'上领圣旨，遂同至飞来峰看放水帘。时荷花盛开，太上指池心云：'此种五花同干，近伯圭自湖州进来，前此未见也。'堂前假山、修竹、古松，不见日色，并无暑气……后苑进沆瀣浆，雪浸，白酒。上起奏曰：'此物恐不宜多吃。'太上曰：'不妨，反觉爽快。'上曰：'毕竟伤脾。'太上首肯，因闲说宣和间，公公每遇三伏，多在碧玉壶及风泉馆、万荷庄等处纳凉，此处凉甚，每次侍宴，虽极暑中，亦著衲袄儿也。"

夏季炎热，不拘于宫廷参拜礼节而顺时随意，既避酷暑，又不纵口贪凉，以免损伤脾胃。从这些饮食起居点滴，可见他们重视保养身体之一斑。这也是高宗能长寿的原因之一。(《中国宫廷医学（第2版）》)

（四）元世祖孛儿只斤·忽必烈

元世祖名孛儿只斤·忽必烈，为元太祖成吉思汗之孙，蒙古国监国拖雷的次子，元宪宗蒙哥之弟，生于公元1215年，于1294年病故于大都（今北京），享年80岁，是元朝中寿命最长的皇帝。元世祖的一生，是具有传奇色彩的一生，主要体现在他的军事指挥才能和完成统一全国的大业上，所以称其为世祖圣德神功文武皇帝。

史书称元世祖"仁明英睿"，"度量弘广"。忽必烈在未登基称帝之前，便有统一全国的大志，即招贤纳士以询问治国之道。忽必烈率军攻战时，告诫诸将士勿滥杀无辜。军士犯法，或入民宅者，以军法从事，立斩以徇，所以军纪严明。当时，蒙古族虽然军事上强盛，但处于半奴隶半封建制的条件下，其社会制度及法律均不健全。宪宗时，曾令断事官牙鲁瓦赤和不只儿负责总管财赋，上任一天，就杀了28个人。其中最荒唐的是，有一个盗马贼被捉，给予杖刑后释放。这时有人献给不只儿一口宝刀，这位断事官竟将杖刑释放的人又追了回来，用刀斩了此人，仅是为了试试刀是否锋利。忽必烈得知很气愤，斥责道："凡是死罪必须详细查明，罪证属实后才能行刑处死。今一日而杀二十八人，其中必然有无辜冤死者。特别是犯罪者已经杖刑受罚，又捉回斩首，这是何种刑法？！"不只儿惶恐而不能回答。蒙古军攻入江淮一带，俘获军民很多，忽必烈下令全部释放。

元世祖登基后，下诏书让十路宣抚使根据情况减免民间的税赋，鼓励人们从事农业生产，对游闲懒惰者给予处罚；提倡尊敬老年人，关心民间疾苦。对有真才实学的人，或政绩突出者，要申报到朝廷，以便国家加以任用。对贪官污吏及民间不孝顺的人，根据其罪恶的轻重给予惩罚。并诏谕各部门："如果有使臣谎称王命而行私者，各部门不可以听受。诸王、后妃、公主、驸马等，未经朝廷批准的，不能随便动用国家的财产。"

元世祖灭宋后，下令："前朝圣贤之后、各界著名人士及隐逸山林的名士，各地主管部门均要申报朝廷。名山大川、道观庙宇、前代名人遗迹，均不得毁坏。鳏寡孤独生活有困难者，根据情况不同给予赡养。"当某地区受灾，百姓无饭可吃，地方官员申报朝廷请示是否给灾民发放粮食，元世祖道："有饥民而不救，储存粮食做什么呢？！"即发粮食救济灾民。由上可见，史书评价元世祖"仁明英睿""度量弘广"是有道理的。古语曰："仁者寿。"有仁慈心者，常常比较英明机敏，所以"仁明英睿"可能是元世祖长寿的原因之一。

此外，元世祖也注意身体健康的保养。元世祖未登基前，即将当时的名医许国祯召至自己的身边，为其掌管医药，以便患病时能得到及时的医治。有一次，元世祖因饮马乳过多而患病，诊病之后，却因药味苦而拒绝服药，许国祯劝道："良药苦口利于病，忠言逆耳利于行。"世祖不听。后来，世祖终至病重而不得不服药，许氏趁机进言道："良药苦口既已之，忠言逆耳也当留意。"元世祖听后非但没有生气，反而哈哈大笑，非常高兴，赐许国祯七宝马鞍。此事说明元世祖不但重视自身的保健，还能理智地接受正确的批评和建议。元世祖终生都有一批医术精湛的名医为其保健护理，这也是其长寿的原因之一。（《中国宫廷医学（第 2 版）》）

（五）清高宗爱新觉罗·弘历

清高宗爱新觉罗·弘历，为世宗胤禛的第四子。公元 1711 年 9 月 25 日（农历八月十三日）生于雍亲王府邸，公元 1799 年 2 月 7 日（农历正月初三日）驾崩。因其年号曰"乾隆"，寓意乾运兴隆，故世称"乾隆皇帝"。他于 26 岁登极，在位 59 年多，又做太上皇 3 年余；寿臻 89 岁，为历代中国皇帝寿命最长者。

我国台湾著名作家高阳（本名许晏骈）先生考证了自汉高祖至宣统，正统、偏安共 221 位皇帝。认为乾隆创有十项纪录，可称"十最"：①福分最高；②年纪最大；③在位最久，共 64 年；④足迹最远；⑤花钱最多；⑥身体最健康；⑦知识最广泛；⑧著作最丰富；⑨本业（做皇帝）最在行；⑩身世最离奇。其实这 10 项有许多项目是不可分割的。例如，本业最在行和足迹最远，与健康长寿就有着密切关系。

乾隆皇帝是清代最有作为的皇帝之一，他为创造"康乾盛世"的繁荣景象立下了汗马功劳，为当时中国人民的休养生息、生产发展和人口繁衍做出了举世瞩目的贡献；而且他还是中国养生保健的系统实践者。乾隆帝成功地将心理卫生、运动健身、饮食调理与药饵补益巧妙地结合起来，达到了养生学的很高境界。兹分述如下：

1. **豁达心境** 乾隆皇帝登极伊始，便仿效祖父康熙皇帝的做法，对人民采取轻徭薄赋的政策。凡省、府、州、县遇水、旱、洪、涝、风、潮等灾害，一经上报，不仅免去当年赋税，有的还酌情给予赈济；各因赋税偏高而连年积欠者，一经查出，即予减免，从不计较银两的多少。乾隆十年（公元1745 年）六月，因国内受灾地方甚多，弘历立即下诏减免灾区应征钱粮；并晓谕群臣说，"朕临御天下十年，于兹抚育蒸黎，躬行俭约，薄赋轻徭，孜孜保治，不敢稍有暇逸。今寰宇乂宁，左藏有余，持盈保泰，莫先足民。天下之财止有此数，不聚于上，即散于下。我皇祖在位六十一年，蠲租赐复之诏，史不绝书，普免天下钱粮一次。我皇考无日，不下减赋宽征之令，如甘肃一省，正赋全行豁免者十有余年。朕以继志述事之心际，重熙累洽之后，欲使海滋山陬俱沾大泽，为是特颁谕旨，丙寅年直省应征钱粮，其通蠲之"。关于普免钱粮一事，在群臣中曾引起争议，如御史赫泰就持反对态度。他在朝议时请求皇帝收回成命，受到乾隆帝的斥责，指出其论"悖谬"，给予了"褫职"处分。

弘历之心胸宽广，还表现在他对待明代君臣、对待反对过他父亲的诸王的态度上，以及对那些犯过错误大臣的使用上。据《高宗本纪》记述；他自乾隆二十二年开始，南巡四次中，有三次去江宁祭奠明太祖朱元璋的陵墓，追谥明建文皇帝为恭惠皇帝，并安排张廷玉编纂《明史》。对于明代官吏的著作，弘历采用一分为二的态度辨识和处理。乾隆四十一年（公元 1776 年）十一月，他命令《四库全书》馆详核违禁书，分别改毁，并宣谕说："明季诸人书集，词意抵触本朝者，如钱谦益等，均不能死节，妄肆狂狺，自应查明毁弃。刘宗周、黄道周立朝守正，熊廷弼材优干济，诸人所言，若当时采用，败亡未必若彼其速。惟当改易字句，无庸销毁。又直臣如杨涟等，即有一二语伤触，亦止须酌改，实不忍并从焚弃。"乾隆四十八年（公元 1783 年）春正月，弘历钦赐明代抗清名将，已故辽东经略熊廷弼五世孙熊先，"为儒学训导"。同年八月，钦赐明代抗清名将，被清太宗皇太极施反间计凌迟处死的辽东经略袁崇焕五世孙袁炳，"以八九品官选补"。两项决定，均示优恤明代良臣，以促进社会安定。对于因反对其父雍正皇帝而被革去黄带子、削王爵、交宗人府编入"佐领"的八王允禩（改名阿其那），和九王允禟（改名塞思黑），二人虽已死去，全家受到株连。弘历在即位的当年（公元 1735 年）十月，宣谕"赏阿其那、塞思黑子孙红带，收入玉牒"，改掉了株连，从而减少了对立面。乾隆四十三年（公元 1778 年）正月，弘历下旨说："圣祖第八子允禩、第九子允禟结党妄行，罪皆自取。皇考仅令削籍、更名，以示愧辱。就两人心术而论，觊觎窥窃诚所不免。及皇考绍登大宝，怨尤诽谤亦情事所有，特未有显然悖逆之迹。皇考晚年屡向朕谕及，怆然不乐，意颇悔之，若将有待。朕今临御四十三年矣，此事重大，朕若不言，后世子孙无敢言者，允禩、允禟仍复原名，收入玉牒，子孙一并叙入。此实仰体皇考仁心，申未竟之绪想，在天之灵，亦当愉慰也。"对于曾逮问下狱斩监候的清代名将岳钟琪，弘历即位 13 年给予启用，担任提督，在平定大小金川叛乱中立下战功。另一位有才干的大臣李侍尧，满洲镶黄旗人，曾因贪污罪在乾隆四十五年被定"斩监候"。弘历赦免其死，令其带罪效力，先后任湖广总督和闽浙总督，为平定福建、台湾叛乱鞠躬尽瘁。类似事例尚多，于此可见弘历胸襟博大，知人善任。

2. 起居调养　乾隆皇帝为了给自己创造一个优美的生活环境，在康熙、雍正两代不断改建、扩建圆明园的基础上，又对圆明园进行了大规模建设。完成了园内著名的 40 个景的建造，开挖了扇面湖。仿照东西方园林风格，新建了长春园和绮春园。各园之间紧相毗连，以建筑物为中心，以山水为骨干，配置苍松翠柏、荷花柳荫及四季适宜的花草树木，形成各具风格的150余个景点，使皇家园林总面积达350公顷。弘历每年约有三分之一的时间，在这里幽静、雅致、宽敞、宜人的田园式环境中度过。兹举乾隆二十一年（公元1756年）正月十七日和二十九日两天档案记载为例。正月十七日，早晨起床后，弘历乘四人暖轿至正大光明殿看《拧鳌山》戏毕，至勤政殿办事。而后乘拖船到同乐园码头，坐四人暖轿游行，等候接皇太后共进早餐。晚餐（皇家一日两餐）后，乘拖船游行，至九洲清宴稍坐，更衣，乘四人暖轿至山高水长，率领蒙古王子、台吉等看摔跤、放花炮、盒子花、舞灯。而后仍乘轿子至十字码头，步行，太监执灯，引着游行后，到帐篷稍坐，再至前码头，乘拖船回九洲清宴就寝。正月二十九日早晨起床，弘历乘八人亮轿出贤良门，进前园西北门，至集凤轩向皇太后请安。然后乘四人亮轿到桃源书屋更衣，进早膳。膳后更衣、办事、引见毕；更衣，乘轿到万寿山游行，回来进藻园门，至万方安和更衣，至九洲清宴稍坐，乘船至同乐园，进晚膳。而后，乘船游行毕，回到九洲清宴就寝。

乾隆皇帝弘历除每天处理政务之外，与起居调摄相关的养生活动还有：

（1）早晨和晚间的散步及活动：如早晨从同乐园步行到永日堂，在永日堂舍卫域拜佛；从同乐园码头步行到前码头；从九洲清宴步行到金鱼池等。晚饭之后，常有太监引导游行到东园（福海）、长春园。夏日晚上，常乘船游于水上。冬季则乘冰床，在如镜的冰面上让人拖拉疾驰，以畅达心志。

（2）赏花、观鱼和喂鱼：赏花是弘历的一种乐趣。在他的立意安排下，圆明园内奇花异草不仅随处可见，各景点还有自己的主题。如碧桐书院的梧桐，杏花春馆的文杏，九洲清宴的藤萝，镂月开云的牡丹，福海的荷花等，均形成不同的色彩和意境，有利于消除疲劳，怡情解郁。观鱼和喂鱼，是弘历的另一种乐趣。圆明园内怡情书院，曾是乾隆皇帝的书斋，在它的北面有一个长方形金鱼池。园内九洲清宴南面与之隔水相望的慈云普护，也筑有金鱼池。穿过杏花春馆之南的碧澜桥，还有一个大型金鱼池，池中央建筑为带有水榭的知鱼亭。这三个池内金鱼戏水，忽而上浮，忽而下沉，追逐咬斗，灵活异常。弘历常到这里，置身大自然的美景之中，呼吸清新空气，观鱼、喂鱼，享受忙中偷闲之舒适、情趣，有利于身心健康。

弘历不仅每天生活有较强的规律性，而且每年的生活和工作也讲究节律，持之以恒。如自乾隆元年（公元 1736 年）开始，每年春正月祈谷于上帝，亲诣行礼。率文武大臣诣寿康宫庆贺皇太后增寿，礼成，御太和殿受贺。二月举行经筵，亲耕籍田。五至八月，巡狩行围。秋八月，祭大稷大社，亲诣行礼。同月，皇太后圣寿节，御慈宁宫，弘历率诸王大臣行庆贺礼。十一月，冬至日，祀天于圜丘，亲诣行礼。以上年复一年，直至皇太后去世及归政于嘉庆皇帝为止。这些有规律的安排，对健康长寿是有益的。

3. 行围健身 弘历遵照其祖父康熙皇帝"练武习劳"的庭训，坚持每年行围，配合巡幸，既深体民情，监督吏治，也锻炼了身体，促进了健康。

史称清高宗弘历生得"隆准颀身"，尝学习骑射于贝勒允禧。他年幼时，曾随祖父"木兰（满语，汉义为吹哨引鹿）从狝"，命侍卫引弓射熊。当他刚爬到马上，熊突然向他冲来，弘历毫无惧怕之色，"引彀自若"，康熙皇帝马上用铁矛刺中熊的咽喉而毙命。看到这种情况，康熙帝回到武帐中对温惠皇太妃说："弘历命贵福重，将来一定会超过我。"

弘历登基以后，除特殊情况外，每年都按照祖制举行骑射活动。他曾训诫子孙说："骑射行围等事，非身习劳苦，不能精熟。人情好逸恶劳，往往趋于所便，若不深自提策，必致习为文弱而不能振作"。据《清史稿》载，他实际执政的 60 余年中，自乾隆三年开始，至嘉庆元年止，在山野、平原行围 115 次，水围 4 次，共 119 次。行围地点有：北京南苑、河北省围场县、承德避暑山庄附近、永安莽喀、爱里、锡拉诺海、巴颜尔图塔、伊克淖尔、巴颜、伍什杭阿、威准、黄科、阿兰、舍里善颜倭赫、巴颜阿弥达、尼雅满珠、珠敦、英额边门外、毕雅喀拉、温都里华、额尔衮郭、布尔噶苏、巴颜沟、乌里雅苏台、毕图舍尔、阿济洛鸠和洛、僧机图、英图和洛、萨达克图、老图博勒齐尔、库尔青勒、额尔托昂色钦、多伦鄂博图、古哲诺尔、奔陀洛海、咆尔呼、五台山、温都尔毕、赵北口、晾鹰台、授朗图、平阳淀、白洋淀等地。在行围过程中，乾隆帝身先士卒，习演兵事，挽弓跑马，并通过打猎，使精神得到放松，体质得到增强。弘历打猎表现得非常英勇，乾隆四年（公元 1739 年）十一月，他去南苑行围，行大阅兵礼，连发五箭，皆中靶心。乾隆八年（公元 1743 年）六月至九月，他在巴颜、伍什杭阿行围时，先后射殪两只虎。乾隆二十年（公元 1755 年）三月，他在晾鹰台行围，殪熊一虎二。乾隆十三年（公元 1748 年）、十五年（公元 1750 年）、十八年（公元 1753 年）、二十六年（公元 1761 年），弘历曾于春季在白洋淀举行过 4 次水围。当他步入御舟，直隶总督首先率镇、道官兵，乘舟悄悄从四面合围，驱使万千水鸟风翔云集，飞临围船上空。刹那间，舟船上万箭齐发，炮火闪光，枪声一片，鸿雁、野鸭应声而落。仅乾隆十五年二月水围，弘历亲自用火枪射获水禽 50 余只，用箭射获 20 余只。在水围中，他与近臣侍卫谈笑风生，饮酒赋诗，舒展情怀，尽兴而归。

乾隆帝每年行围之后，常常簇拥其母皇太后钮祜禄氏，到热河离宫——承德避暑山庄休养，进行汤泉沐浴。有人统计，他一生共到热河 52 次，有时住在那里长达 5 个月。若平均每次驻跸时间按 2.5 个月计算，总计住在避暑山庄约 10 年以上。甚至他于 86 岁退居做太上皇之后，还每年夏天到热河离宫避暑。在清风送爽、静默少喧的避暑山庄，弘历除了处理政务，也使心境得以恢复。这种做法，很符合养生之道。

4. 巡游畅志　巡游四方，是乾隆皇帝平生最喜爱的活动方式之一。

弘历将自己外出巡游称作"法祖省方"。在乾隆四十二年（公元 1777 年）以前，每次巡游必带上母亲皇太后。巡游的目的，系集游览名胜古迹、巡察河道、视察海塘、体察民情、检阅清兵于一体，使生活和工作有弛有张，劳逸结合。

在弘历掌权的 60 余年中，自乾隆八年（公元 1743 年）开始，至乾隆四十九年（公元 1784 年）为止，共巡游 17 次。其中东巡 7 次，到过曲阜、泰安、聊城、历城、涿州、莲花淀、岱岳庙、泰山、盘山，谒孔林和孔子先师庙。西巡 2 次，到过五台山。北巡 2 次，到过盛京（沈阳），登望海楼。南巡 6 次，到过镇江之焦山、吴家墩、苏州、杭州、南京、徐州、德州、海宁。曾阅天妃闸、高家堰及清口东坝、木龙、惠济闸，幸敷文书院，两次观赏宋臣范仲淹祠并赐名为"高义园"，两次祭明太祖陵，还专程朝谒孟子庙。在乾隆四十五年（公元 1780 年）七旬万寿巡幸时，曾登浙江尖山，去观潮楼检阅水师。弘历每次南巡，都跟随数里长的车队及船队，彩旗招展，声势浩大，靡费颇巨。在他七旬第 5 次南巡中，船队将至镇江，弘历站在甲板上观看，正值江南春意盎然，桃花盛开，绿草如茵，群莺乱飞，景色宜人，美不胜收。这时迎接圣驾的队伍前面，江岸边摆放着一个巨型仙桃，霎时鞭炮齐鸣，仙桃轰然分开，出现一个戏剧舞台，上演"寿山福海"之戏，颂歌传遍四方。弘历此时心旷神怡，诗兴大发，仅江宁一地，就作诗 289 首。由于南巡兴师动众，不免铺张浪费。乾隆二十三年（公元 1758 年）农历十二月，左副都御史孙灏奏请明年停止巡幸，弘历斥其见识舛谬，降其职为三品京堂，并以效法显祖、练武习劳晓谕中外，让官员和人民了解南巡意义。

5. 爱好广博 弘历一生爱好广博，不仅精于诗词歌赋，对书法、绘画、古玩鉴赏等，无一不通晓。

乾隆帝每次出游，总特备游具及携带折叠方便的文具箱，以便即兴写诗。据笔者目睹，弘历在南京、镇江、无锡、杭州留下诗碑甚多；北京颐和园、圆明园等处，题诗亦多。如他首次南巡时作诗："袅袅东风拂面春，乘春銮辂举时巡。江南至矣犹江北，我地同分总我民。祗廑观方怀保切，岂难解泽惠鲜频？更欣馀事寻文翰，秀丽山河发藻新。"又作道："才入江南半日程，温暾暖气面前迎。丝鞭不袅东风软，檐帽轻掀晓日明。千里征人忘栗烈，一时景物报芳荣。省方本欲知民事，疾苦更须咨老更。"这两首诗不仅歌颂了江南初春宜人的气候和美丽景色，还表现出弘历为民解忧的责任感。

弘历说，他一生最大的爱好是写诗，除政务外，没有什么可以娱乐的，于是用诗"托兴寄情，朝吟夕讽"。"虽不欲以此矜长，然于问政敕几，一切民瘼国事之大者，往往见于诗"。他在位 60 余年，作诗 41 800 首。加上即位前所写的诗，共存诗 43 200 余首，刊印御制诗集五册，后又增余集。其写诗数量，超过了唐代白居易和宋代陆游，成为封建时代写诗最多的一家。他还从乾隆八年（公元 1743 年）起，规定每年正月初二日至初十日，均在重华宫举行茶宴联句活动，并自此垂范，定为家法。乾隆九年（公元 1744 年）九月，弘历去翰林院赐宴，分韵赋诗。又御制柏梁体诗首句，让君臣依次赓续。这种做法，既联络了君臣情谊，使自己尽欢尽兴，也将清代上层吟诗言志之风推向高潮。

弘历擅长书法，酷爱绘画，于蒙文亦很精通。例如他将崇敬殿旧居改名崇华宫，因其父曾赐名"乐善堂"，于是在殿东壁高悬御笔亲制"乐善堂记"，西壁悬挂其御题张宗苍诗画。弘历还将看书写字的地方起名"三希堂"，御书《三希堂记》说："内府秘笈王羲之《快雪帖》、王献之《中秋帖》，及近又得王旬《伯远帖》，皆希世之珍也。因就养心殿温室，易其名曰《三希堂》以藏之。"此后，还选藏了魏代钟繇《千字文卷》，唐代欧阳询《张翰帖》，唐代褚遂良《兰亭序》，五代杨凝式《夏热帖》，宋代赵构《千字文》等300余种书画珍品。特制几方"三希堂"印玺在欣赏后盖上，表示曾经御览。弘历的蒙语也很好，在其执政期间，批览蒙古王公大臣的奏折，有时以蒙文批示；会见蒙古贵族，亦以蒙语回答。从而融洽与蒙古贵族的关系，加强了民族团结。

弘历爱好音乐、戏剧，自乾隆八年（公元1743年），东巡开始，每巡幸各地，都有南府太监数十人跟随。这些人既能演戏，又能演奏音乐。在当年赴盛京谒陵及狩猎诗中，均有演奏音乐的记载。乾隆二十五年（公元1760年），御制塞宴诗中，有"什榜"诗一首。"什榜"即蒙古乐，从诗中"初奏《君窍黄》，继作《善哉行》"来看，当是蒙古乐中的筛吹乐曲。乾隆三十三年（公元1768年）中秋节，他与皇太后赏月时，也演奏着娱乐性音乐。此外在《清史稿》中，还有弘历作词让人谱曲的记述，表现他本人是喜爱以音乐陶冶性情的。对于演戏，弘历更是行家里手。他精于音律，爱戏懂戏。不但能击节鼓拍，自演自唱，还自制曲拍以教授各种角色。乾隆初年，他曾亲自组织编写剧本的写作班子。乾隆十六年（公元1751年）南巡时，降谕挑选苏州籍演员进宫当差，并选南方名伶，送至京城，供奉内廷。其后又传谕编写历史大戏，如张照主撰的《劝菩金科》《升平宝筏》等，从内容、服饰、脸谱、道具、曲牌、唱腔、演技等方面，对京剧的产生都起到推动作用。

弘历爱好古玩奇珍。他对青铜器、古砚、陶瓷、雕漆、玉器等古代文物和艺术精品，无不喜爱。在他所留存的大量诗词中，不仅有题帖诗、题画诗，而且有咏瓷、咏玉器等物的诗。为了满足宫廷对各种日常用品及宫中陈设、观赏的各种工艺品的需要，内务府设有造办处，下设玉作、画作、牙作及如意馆、做钟处等38个作处，自全国各地挑选各种技艺高超的工匠多达600余人，不惜工本，制作各种玉器、珐琅器、钟表、文玩等物。弘历还对西洋奇器玩具情有独钟。他从来华的西洋人中，选择有技艺者留于内府，为其制造各种玩具。这些西洋人为清廷制造的玩具，其中有自行虎、自行狮等，均可以走 100 余步；机器人也可以走三四十步，并且能持花瓶而行。乾隆中叶以后，宫中制造玩具已有一定规模。从乾隆二十七年（公元 1762 年）至三十三年（公元 1768 年）7 年间，制造玩具发条所用广州钢铁达 2 000多斤。

弘历喜欢养狗。据档案载，乾隆二十五年（公元 1760 年）五月，新疆地区向弘历进献两只狗，由于路途遥远，担心狗中途死亡，因而倍加关照，每只狗每天供米肉各 1 斤。

广泛的爱好可以培养人的应变能力，促进人体内环境对外在适应力的提高，利于阴阳平秘，却疾延寿。

6. 药食保健 乾隆皇帝一生，非常注意饮食调养和药物保健，兹分述如下。

（1）饮食调养：从乾隆皇帝的御膳单来看，每餐食品常达百种之多。因此，我们只能从弘历本人喜爱的食物中，分析其与延年益寿的关系。

弘历平日喜爱的新鲜植物性食物有：豆腐、黄豆芽、蘑菇、蕨菜、冬笋等。在乾隆四十四年（公元 1779 年）《驾行热河哨鹿节次膳底档》中，弘历几乎每餐都有豆腐或豆制品，而且餐餐不重样。如羊肉炖豆腐、鸭丁豆腐、锅烧鸡烩什锦豆腐、鸡汤豆腐、卤虾油炖豆腐、锅塌豆腐、厢子豆腐、菠菜拌豆腐、豆豉豆腐、什锦豆腐、烩三鲜豆腐、红白豆腐、烩云片豆腐等。有时御膳中没有豆腐，他还立即传旨添加豆腐或豆制品做的豆片汤、豆芽汤等。以上豆制品不仅能够提供大量人体必需的植物蛋白，还能提供植物雌激素，调节机体内环境。蘑菇、蕨菜等一类食物大都具有调节机体免疫、增强机体抵抗力的作用。因此这些食品的摄入，对身体健康有益。

弘历生平喜爱的动物性食物有：蜂蜜、燕窝、鸭子、肉皮、文蹄等。在乾隆十二年（公元 1747 年）一张晚间御膳单中，除备燕窝、鸭子、鹿脯丝、烧狗肉、祭祀猪羊肉等丰肥之物外，还有紫龙碟呈进蜂蜜一品，捧寿铜胎珐琅碟呈进桂花萝卜一品，供其享用。蜂蜜是著名的抗衰老碱性食品，萝卜属于行气消胀食物，表明弘历于壮年时已注意进行饮食调养。至于燕窝、鸭子，系平补五脏、益气滋阴之物；肉皮、文蹄具有润肌肤、健腰脚之效。故而经常食用，能够增强体质。

弘历喜爱饮用的酒类有：松龄太平春酒、椿龄益寿酒、龟龄酒等。其中松龄太平春酒，又称松苓酒或太平春酒，是康熙朝张文敏公（照）所献之方，乃最受重视的酒剂。该酒系将熟地黄、当归、红花、枸杞、佛手、桂圆肉、松仁、茯苓、陈皮等十余种药物，入布袋内，以酒特殊加工而成。据清宫脉案载，雍正十一年（公元1733年）十月，宫廷已经大量制用松龄太平春酒。乾隆皇帝对此酒非常关心，奏折记录：乾隆十五年（公元1750年）四月初七日，刘沧州传旨问御医刘裕铎太平春酒方药性，刘裕铎报告说：看得太平春酒药性纯良，系滋补心肾之方。刘沧州随口奏过，奉旨：知道了。嗣后弘历又降旨对方中某些药的剂量进行调整，"在双鹤斋煮过"。乾隆十八年（公元1753年）八月，弘历又示："太平春酒苦些，其中佛手味苦，应减去。钦此。"至乾隆四十五年（公元1780年）对该方组成又进行了调整，继续制作服用。由于松龄太平春酒强身效果显著，因此清代昭梿《啸亭杂录》卷一谓："上（指弘历）偶饮之，故寿跻九旬，康庄日健有以哉！"

弘历晚年喜欢食粥。粥剂具有易于消化和保养脾胃的功效，利于颐养天年。

（2）药物保健：乾隆皇帝一生喜爱的保健药物有：人参、八珍糕、龟龄集等。

人参，具有大补元气，开心益智，延缓衰老等作用。弘历自乾隆二十五年（公元1760年，时年50岁）以后，一直坚持使用人参，每天噙化一钱（约合3g）。据《上用人参底薄》记载，乾隆二十五年（公元1760年）十二月初三日，"奏过下存三等人参五两一钱三分，又讨三等人参二斤"。乾隆五十三年（公元1788年）二月初八日起，至十月十八日，"合上用温中理气丸四料（配方未载），用过四等人参四两"（按：清代将人参分为50个等级）。"自乾隆六十二年（公元1797年，即嘉庆三年，弘历为太上皇）十二月初一始，至乾隆六十四年（公元1799年）正月初三止，皇上共进人参三百五十九次，用四等人参三十七两九钱"。从以上点滴记述中，不难看出弘历晚年使用人参之频繁。提示随着年龄的日趋高龄化，弘历的体力状况越来越不支，需要人参帮助改善疲劳状态，直至驾崩。

八珍糕，由人参、茯苓、白术、薏米、芡实、扁豆、白糖等组成，具有益气健脾，固肠止泻之功。以其共为细末，同白米粉蒸糕，制成类似休闲食品，不但甘美可口，而且主治"男妇小儿诸虚百损，无不神效"。据《上用人参底薄》记载，"乾隆四十一年（公元 1776 年）二月十九日起，至八月十四日止，合上用八珍糕四次，用过二等人参八钱"。又说："五十二年（公元 1787 年）十二月初九日起，至五十三年（公元 1788 年）十二月初三日，合上用八珍糕九次，用过四等人参四两五钱。"这段时间弘历年纪在 66～78 岁，由于老年"阳气日衰，损与日至"，出现了如孙思邈《千金翼方》所说的"大便不利，或常苦下痢"之类的证候，所以通过较长时间服用八珍糕，才使病情得以控制。

龟龄集，由熟地黄、枸杞、青盐、鹿茸、石燕、红蜻蜓、雀脑、紫梢花等 31 种药物组成，用特殊方法炼制，紫金色为度。每服五厘（0.16g），黄酒送下。据清宫脉案记录得知，弘历对这种补肾壮阳药物特别重视，常传旨询问总管，"药房的龟龄集查查还有多少？"而且对每次制备龟龄集的处方和制备有关事宜都要亲自过问，极为认真，推测此药为较好的强壮益寿药品。他还将龟龄集赏赐王公大臣，以示恩惠。如乾隆元年（公元 1736 年）二月二十八日，"赏内务府总管常明，龟龄集二两"。同年四月初七起，至十年（公元 1745 年）六月初四日，"赏伯依勤慎，共用过龟龄集六两。赏乾清宫总管王太平，龟龄集五钱"。宫中《龟龄集方药原委》解释说，此药服下，"浑身燥热，百窍通和，丹田微热，萎阳立兴"。因此，用于阳虚老年人尤为相宜。

7. 长寿逸事 我国台湾著名作家高阳先生在《清朝皇帝》一书中，提出高宗弘历"身世最离奇"，谓弘历诞生于避暑山庄都福之庭，即狮子岭下之狮子园中，其生母系该行宫的宫女李氏，而非世宗孝圣宪皇后钮祜禄氏。同时举出了张采田所纂《清列朝后妃传稿》中，钮祜禄氏号为"格格"，上尊号的册文中未有"诞育"皇帝的字样，以及高宗即位之前的纠纷做佐证。笔者认为《清列朝后妃传稿》为后世所撰，难以定论。经查看《清史稿》孝圣宪皇后钮祜禄氏传记，称其于康熙"五十年（公元 1711 年）八月庚午高宗生，雍正中封熹妃，进熹贵妃"。高宗即位，以世宗遗命尊为皇太后，居慈宁宫。"高宗事后孝，以天下养"。还强调"子一，高宗"。提示弘历当是钮祜禄氏所生。钮祜禄氏寿命很长，乾隆四十二年（公元 1777 年）正月庚寅，驾崩于宫中长春仙馆，享年 86 岁。由此推断，弘历之长寿可能有遗传因素存在。

在历代皇帝中，乾隆皇帝因为注意全面养生，寿命排第一，身体也最好。他终生未用眼镜，临终前不久尚能读书写字，死前二年尚能外出游猎，死前三四年还主持了两次规模盛大的"千叟宴"。弘历本人对自己健康长寿十分得意，于乾隆四十五年（公元 1780 年）所谓"七旬万寿"时，特撰《古稀说》，刻"古稀天子之宝"及"五福五代堂，古稀天子宝"印章，以志庆贺。80 岁时，大镌"八徵耄念之宝"印章，认为"仰荷天眷，至为深厚"，并毫不客气地写道："不特云稀，且自古所未有也。"据公元 1773 年为弘历画像的画家潘廷璋（Joseph Panti）做过翻译的神父蒋友仁（Fathar Bamoist）所论，对年逾七十的弘历引人注目的坐态及生气勃勃的生命力，有深刻印象。公元 1793 年，随同一使团来华的乔治·斯丹东（George L Stauntan），也谈到年逾八旬的弘历"走起路来坚定挺拔"，很健壮。清代金梁所著《清帝外记》一书中，转载了乾隆皇帝 83 岁（公元 1793 年）寿诞时，英国大使乔治·马戛尔尼（George Macartney，1737—1806 年）晋见后的日记写道："观其风神，年虽八十三岁，望之如六十许人，精神矍铄，可以凌驾少年。饮食之际，秩序规则，极其严肃，殊堪惊异。"可谓对弘历高龄健康的生动写真。（《中国宫廷医学（第 2 版）》）

主要参考文献

[1] 陈可冀，周文泉，李春生 . 中国传统老年医学文献精华 [M].2 版 . 北京：科学技术文献出版社，2014.

[2] 陈可冀，李春生 . 中国宫廷医学 [M]. 2 版。北京：中国青年出版社，2009.

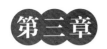

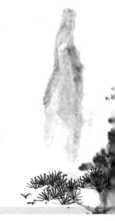

第三章

老年人要了解自己的身体，掌握健康的主动权

　　60及60岁以上的老年人，绝大多数都从工作岗位上退了下来，保养身体、安度晚年便成为生活的第一需要。为了能够在一生的余年健健康康，少生疾病，了解自己的身体，掌握健康的主动权，是非常必要的。高龄老人属于特定年龄阶段的老年人群，由于目前关于高龄老人的健康资料较少，所以本章主要通过论述老年人的身体状况变化来反映高龄老人一般的健康状况，将两者合并讨论。

　　人到60岁以后，身体的哪些部件变老了呢？

　　中医学和文学著作，从心（智力）、牙（胃口、骨骼）、眼（视力）、性（生殖）和外貌等方面，对老态做了较详尽的描述。例如：发鬓斑白或脱落，目昏不明，牙齿枯槁，荣华颓落，语言善误，皮肤干枯，身体酸重，行步不正，怠惰嗜卧，多忧善悲，耳聋背驼，不能生育，等等。《青箱杂记》载唐人张师锡《老儿诗》谓："无病常供粥，非寒亦衣绵。假温衾拥背，借力杖支肩。耳聋如塞纩，眼暗似笼烟。骨冷愁离火，牙疼怯漱泉。披裘腰懒系，濯手袖慵揎。胶睫干眵缀，粘髭冷涕悬。房教深下幕，床遣厚铺棉。食罢羹流袂，杯余酒带涎。长吁思往事，多感听哀弦。呼稚临床伴，看书就枕边。呻吟朝不乐，展转夜无眠。径远令移槛，阶危索减砖。喜逢迎佛会，羞赴赏花筵。"此诗将老态描写得惟妙惟肖，形神如绘。它是老年体质趋衰，元气不继，心力减退，肾精亏竭，五脏渐损的外在表现。

　　西医学从解剖、生理、生化等角度，对老年人的身体状况做了较详尽研究。认为衰老是随着年龄的增加，身体细胞出现退行性变化，导致功能衰退和紊乱，甚至引起细胞死亡的结果。器官、组织由细胞组成，本文主要从人体器官、组织衰老的角度，对身体的各部件变老概述如次：

一、老年人五官的变化

五官，从中医学理论而言，指耳、目、鼻、唇、舌；从内心感知外界事物之途径而言，指眼、耳、鼻、舌、身，涵盖了感觉器官、皮肤和本体感觉的改变。

（一）皮肤及其附属结构的老化

皮肤衰老时细胞内水分减少，导致皮肤变皱，干燥粗糙，弹性降低，缺乏光泽，尤其是位于面部额头、眼角的皱纹，随增龄而增加，额部横行皱纹加深，眼角皮肤出现鱼尾纹，口角皮肤出现放射性纹，鼻唇沟加深，还可出现老年脂溢性角化病（瘊子）和纤维疣，在面部和手背等部位呈现点、片状黑褐色色素沉着，也可见点状色素减退的白斑以及红痣，统称为老年斑。须发变白，白发通常从两鬓开始，且日渐增多。头发稀疏或秃顶，眉毛、腋毛、阴毛也有变白、毳毛或脱落现象。男性的眉毛、鼻毛和耳毛过度生长，常超过年轻时；女性上唇及腮部汗毛过度生长，出现小胡须。上眼睑松垂，下眼睑由于脂肪疝而显囊样膨出，俗称眼袋。老年期真皮乳头减少，表皮和真皮的界限处于平滑而变得菲薄，在受到外伤时愈合较慢。皮下微血管变得越来越脆，以致轻微创伤就出现蓝斑或黑斑。由于皮肤汗腺减少，老人出汗比年轻时减少，体温调节较困难。对急性炎症和外源性毒物刺激的反应较弱，冬季容易感冒，夏季容易中暑。手足指（趾）甲增长速度较慢，甲体变薄变脆，失去光泽，容易受到损伤。因此，老年人注意保护皮肤及其附属结构，防范内外因素的损伤，就显得非常重要。

（二）眼、耳、鼻、口和本体感觉的老化

1. 眼 老视和远视是 40～50 岁之间最普遍的衰老表现，约有 1/3 的老人发生白内障。老年人眼眶内脂肪减少，使眼球向内深陷。角膜干燥，在一定程度上失去透明度。由于脂肪浸润，在距角膜缘 1mm 处出现混浊的弧线，称为"老年环"。晶状体前方的虹膜和睫状体的衰老变化，使老年人瞳孔比年轻人小，对黑暗的适应性及夜视的敏锐性，随年龄增加而下降。老年

期人眼球内的玻璃体因局部液化而混浊，致眼前常见漂浮着小物体，如飞蚊、串珠、或为黑影。

2. 耳 听觉的缓慢丧失和平衡觉的紊乱，是衰老的重要表现。65岁以上的老年人，大约1/3具有不同程度的听力障碍，对于高频道音调的听力下降更为突出。其原因是内耳听觉细胞（科蒂毛细胞）减少，耳蜗神经节细胞与大脑颞叶神经细胞也减少，核团体积缩小将近一半，并有脂褐素沉积。中耳听小骨链退行性变，相关肌纤维萎缩。这些改变的后果，造成老年性耳鸣、耳聋。在平衡觉方面，由于半规管纤毛细胞退化，内听动脉血管硬化，内耳供血不足，导致老年人站立不稳，容易发生眩晕。

3. 鼻 进入老年期时，鼻毛逐渐变白，鼻黏膜分泌浆液增加，以致鼻涕增多。嗅球神经元自25岁开始，以每10年5 000个的速度递减，60岁以后递减速度加快。鼻腔嗅区的传入神经纤维因衰老而不断减少和退化，位于鼻腔顶部的嗅觉黏膜退化，嗅毛萎缩，以致对气味的分析渐渐失去敏感性。

4. 口 口是消化道的起端，由唇、舌、牙齿、涎腺等组成。其中与衰老关系密切的是舌的味觉、涎腺的分泌和牙齿的脱落等。

（1）味觉：30～75岁期间，每一舌乳头的味蕾数目减少约1/3，75岁老人的味蕾比青年减少64%。随着年龄的增长，菌状乳头呈进行性减少，自青春期至60岁，其数目大约减少一半。轮廓乳头自50岁至60岁，也减少将近一半。妇女的味蕾丧失得较早，约出现在40岁，男性的味蕾减少出现在50～60岁，可能与性激素影响有关。

（2）涎腺：老年人唾液腺萎缩，腺泡细胞数量减少。唾液分泌功能减低，口腔干燥和淀粉酶分泌减少也影响味觉功能。

（3）牙齿：中医学认为："齿者骨之所终，髓之所养，肾实主之。故精盛则齿坚，肾衰则齿豁，虚热则齿动"。并指出60岁左右牙齿就会脱落。当全口或部分牙齿脱失，未能及时修复，面部组织得不到牙齿的支持，两侧面颊肌肉内收凹陷，下颌部明显突出，口腔皮肤皱纹呈放射状，显现无牙颌特有的脸形。与此相伴的是，牙齿周围组织因萎缩常常出现慢性进行性牙周疾病，致牙齿松动、破坏，牙根表面磨龋、损耗、碎裂、缺失，渐渐失去咀嚼功能。

（三）本体感觉的老化

本体感觉包括触、压、震动、位置、温、冷和痛觉，它们的感受器分布在皮肤、关节、肌腱以及内脏的多个部位。总体来讲，这些本体感觉的灵敏度都随增龄而下降，对痛、温、触、压的感觉减退。例如，随着年龄增长，触觉小体数目减少，小体与表皮的连结变得松弛，外形扭曲，以致其敏感阈值升高。健康老人组与青年组比较，小手指腹面和外侧面的阈值约是青年组的 2.2 倍，背侧面是 2.6 倍左右。测定皮肤触觉能区别出的两点的最小间距，与青年组比较，老人组手指掌面鉴别能力下降 16.7%，脚趾底面下降 93.3%。用 100 赫兹（Hz）的震动频率测试大踇趾的震动觉阈值，90 岁老人为 5 岁儿童的 3 倍左右。痛觉敏感性老年人有减退趋势，而对冷、温的感觉似乎无年龄的差别。

以上眼、耳、鼻、口和本体感觉的老年变化，虽然不一定是疾病，但宜从年纪较轻时开始，及早对其进行养生保健，以延长这些器官的使用年限，才有益于延缓整体的衰老。

二、老年人的骨骼、关节、肌肉变化

骨骼是钙和无机盐的储存库，骨组织内处于不断变动的平衡状态。人在 40 岁以后，骨形成减少，骨吸收增加，导致骨质逐年减少。骨质疏松是老年人骨骼改变的最主要、最明显的表现，女性开始于 40～45 岁，较男性为早。一般来说，人体在 20 岁左右时，身高达到顶点。35 岁以后，每 10 年约下降 1cm。到了老年，骨质吸收，身体的高度变矮，平均高度随着年龄的增长，相应有所降低。老年人 50～60 岁时，与 20～30 岁相比，男性身高约减少 12%，女性身高约减少 36%。65～74 岁，男女平均减少 3.81cm，85～94 岁减少 7.62cm。骨质疏松常见的症状是全身疼痛，容易发生骨折。老年人常发生骨折的部位是髋部（股骨近端）、腕部、踝部（胫骨远端）和脊椎骨。

骨关节是骨与骨之间连接结构，分为不活动关节（如头颅骨关节）、微活动关节（如脊柱关节）和活动关节（如四肢关节）三大类。不活动关节的老年变化是头颅的骨缝硬化，它与颅骨其他部分的骨质稀疏相对比，在 X 线照片上显得格外突出。微活动关节的老年变化是脊柱椎体间的纤维软骨盘退化，含水量下降，逐渐变薄，失去弹性。中年后纤维软骨环中心的髓核变薄并纤维化，椎体上下表面的透明软骨板也变薄、消失或出现裂缝。这些改变可导致脊椎弯曲、驼背以及身高下降。活动关节的老年变化是关节软骨失去光滑和弹性，而硬度、脆性与不透明性增加。同时水分减少，改变了软骨承受外力的能力。关节滑膜在衰老期表面绒毛增生，滑膜代谢功能下降，滑膜液分泌减少。关节软骨之中，除髌骨软骨变得软薄（尤其是妇女）外，其他软骨都变得较厚，变硬并失去弹性，使人较易产生紧张和疲劳感。

肌肉（特别是骨骼肌）的衰老，主要表现为耐力及敏捷性的减退，反应时间缓慢。研究表明，人在 30 岁以后，骨骼肌量平均每 10 年下降 6%。用双能 X 线吸收仪测试 833 名老年人的骨骼肌量发现，70 岁以下的老年人群中，有 13%～24% 患有肌少症（sarcopenia）；而 80 岁以上老年人中，患有肌少症者超过 50%，男性多于女性。临床表现为：肌肉爆发力明显下降，下肢肌力显著减退，屈肌衰退甚于伸肌。由于肌肉无力再生，而使肌纤维数不断减少，肌肉组织间脂肪和纤维结缔组织增生，肌细胞内脂褐素沉积，导致功能降低而易于疲劳。筋腱是肌肉与骨骼相连接部分，乃肌肉的延伸。衰老时筋腱变得僵硬，易于挛缩，使老人受伤后容易出现肢体疼痛与痉挛，以致废用。老年人面部、颈部和背部的肌肉随增龄张力减低，腹肌变厚，腰围增大，手肌萎缩消瘦。

以上骨骼、关节、肌肉的老化，导致老年人弯腰驼背，肢体细弱，肌肉瘦怯，不任重负，步履维艰，易于疲劳和跌倒。若希望改变这种面貌，应从初老期开始，加强和坚持全面的运动锻炼，包括慢跑、打太极拳、游泳等，以延缓躯体的衰老状态。

三、老年人内脏的变化

（一）心血管系统

随着年岁的增长，DNA 的合成减少，老年人心肌有脂肪和结缔组织浸润，心肌细胞胞质内出现脂褐素堆积，心脏的传导细胞与传导纤维减少，为心肌提供能量的酶活力下降。心瓣膜逐渐硬化，开阖受限，关闭不紧。心功能减退，顺应性下降，排血量减低。65岁以上的老年人，在休息情况下，心排血量下降特别明显。由于动脉粥样硬化随增龄而加重，血管弹性随增龄而下降，阻抗力加强，导致血压升高，尤其是收缩压上升最为明显，40%出现纯收缩期高血压。正常成年男子25岁时血压为120/75mmHg者，65岁以后的血压读数有可能上升至160/90mmHg；年龄在65岁以上的老年人，从卧位突然站立时，由于姿态改变，很容易发生血压下降，称为"姿态性低血压"，即直立性低血压，又称体位性低血压。冠状动脉血管的硬化，心肌营养血流减少，易致冠心病心绞痛、心律失常和心功能不全。血管衰老，在形态学上表现为胶原纤维沉积增加，弹性纤维增加无序，平滑肌细胞排列紊乱和内膜增厚；在功能上表现为僵硬度增加，对血管舒张因子的敏感性降低，对血管收缩因子敏感性增加和血管新生能力降低。血管衰老增加了高血压和动脉粥样硬化的易感性。

（二）呼吸系统

老年人肋骨逐渐钙化，肋间肌逐渐萎缩，肌力降低，胸壁变得僵硬。延髓和桥脑控制换气的化学感受器敏感性降低，使肺的总容量和肺活量均随龄下降。75岁以上的老年人68%有明显驼背，肺活量下降约24%，排气量下降约37%。老年人70～80岁时的肺活量与17岁时相比（以男女平均值为4.8L计）约减少75%，而残气量却增加50%，支气管分泌物在呼吸道内停留时间延长。伴随着年龄的增加，肺泡的总数量减少，结缔组织增多，肺脏的柔软性或可膨胀性降低，肺泡囊内膜增厚，从而气体穿过囊内膜进入肺泡血管供应系统的运动速度大大降低，使老年人在同一时间内血液换入的氧比年轻人少。老年期还易发生呼吸调节异常，出现胸闷气短。此外，老年人肺末梢气道阻力增大，肺弹性回缩迟缓，肺泡易处于膨胀状态，因此肺气肿在老年人中普遍存在。

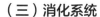

（三）消化系统

除牙齿缺损致饮食改变外，老年人消化道的主要问题是消化困难和肠道功能紊乱。上消化道有不同程度的胃黏膜萎缩，胃酸分泌减少，60岁以上老年人无胃酸者可达20%。下消化道小肠绒毛变宽而且弯曲，结肠腺体与肌层有萎缩改变，直肠需要较大的充盈度才能有排便感。胃动力减退，小肠与结肠蠕动活性减低，容易出现便秘。消化腺方面，肝脏制造白蛋白功能减退，胆汁分泌减少，容易出现淤积，胰脂肪酶分泌降低，消化食物的能力下降。这些改变，中医称为脾虚不运或肝郁脾虚。

（四）泌尿系统

老年人肾脏表面呈颗粒状，体积减小，重量减轻，由肾小球和肾小管构成的"肾单位"有不同程度的丧失。肾小球微血管和肾囊足细胞间的基膜增厚，有些肾小管明显萎缩。肾小动脉弹力纤维增生，内膜增厚，易见肾小球后小动脉硬化。40岁以后肾小球血管的滤过率大约每年下降1%，肾血流比青年人减少30%~40%；60岁以后老年人肾功能约降低30%，尿浓缩能力比年轻人低20%。年龄超过80岁的老年人，其肾脏的滤过速度下降到25岁年轻人的50%左右。肾小管的葡萄糖阈值随增龄而升高，致老年糖尿病人不能从尿中排出葡萄糖。老人还普遍存在频繁排尿和夜间排尿，前列腺肥大是频繁排尿的原因。在55岁以上的男子中，约有76%左右会发生前列腺肥大。尿失禁者约占老人的10%~15%，它是生理功能随增龄而低下所致。尤其是老年女性，更令人难以启齿。

（五）生殖系统

男性从30岁的性功能高峰后开始逐渐低落，60岁后睾丸逐渐萎缩，重量渐减，精子数量下降，阳痿发生率上升。但男性生殖器官的萎缩程度较女性为小，更年期较女性晚得多，而且症状不显著。已故著名药理学家周金黄教授晚年在世时指出："文献记载90岁高龄男性得子的事实是可信的"。女性在50岁前后出现更年期，临床表现为月经停止，面热潮红，烦躁抑郁、失眠、血脂、血糖波动等交感神经功能紊乱、内分泌代谢紊乱和精神性反应，性欲减退，外阴干枯，局部皮肤、阴道、子宫、卵巢萎缩，多产妇还容易发生子宫下垂。

以上内脏的老化，中医从肾、脾为先后天之本和"肾治于里"的角度，大多将它们归结为脾肾虚弱。服用一些具有补益脾肾作用的中药，对改善这些脏器的衰老证候有益。

四、老年人的造血、免疫、代谢系统变化

（一）造血系统

老年人红骨髓随增龄而含量减少，造血组织逐渐被脂肪组织所代替。这种现象在长骨出现最早，60岁以后造血骨髓细胞数仅为年轻人的一半。对于骨髓干细胞的增殖与分化活力是否下降或减弱，人们有不同看法。有人认为，粒系干细胞增殖力不变，红系干细胞增殖力下降；也有人认为，老年干细胞经过移植后仍有与青年干细胞相等的增殖力，说明老年干细胞仍具有活力。血清铁随增龄而降低，70岁时明显下降。老年人常有血液凝固性增加，纤维蛋白溶酶活动度减低，血液黏度增高，凝血因子增加，抗凝因子减少，容易促进高凝状态的发生和发展，这也可能是心、脑等器官形成血栓的重要因素。

（二）免疫系统

免疫器官包括骨髓、胸腺、脾脏和淋巴结。原始的T、B淋巴细胞都来自骨髓，需要经过胸腺、脾脏的孵化，才能产生免疫监视和防御作用。免疫功能衰退是衰老最明显的特征之一。60岁以后，胸腺呈现增龄性萎缩，具有分泌作用的表皮细胞明显减少。致使胸腺素和白细胞介素2（IL-2）水平下降，分化激活T淋巴细胞的活力降低，对外来抗原反应、识别异己能力减弱。骨髓中B淋巴细胞向脾脏迁移因增龄而受到抑制，脾脏孵化B细胞的能力下降，致分泌免疫性成分（如抗体）的能力随增龄而减低，对新发生的事件缺乏强有力的反应。自然杀伤淋巴细胞（NK cell）活性随增龄而下降，

免疫监视功能有不同程度损伤，因而肿瘤发生率增高。老年人抗原呈递细胞（APC）的抗原处理和抗原呈递能力下降，红细胞免疫黏附（RCIA）能力减低，应激性差，易患感染性疾病。此外，免疫系统还有特殊的衰老变化，即产生自身免疫反应，把自身组织当作抗原而产生抗体，进行杀伤。若这种抗体产生过量，则可伤害自身组织细胞，导致各种自身免疫性疾病，如类风湿关节炎、寻常性天疱疮等。

（三）代谢系统

机体代谢系统受到内分泌系统影响较多。在衰老状态下，机体代谢不稳定，总的趋势是代谢调控能力下降，波动性增大，体内许多重要物质的代谢偏离其正常范围，如血糖、血脂升高，血浆白蛋白降低，能量生成不足等，成为老年期疾病发生、发展的病理生理基础。其中核酸代谢的主要衰老变化是：DNA 的合成减少，DNA 甲基化程度下降，与蛋白质交联增加，细胞染色体两端的端粒长度缩短。当端粒长度缩短至某一临界水平时，细胞分裂停止，因衰老而死亡。随着年岁的增长，糖代谢稳态下降，血糖升高，干扰能量、水、盐代谢。脂肪代谢从中年开始，随增龄而血清总胆固醇、甘油三酯升高，脂蛋白酯酶活性下降，低密度脂蛋白分解减少，自由基攻击脂质引起的脂质过氧化加剧。随着年龄的增长，水代谢的改变表现在：机体总水量（TBW）明显下降。女性从 30 岁至 80 岁总水量下降 17%，男性下降 11%。机体水分的增龄性减少主要发生在细胞内，细胞外基本保持恒定。电解质代谢 60 岁以后的主要表现是，血钾呈上升趋势；钠的保留与排出发生异常，低钠血症常见，高钠血症亦常发生。钙吸收下降，血磷略有下降，骨钙分解过度或骨质更新过速引发骨质疏松。微量元素锌、硒亦随增龄呈下降趋势。血清维生素 B_{12}、维生素 D_3 的羟化物 25-OH-D_3、维生素 C、E 及叶酸水平，均随年龄增加而降低。与增龄相关的能量代谢之产能、耗能变化大体分为两个阶段，第一阶段在 20～65 岁之间，能量代谢处于正平衡阶段，体重增加，脂肪增多，其中 35～50 岁之间，体脂增加最多。第二阶段是 65 岁以后，能量代谢处于负平衡阶段，体重下降，肌肉体积缩小，脂肪组织减少，机体做功能力（最大耗氧量）下降。

造血、免疫、代谢系统是机体生命活力的重要标志，属于中医学气、血、阴精、阳气的范畴。老年人造血、免疫、代谢系统功能下降，生命活力减退，提示气、血、阴精、阳气渐损，机体开始走下坡路。因此，在老年期注意养生，保扶气、血、阴精、阳气，有利于改善造血、免疫、代谢系统的衰退状态，从而延缓衰老。

五、老年人神经系统和心理老化，以及内分泌变化

老年人神经系统退行性变化，是全身各系统中最复杂而又深奥的过程之一。神经系统衰老不仅影响神经系统本身的形态、结构和功能，对全身脏器和内环境的稳定都有重大影响。进入老年期后，脑细胞的总数表现为下降的趋势。多数报道认为，老年人大脑失重约 6% ~ 11%，与青年人相比，下降约 100 ~ 150g（即 10%）。也有报道指出，从成年期到 90 岁以上，脑部萎缩，大约失去重量 20% ~ 25%；脑室容量扩大，大脑皮质灰质变薄，脑回变宽。皮层神经元自 25 岁开始，每年缺失 1%。小脑和基底核部位的神经质减少则更快一些，老年人运动功能障碍发生和发展似乎与此有关。在大脑基底部位的蓝斑区，60 岁以上老人的脑细胞数量明显减少，可下降至 40% 左右。此区富含儿茶酚胺类神经递质，其细胞数减少能导致老年人睡眠类型改变。随着年龄的增加，夜间入睡时间呈进行性减少，约有 40% 的老人患失眠症。中脑前部有一迈纳特（Meynert）基底核，为胆碱能递质输入大脑皮质信息的重要枢纽。健康老人此区神经元轻度消失，而老年痴呆患者则明显减少。人的记忆储存于大脑不同部位，其重点是下丘脑和海马。海马区自 45 岁开始，每 10 年神经椎体细胞密度减少 5.4%，导致老年期记忆能力减退，液化智力下降。位于脊髓部位的神经元，60 岁以后明显减少，甚至可减少到 50% 左右。随着年龄的增加，不同部位的脑、脊髓神经，在数量减少的同时，神经元胞体结构还会出现神经纤维缠结、脂褐素沉积现象。突触数目随衰老而减少，轴突出现肿胀和脱髓鞘。再加上脑血管硬化，血 - 脑屏障功能减弱，血氧、血糖供应下降，神经纤维传导速度减慢，以致老年人身体平衡失调，运动协调功能减退，精细动作缓慢，容易出现小步走动、步态蹒跚，

恐惧跌倒等现象。随着年龄的增加，神经和精神损害增多，健康与疾病的界限越来越模糊。即便是健康老年人，记忆力也明显减退，只记远事，不记近事，喜欢追忆往事，"喜欢孙子，不喜欢儿子"。同时，"形体虽衰，心亦自壮，但不能随时人事遂其所欲"。虽居处温暖富裕，心理上亦常感不足，故容易与人闹别扭，遇到很平常的事就发火，脾气有时很不稳定，简直像小孩一样。老年人性格多孤僻，易于伤感，才觉得孤独寂寞，便产生抑郁苦闷，常常哭时无泪，笑时流泪。在65岁以上的人群中，神经系统疾病是引起伤残的最常见原因，其中90%以上残疾老人生活不能自理。85岁以上人群，下肢大多数出现神经性肌萎缩，难以独自到室外活动，因此被国际上称为"室内的老年人"。

内分泌系统与神经系统配合，能够起到保护个体生存、保证繁衍后代的作用。神经内分泌网络的枢纽称为下丘脑 - 垂体 - 内分泌腺 - 靶细胞轴（H-P-E-T），它们共同协调处理内外环境的信息并做出反应。人进入老年期以后，神经内分泌网络呈现退行性改变，分泌功能下降，削弱了对靶细胞的调控能力，导致靶细胞功能减退，代谢水平下降，全身各器官系统出现衰退变化。例如，脑垂体前叶分泌的生长激素（GH）含量下降，可使蛋白质合成减少，肝肾功能和造血功能减退，骨质逐渐疏松。垂体后叶分泌的抗利尿激素减少，可使肾小管对尿液的再吸收下降，缩尿能力减弱，出现多尿和夜尿现象。肾上腺皮质萎缩，皮质细胞出现脂褐素颗粒沉积与细胞微结构变化。醛固酮分泌下降，促肾上腺皮质激素维持在低水平。肾上腺髓质分泌的儿茶酚胺虽然较多，但其靶细胞受体减少，以致在外加刺激时，老人适应性调节功能明显不如青年人，应激能力下降，难以在短时间内恢复到正常水平。体温调节反射功能失调，对过冷过热都难以耐受。随着年龄增长，松果体主质细胞减少，其分泌的褪黑素下降，它的抗氧化应激、整合神经内分泌、增强免疫、调节睡眠等功能也减退。老年人甲状腺发生萎缩，纤维化结节形成增加，甲状腺分泌的激素减少，以致基础代谢速度下降。从30岁到70岁，下降达20%之多。受基础代谢制约的血液胆固醇代谢率亦下降，以致血总胆固醇升高，对体温调节的灵敏度降低，手足发冷的倾向增长。甲状旁腺主细胞减少，甲状旁腺素活性降低，钙的运转减慢。绝经后妇女甲状旁腺素水平，往往较绝经前下降。随着年龄增长，胰腺 β 细胞减少，胰岛素分泌降低，肝脏、脂肪组织和骨骼肌胰岛素受体敏感性下降，致使 65 岁以上老年人，有 43% 糖耐量减低，糖尿病发生率增高。性腺萎缩和生殖功能减退，是老年人内分泌功能改变的重要标志之一。自 50 岁开始，男性睾丸间质细胞减少，睾酮合成酶活性降低，血浆游离睾酮水平下降，昼夜节律性分泌的晨间分泌高峰消失。女性从更年期（50 岁以后）起，卵巢功能减退，卵泡大量减少，卵泡分泌的雌激素大大减少，排卵逐渐停止，无黄体形成，黄体分泌的雌激素和孕激素亦逐渐停止。

中枢神经系统和内分泌系统位于头颈躯干的前后（矢状切面）正中线，任脉与督脉经过此处，具有统领人体阴阳的能力。脑为髓海，属肾，为记忆之总司。肾又主作强，令人有子。老年人阴精、阳气亏损，不能涵养肾、脑、任脉和督脉，以致中枢神经系统和内分泌系统功能下降，脑髓空虚，记忆力减退，生育能力丧失。因此，在养生方面，及早注意增强体质，勤于用脑，节欲保精，有益于健康长寿。

六、老年人失能

失能是指日常生活能力受损。WHO 依据国际功能分类（ICF），将它定义为：失能是指对损伤、活动受限和社会参与受限的一个总括性术语，它表示个体在某种健康条件下和个体所处的情景因素、环境以及个人因素之间发生交互作用的消极方面。失能包含众多纬度，个体的以下功能受损（或不适应所处的环境）都可称为失能：自我照顾、情感、认知功能、参与社会、活动能力、感知能力和交流能力等。

2000 年以降，国际上对老年失能的研究快速增长，而我国尚处于起步阶段，主要集中在失能状况的人群调查，近日公布约 4 000 万人。2004 年林延君和卡鹰的研究发现，随着年龄的增加，尤其是 45 岁以后，失能率和严重程度呈明显上升趋势，60 岁以上老年人存在各种程度失能的人数占 35% 以上，80 岁组人群的失能率高达 45% 以上。其中，极重度失能者的比例由 60 岁组的 1.61% 上升到 80 岁组的 5.08%。

目前，对于人体各个部位的老化，较为公认的观点是：人类在 50 ～ 80 岁阶段，衰老的重点为内脏器官；80 岁以后，衰老的重点为神经系统；人的五官、骨骼、肌肉，以及造血系统、免疫系统、内分泌系统、代谢系统等随着年龄的增长，也逐步走向衰老；人体在细胞和分子水平同步呈现衰老变化。但对于衰老的个体而言，各脏器、系统、组织、细胞的老化不一定同步；在同一脏器、系统、组织、细胞，老化的部位也不一定同步。由先天遗传因素和后天环境因素造就的这些个体细胞、组织、器官、系统的不同步老化现象，以及某些细胞、组织、器官、系统的老化可能推迟或部分恢复的现象，为人们争取健康长寿留下了偌大空间。

主要参考文献

[1] 陈直.养老奉亲书 [M].陈可冀,李春生,订正评注.上海：上海科学技术出版社，1988：453-460.

[2] 岳美中.岳美中医学文集 [M].陈可冀,合编.台北：启业书局，2000：650-654.

[3] 肖德桢,编译.老年生物学与医学 [M].北京：科学出版社，1981：1-7.

[4] 周金黄.衰老、抗衰老、老年医学 [M].北京：中国科学技术出版社，1993:22-140.

[5] 马永兴，俞卓伟.现代衰老学 [M].北京：科学技术文献出版社，2008:124-294.

[6] 李文惠，赵斌，汤艳美，等.Sarcopenia 之研究进展 [J].中国老年学杂志，2010，30（19）：2857-2860.

[7] 杨佳，张婷，董碧蓉，等.老年人失能的研究现状 [J].中华老年医学杂志，2016，35（12）:1355-1358.

[8] 中华医学会老年医学分会.血管衰老临床评估与干预中国专家共识（2018）[J].中华老年医学杂志，2018，37（11）:1177-1184.

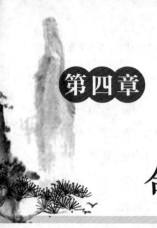

第四章

老年人的药害及
合理使用中药等问题

所谓"药害"（drug misadventure），系指药物的不良反应（adverse drug reaction，ADR）。世界卫生组织（WHO）将它定义为"为了预防、诊断或治疗人的疾病，改善人的生理功能，而给予正常剂量的药品所出现的任何有害的、与预防目的无关的反应"。我国原卫生部药品不良反应监察中心将它定义为"在正常用法下出现的与治疗目的无关的有害反应"。这两个定义都强调药品的正常剂量，意在排除有意或意外的过量用药或用药不当所致的不良反应，以消除报告人的疑虑，增强他们的协作精神，便于监察、报告制度的建立和开展工作。事实上过量用药或用药不当在临床上非常常见，对于老年人群以及使用中药者也是如此。因此，本文所谈的老年人药害，就包括这两项内容。由于目前关于高龄老人的药害及合理使用中药等问题的资料较少，本章主要通过论述老年人的药害及合理使用中药等问题来强调也应重视高龄老人这些方面的问题。

一、国内外药害研究的历史和现状

20 世纪 50 ~ 60 年代初，欧美国家发生了止吐新药"反应停"（沙利度胺）长期服用产生的药害事件。服用"反应停"的孕妇生下 8 000 多例"海豹胎"婴儿，因而在社会上掀起了大波。在日本，由于连续服用氯喹碘（加入成药中出售），造成上万人患亚急性脊髓视神经炎。事后痛定思痛，发达国家对药物开始强调安全性考察，重视不良反应的监察，逐渐形成共识。于是许多国家修订了药品管理法，建立了药品安全委员会、药品不良反应监察机构及监察报告制度。

1968 年世界卫生组织（WHO）在 10 多个国家监察工作的基础上，制定了一项国际协作试验计划，设立了协作组。1970 年，WHO 成立了监察药物不良反应的常设机构——药物不良反应监察中心。1978 年，这个中心更名为世界卫生组织国际药品监察合作中心。至 1992 年，已有 31 个国家加入这个中心。我国在不良反应监察方面，于 1987 年已成立了卫生部药品不良反应监察中心，参加监察的医院已达 300 家以上。1997 年 2 月，与 WHO 合作在珠海市举办了草药不良反应讲习班。

国外曾报道，在住院患者中，由西药引起的不良反应约为 3%，其中 60 岁以上患者约占 40%；老年组药物不良反应发生率比青年组高出 15 倍。国内报道，年过 60 岁发生西药毒副作用者，比青壮年多 2.5～3 倍。其中61～70 岁为 15.7%，71～80 岁为 18.3%，80 岁以上为 24%，平均为 22.2%。上海医科大学临床药理研究所和上海华东医院临床药理研究室，采用医院集中监测的方法，对 1 027 例老年住院患者（≥ 60 岁）进行为期一年的药物不良反应（ADRs）监测，其中 120 例发生了 161 次 ADRs，发生率 11.68%。所以，应引起我们对老年人药物不良反应的高度重视。

国内对药物不良反应监察，首见于 1985 年 7 月 1 日施行的《中华人民共和国药品管理法》第 25 条。根据该条规定，原卫生部药政局制定了《药品不良反应监测报告制度》，并于 1985—1996 年在全国进行了三批医院试点，但到目前为止，开展不尽如人意，重视不够。西药如此，中药更甚。表4-1 汇集了 1990—2001 年间有关中药不良反应报道综述性文章内容，借以对该研究领域的现状有所了解：

表 4-1　1990—2001 年间中药不良反应报道

作者及文章名	报道年份和引用文献	收集报道数量	不良反应例数	死亡例数
黄萍：中药不良反应的研究和监测	1990—1993 年间公开发表的 123 种国内医学、药学期刊，医药院校学报	中草药、中成药、中药注射剂报道 780 例	3 009	173
古云霞等：1993、1994 年中药不良反应文献综述	1993—1994 年国内 111 种医药期刊	单味药及其制剂，复方及中成药，有效成分及制剂，报道共 380 篇	1 133	19

作者及文章名	报道年份和引用文献	收集报道数量	不良反应例数	死亡例数
刘艳萍:111 例中药不良反应报告分析	1996—1997 年中国医院药学杂志及中国中药杂志	中药制剂文献79篇,涉及药物40种	111	2
宋玮:《中国中药杂志》有关中药不良反应文献统计分析	1990—1999 年中国中药杂志	249 篇,其中个案报道 218 篇,占88%	329	35
冯艳霜:187 例中药致过敏反应文献分析	1999—2001 年国内主要期刊报道	中药致过敏反应105 篇	187	6

以上报道虽有引用年份、引用期刊的部分重叠,但由于我国幅员辽阔,医学发展水平参差不齐,临床发现中药不良反应而未报道者尚多,这些数字也只能是最低例数。若以此为基数加以统计,1990—2001 年的 12 年间,中药不良反应例数达 4 769 例,其中死亡 235 例,占 4.93%,这一百分率让人触目惊心。

李继福等引《中国医学论坛报》的统计说:"50 年代发生中药不良反应 26 例,60 年代发生 147 例,70 年代发生 398 例,80 年代发生 1 227 例。"如果将它们与 1990—2001 年中药不良反应例数加以对比,不难得出这样的结论:我国中药不良反应在近 50 年来有大幅度上升趋势,应当引起我们对其严重性的高度关注。这也许与人们意识改变,对此问题日益重视有关,并和人口老龄化与高龄化相关。

关于近 50 年间中药服用过量或服用有毒中药致出现中毒报道,据不完全统计,已达 2 000 篇以上,造成中毒人数达万人之多。我们收集 1984—2000 年间急、慢性中药中毒文献 965 篇,其中:①植物药中毒最多,达 645篇,占 66.8%。突出者有:乌头、马钱子、川乌、雷公藤、附子、草乌、山豆根、曼陀罗、雪上一枝蒿、苦杏仁等 148 种。②动物药中毒文献 108 篇,占 11.19%。突出者有:斑蝥、鱼胆、蟾蜍、蛇毒等 20 种。③矿物药中毒文献 61 篇,占 6.32%。突出者有:金属铅、朱砂、砒霜、雄黄等 16 种。④中成药中毒文献 68 篇，占 7.05%。突出者有：六神丸、骨刺消痛液、云南白药、龙胆泻肝丸等 35 种。⑤配伍引起中毒文献 20 篇，综述性文献 63 篇，两者共占 8.60%。收集 2001—2018 年的报道，则以肝毒性药物何首乌、黄药子、北豆根、雷公藤等为主。不难看出，中药中毒涉及面之广、数量之大，已经达到非治理不可的程度。

我们检索 1994—2002 年中药不良反应文献 80 篇，未见到关于老年人不良反应的报道；检索 1984—2000 年间有毒中药中毒文献 965 篇中，未见到有关老年人中毒的报道。检索 2000 年及之后的文献，关于老年人服用中药后出现不良反应的报道开始涌现。事实上尽管大多数老年人都相信中药比西药安全有效，乐意接受中药治病保健，但服药出现不良反应的老年人，在临床上还是能够遇到的。这一问题也逐渐引起临床医生的关注。

与中医药学界相比，国内西医药学界对老年人用药不良反应关注得较早。例如，陶国枢、何慧德主编，人民军医出版社出版的《老年人的合理用药》一书，在 1991 年已问世。1984 年，已见到医学杂志刊载《老年人药物不良反应研究》的论文。过去，医学杂志刊登的老年药害问题主要以个案为主，仅偶见回顾性分析。近年来，关于老年人药物不良反应的医学论文日益增多，还可见到用药物流行病学新方法研究老年人药害的高质量论文。这表明我国对老年人药害问题的研究日益重视，并取得了一定的进展。

二、老年人药害的成因及临床表现

北京积水潭医院对 1995—2001 年间药物不良反应患者 238 例进行了整理分析，从中选出 94 例老年患者作为观察组，另以 40～59 岁、39 岁以下两组成年药物不良反应患者做对照组。结果表明，老年患者药物不良反应占总例数的 39.5%，男多于女；中药引起不良反应的患者，占老年患者的 8.04%。药物不良反应表现以皮肤反应和神经系统反应为主，列第一、二位；合并用药及原发疾病状况与药物不良反应发生的关系密切。

据笔者长期临床观察，老年人出现药害，主要有以下原因：

1. 不注意体质差异而乱用补药、保健药，甚至无适应证而用药或预防

用药，引起不良反应 补药和保健药品都具有寒热温凉之性，能够产生补偏救弊的作用，对于体内阴阳略有偏颇或处于多种疾病困扰的老年（含高龄）人群，只能依据体质和疾病特点，"寒者热之，热者寒之""结者散之""损者益之"（《素问·至真要大论》）。以老年人骨质疏松为例，适当补钙，对身体有益；若补钙过量，可引起高钙血症、肾结石以及内脏不必要的钙化。

此外，临床上因病毒感染而"预防性"使用抗菌药物产生毒副作用者非常常见，亦应引起重视。

2. 用药剂量过大，药物副反应凸现；或为求速效，使用毒性较强的药物，以致药物中毒 20世纪60年代曾治一年逾六旬的农村老人，因双膝、腰腿遇寒即疼痛，一次服用老汝州酒30ml（该酒主药为川乌、草乌，说明书用量为每次10ml），出现狂躁，神志不清，循衣摸床，舌绛苔黄褐干燥，脉沉数。经用西药一周，未能改善病情。依据证候，属热入营分，又据"川乌、草乌不顺犀"之说，采用清营汤救治，3剂后转危为安。

3. 用非地道药材，造成内脏损害 日本东京汉方教育研究中心的桥本纪代子等报道，天津售往日本的当归四逆加吴茱萸生姜汤颗粒剂（KM-38）引起的副作用病例中，有1例61岁男性，第1次服10个月，第2次服15个月。自第1次服药开始历经2年3个月发病，诊断为肾小管间质性肾炎。并根据患者低血钾、高氯、低磷、低尿酸血症，血肌酐升高，确认为肾功能低下。肾活检结果：肾小球无变化，肾小管明显变性坏死。停药后，血钾、尿酸、磷恢复正常，尿糖也消失，但血肌酐未见降低。作者指出，KM-38中含有木通，可能是产生副作用的原因。经检测，KM-38中所用木通，是马兜铃科植物关木通（用来替代五加科植物通草）。即《本草图经》所称："古方所用通草，皆今之木通"）。因关木通虽然见于20世纪80年代《中华人民共和国药典》，但不是地道药材（地道药材为毛茛科植物川木通），加之用药时间过长，就惹出了许多祸害。

4. 病未能把握病情好转就停药的"度"，长期用药，损害身体 《素问·五常政大论》曾指出：药物中"大毒治病十去其六，常毒治病十去其七，小毒治病十去其八，无毒治病十去其九，谷肉果菜食养尽之，无使过之伤其正也"。现代对于老年人用药，强调老年患者的治疗终点不应受"治愈标准"的限制，达到"好转标准"即可。还认为，所谓"治疗终点"是药物治疗的终点，即达到"治疗终点"后应当停药，换用滋补强壮剂，以及开始各种康复疗法，这样才可以避免长期用药的不良反应。

在临床上，达到病情好转的"治疗终点"以后，老年人继续要求长期用药者很常见，因此而损害身体者屡有报道。如李平曾报道年龄在 62 岁和 80 岁的男女患者各 1 人，因顽固性便秘，内服火麻仁、牵牛子，每日剂量为 15～60g，连续使用 33～66 天，结果产生中草药肾损害。

5. 用药导致过敏，出现意外险情 有人统计 1996—1997 年文献报道的中药不良反应 111 例，其中变态反应（包括皮肤反应，过敏性休克，药物热，剥脱性皮炎）74 例，60～70 岁以上者 12 例，占变态反应患者的 16.21%。有 1 例老年患者使用中药后发生过敏性休克，出现意外险情。

6. 不适当的合并用药，会增加毒副反应和病死率 老年人由于常常患有多种疾病，接受多种药物的治疗。据 94 例老人调查，并用两种药物者，占 30.85%；并用 3 种以上药物者，占 47.8%。不适当的合并用药，增加了药物与药物，药物与食物，病理状态与药物之间相互作用的机会，容易产生药害。有研究证实，老年人同时接受 5 种以上药物，不良反应的发生率为 18.6%；如服用 6 种以上时，则不良反应的发生率为 81.4%。另有一项统计表明，合用五种药物的不良反应的发生率为 4.2%，合用 6～10 种者为 7.4%，合用 11～15 种者为 24.2%，合用 16～20 种者为 40%，合用 21 种以上者为 45%。在临床上老年人合用 10 多种药物者屡见不鲜，它不仅增加毒副反应，而且还增加病死率，值得我们注意。

中草药与西药不适当的合并用药，产生不良反应者国内外已屡见报道。英国学者 JP 格里芬等所著的《药物不良相互作用手册》一书，收载了可与西药产生不良相互作用的草药制剂达 60 余种；国内学者朱建华编著的《中西药相互作用》一书，介绍了能够引起不良相互作用的中西药物 600 余种。例如，在治疗肝硬化腹水时，西药氨苯蝶啶、螺内酯与茵陈术附汤或桂附地黄丸合用，可引起高血钾反应；风湿性心脏病心房纤颤患者在服用地高辛时，若因咽喉痛加用六神丸，可能产生频发室性早搏，等。

7. 不注意老年和高龄用药禁忌，致损伤正气，加速疾病恶化 老年人服用西药剂量要相应减少，以防蓄积中毒。庞宣文认为一般情况下，60～80岁用成人量的 3/4～4/5，80 岁以上则只用 1/2 即可。我国临床药学家谢惠民教授通过对老年人用药的研究，提出了老人用药四忌：①忌滥用解热镇痛药；②忌大量用泻药；③忌随便服用安眠药；④忌滥用抗生素。这些主要是对西药而言。

关于老年人使用中药的禁忌，陈可冀院士早在 10 多年前就提出老年人应用木通及某些矿物类药物影响肾功能问题。清代王燕昌所著《王氏医存》，对老年人应用中药禁忌也述之甚详。例如，凡大便溏泄的老人，大黄、芒硝、巴豆、牵牛子等泻下药固然不可服，即使在补虚方中加入养阴滋腻的生地黄、熟地黄、天冬、麦冬、知母等，也常能令饮食减少，大便泄泻。鉴于这些药物对生理功能全面减退的老年人利少弊多，在临床使用时，应当特别谨慎，以免损伤正气，造成脏器损害，从而减短应享有的天年。

除上述之外，中西药调配人员工作失误，误服伪劣药品及未经炮制药品，以及服药方法不当等，也可以造成老人药害。

老年人药害的临床表现，目前分为两大类：

第一类，即 A 类药物不良反应。它是由药物本身或代谢产物引起，其特点是发病与否和药物的药理作用、药代动力学以及用药剂量有直接关系，是可以预测的。这类药物不良反应的发生原因，老年人还与靶器官敏感性增强有关。中药十八反、十九畏药物的不良反应，鸦片类、泻下、催眠药物的耐受性、耐药性和依赖性，大体上也可归于 A 类。A 类在临床上发生率高，但死亡率低。

第二类，即 B 类药物不良反应。系指与药物正常反应无关的特殊性反应。它主要是由于患者对药物的反应异常所致，还涉及遗传、免疫、致畸、致癌等方面。但最常见的是过敏的中间产物，制药过程中的助溶剂、添加剂、赋形剂等，也可引起 B 型不良反应。B 型不良反应难于预测，发生率低，但后果常很严重。

三、关于老年人合理使用中药及其他治疗问题

（一）老年人合理使用中药等问题的原则

有人提出，治疗老年和高龄疾病主要着重在急救和减少慢性病的急性发作两个问题上，我们同意这种观点。但是，老年人的养生保健、疾病康复、疑难病如：痴呆、骨质疏松等的防治，同样不可忽视。老年人合理使用中药等问题的原则，就建立在这一思维的基础之上。

1. 要强调用药的针对性　以前将"药源性疾病"也称为"医源性疾病"，因为该病大多是由于医生用药不当所致。故而强调用药的针对性，必须从提高医生诊断疾病、辨证施治和用药水平入手，耐心细致地询问病情，应用必要的理化检查手段，尽早确定诊断，恰当投给汤药。组方时要注意主药明确，药味简单，重点突出，不要面面俱到。凡是能够使用的给药方法如口服、静脉等给药，尽可能充分利用。在疾病好转、病情控制后，立即改变给药方向，将补益、康复之剂，以及非药物康复方法逐步推向前沿，以求取得最好疗效。

同样道理，补药、保健药物的使用，也应强调针对性。老年人病后康复期的虚证，以及衰老的气血阴阳之虚，都各有不同的临床征兆可寻，其中不乏虚实夹杂表现。只有强调投药的针对性，才能取得较好疗效。那种"胸横一老字，动手便参芪"的做法，在大多数情况下是不足取的。当搞不清虚实性质或疾病已愈时，最好不要吃药，谷肉果菜，食养尽之，对身体恢复也许更为有益。

2. 要注意体质差异　人进入老年和高龄期以后，躯体和脏器的衰退不是同步的，每个人历法年龄与生理年龄也存在一定差别，这些差别往往会影响到药物的吸收、分布、排泄等方面。因此，对于老年人更应强调体质的差异，在用药时恰当选用药物，以求取得最好疗效。例如，有的老人年虽已八十，然而面色红润，属于"阳独盛"之体。不论本人患什么病，临床用药都要注意滋阴清火，于治病方中加入生地黄、麦冬、制首乌、白芍、女贞子之类辄效。有的老人年方六十，形体瘦弱，平素诸多脾虚见证，面色萎黄，倦

怠乏力，气短自汗，纳呆少食，腹胀便溏，舌淡胖，脉缓弱。不论本人患什么病，在用药时都须兼以健脾补气，于治病方中配合山药、芡实、薏苡仁、莲肉之类颇验，也有利于提高老年人的生活质量。

3. 要注意衰晚之年疾病症状不典型的特点 如阳证似阴，阴证似阳，虚实夹杂，寒热互见，上热下寒，上寒下热等。需仔细讯问病史，望、闻、问、切与体格检查相结合，辨明证候，方能取得较好疗效。编著者曾经治疗1例82岁女性高龄老人，长期腹泻呈水样，一日4次，夜间思饮水，手足不冷，脉象时而变促，时而结代，寒热难定，用药多方疗效不佳。在一次就诊时，其子告诉母亲吃药泻下药丸，以此悟出老人系脾肾阳虚，不能腐熟水谷致泻。改投附子理中汤七剂而泻止。

4. 要抓住用药的时机 用药的时机常是关系到治病成败的中心环节。老人患病，由于体虚邪盛，邪因虚而进，易成正不胜邪之格局，致疾病朝着危重方向急转直下，甚者很难挽回残局。据1981年统计，以5岁为一年龄组，60岁以上老年人的死亡率，依次为千分之20.99、22.80、54.31、81.86、134.22、186.32，随增龄而上升。90岁以上达到290.38，即这个年龄组的老人，患病者将有近1/3命归黄泉。此时，若能抓紧用药时机予以救治，逆流挽舟，常会使更多的老人脱离危险，转危为安。而采用中西医结合，多渠道用药，又是抢救急危重病屡试不爽的好办法。临床实例甚多，这里不再一一枚举了。

5. 要时刻注意顾护脾胃 "顾护脾胃"是中医很有特色的治疗老年病的方法。笔者从临床上观察到，老年人患病，凡用药治疗过程中饮食不减，肌肉能与形体相葆，消化功能旺盛者，常常抗病能力强，病后恢复快；反之，若胃气不复，则抗病能力差，疾病也难以治愈。因此，强调顾护脾胃，就意味着保存老人的抗病能力。顾护脾胃的用药方法很多，例如：久服滋补养血药熟地黄、黄精、阿胶等，宜加少量砂仁、枳壳，使脾胃气机流通；久服益气升阳药人参、黄芪、升麻等，宜加少量枳壳、陈皮，使脾胃升降合度。此外，凡属对脾胃有损害的药物，老人宜放在饭后服用，用量和疗程均须严格掌握，中病即止，也是顾护脾胃之一法。对于防止出现"阿司匹林胃"之类的疾病，有一定益处。

6. 要谨慎使用药物 人体与药物相互作用有两种途径：一是药物作用于人体；二是人体处理药物，包括药物进入到体内后的吸收、分布、代谢、排泄等过程。由于老年人的生理功能、代谢过程及组织器官形态均随增龄而降低，因此，谨慎用药以减少药物的不良反应，就显得更为重要。

谨慎用药有两种含义，一是指用药剂量要得宜，二是指用药品种要恰当。

老年人用药，剂量宜从轻，最好选用安全有效的地道药材治病。因老年人气血虚弱，不能载药，若用重剂，常产生腹胀、少食、呕吐、烦躁等不良反应。本书编著者认为，一般地说，为了保障治疗安全，60～69岁的老年人，用药量应取《中国药典》标准剂量为好。70～79岁的老年人，用药量应为成人量的4/5或《中国药典》轻剂量。80～89岁的老年人，用药量应为成人量的1/2～2/3。90岁以上的老年人，应仿小儿剂量投药。特殊情况不拘此例。若用保健药物，剂量宜较治疗量为轻，并减少用药品种、次数和时间。特别要注意纠正那些认为用药越多保险系数越大，"好药""贵药"对人有益无害的不正确观念。

老年人用药，药物宜平和。对于剧毒药物如：川乌、草乌、巴豆、马钱子、砒霜、雷公藤、斑蝥、蟾皮等，宜不用或慎用，以免克伐脏腑，造成中毒，使正气难复。要尽量选择那些既能治病，毒副作用又较小的药物，切忌急于求成，大剂量用药，招惹事故。以补气药人参为例，大量服用可致中毒，已是不争的事实。

老年人用药，丸、散、颗粒剂、胶囊剂等较适合。老年人慢性病多，病情比较复杂，恢复需假以时日。用丸、散等中成药治病，不仅服用方便，而且可以持久。由于这些药物经过加工炮制，用量较轻，可避免发生毒副作用。对于那些"厌于药而喜于食"的老人，采用甘平无毒的药食两用品种，制成粥剂、点心、菜肴，也能收到良效。

7. 要谨慎接受手术和微创治疗 老年人常患有多种疾病，身体各组织器官功能减退，免疫力不佳，常常经不起手术和微创治疗的打击。因此，对于选择性手术和微创治疗应当谨慎接受，以免出现意外，造成严重后果。

8. 加强医、患合作，定期复查病情 为确保合理用药和安全用药，老年和高龄患者应与医生很好配合，弄懂药物的药性、功效和用量，提高对疾病治疗的依从性，使自己成为医疗链条上的关键环节，有利于防止药害。治病服药过程中的不懂问题，应及时向医生求教；服药后的各种变化，也应及时告诉医生，做一个明明白白的服药者，认认真真的服药者。当用药达到一个疗程时，可按医生的要求及时复查，有效防止药物对身体的隐性损害，了解身体内环境的状况，利于及时调整药量或换用其他药物，使疾病尽早得到控制，身体得以康复。

（二）对国家应加强老年人中药药害研究和监测的建议

据统计，2020 年全国人口为 14.12 亿，60 岁以上老年人口达到 2.6 亿，65 岁以上占总人口的 13.5%，高于世界平均水平的 9.3%；80 岁以上人口接近 3 580 万人，占老龄人口的 13.77%，人口年龄结构进入老年型，成为一个未富先老的国家。近 10 年间，90 岁以上高龄老人增长近 1 倍。自古以来，"老"字总和"病""衰"连在一起，因此，实现健康老龄化，防病祛衰任务就特别繁重。而老年人药害问题，又使繁重担子增加了分量。自 20 世纪 50 年代算起，近大半个世纪以来，西药不良反应不断出现，中药不良反应也成为传统医学领域不可忽视的问题。随着老龄化社会的降临，老年人中、西药药害问题已提上议事日程。但由于既往国家投入不够，至今尚无专门的针对老年人的中药药害研究和监测的机构。相关药物不良反应的监测工作虽已起步，但尚未与国际接轨，工作开展得不够满意。建议国家应加强老年人药物（特别是中药）不良反应的研究和监测力度，增加这方面的投资，建立专门的研究机构和监测网络，在全国分期、分批举办中草药不良反应学习班，提高和普及对中药药物不良反应的认识，使老年人从"中药是天然物质，没有毒副反应"的误区中走出来。同时借鉴现代药品管理方法，特别是上海华东医院等对老年人进行集中监测、计算机管理的经验，开展中药不良反应监察，建立老年人药害和中药药害的报告制度，及时反馈并分级处理中西药引起的各种不良反应，从而造福于全国老年人。

主要参考文献

[1] 翁维良.临床中药不良反应的探讨[J].中药新药与临床药理，1996，7（2）：9-7.

[2] 王宁生.借鉴现代药品管理方法，开展中药不良反应监察[J].中药新药与临床药理，1997，8（4）：202-203.

[3] 张世臣.重视中药不良反应监测工作，开创药品安全性研究新局面[J].中药新药与临床药理，1997，8（4）：195-197.

[4] 何绥平，梁建华、安瑗.94例老年患者药物不良反应分析[J].药物不良反应杂志，2002，3（1）：11-13.

[5] 庞宣文.老年人的用药原则.见于：陶国枢、何慧德主编.老年人的合理用药.北京：人民军医出版社，1991：7－14.

[6] 于普林.老年医学[M].北京：人民卫生出版社，2002：75.

[7] 吉新颜，王永铭，章正绪.老年人药物不良反应的研究[J].中国临床药理学杂志,1999,10（3）：14.

[8] 黄萍.中药不良反应的研究和监测[J].中药新药与临床药理,1998,9（1）：54－55.

[9] 古云霞，袁惠南.1993、1994年中药不良反应文献综述[J].中国中药杂志,1995,20（8）：502.

[10] 刘艳萍.111例中药不良反应报告分析[J].药物反应不良杂志,2002,1（2）：94－97.

[11] 宋玮.《中国中药杂志》有关中药不良反应文献统计分析（1990－1999）[J].中国中医药信息杂志,2000,7（9）：89－91.

[12] 冯艳霜.187例中药致过敏反应文献分析[J].药物不良反应杂志,2002,3（2）：81－83.

[13] 李继福，李晓楫.中药中毒原因的探讨[J].成都中医药大学学报,1997,20（4）：10－11.

[14] 陈炳卿主编.营养与食品卫生学[M].3版.北京：人民卫生出版社，1994：69.

[15] 鲍志东，叶晨，黄欣.马兜铃属植物的肾毒性[J].国外医学中医中药分册,2001,23（5）：259－269.

[16] 贾公孚.老年人用药及其治疗终点的评估[M]//谢惠民，王开贞.老年人合理用药与抗衰老药.北京：人民卫生出版社，2001：12-34.

[17] 李平.中草药肾损害的现状及临床观察[J].北京中医药科教动态,2001,（6）：8－11.

[18] 孙学东.应该重视中西药相互不良作用[J].中药新药与临床药理,1997,8（4）：200－

201.

[19] 谢惠民，王开贞.老年人合理用药与抗衰老药 [M].北京：人民卫生出版社，2001：
19-20.

[20] 陈可冀.老年病临床使用中药的问题 [M]// 陶国枢,何慧德.老年人的合理用药.北京：
人民军医出版社，1991：139-141.

[21] 孟家眉，项曼君.我国老年流行病学研究现状和展望 [J].老年学杂志,1991,11（11）：1.

[22] 李春生.对老年疾病临床使用中药原则的探讨 [J].北京中医,1988,（4）：45-47.

[23] 聂坤，李云晓，赵晓峰，等.中药肝毒性损伤述要 [J].实用中医内科杂志，2009,23
（12）：112-114.

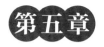

第五章

高龄老人传染病

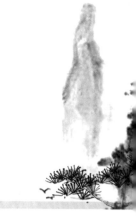

第一节　痢疾

（一）四君子汤加味治愈高龄痢疾

薛（己）母年八十，仲夏患痢疾腹痛，作呕不食，热渴引汤，手按腹，痛稍止，脉鼓指（即鼓指已属虚，况八十之老人）而有力，真气虚而邪气实也。急用人参五钱，白术、茯苓各三钱，陈皮、升麻、附子、炙甘草各一钱，服之睡觉，索食，脉症顿退，再剂而安，此取症不取脉也。凡暴病毋论其脉，当从其症（亦有暴病当从脉者）。石阁老太夫人，其年岁脉症皆同，彼仍专治其痢，遂致不起。

俞震按：立斋云，暴病毋论其脉，当从其证。想先生只从虚寒之证为据。若证现实热，而脉微细，或按之宜豁着，又从脉不从证矣。多阅薛氏医案自知。（《古今医案按》）

[编著者按] 薛（己）母之病，为高龄噤口痢，邪实正虚，病情危重。薛氏用温补之剂治愈此病，足为后世师法。其鼓指而有力之脉，谓按之如鼓皮者也。它即是革脉，乃气血精液俱亏之相。明代人寿臻 80 岁以上者颇少，薛立斋经验不足，故有"取症不取脉"之论。

（二）异功散加味治愈高龄休息痢疾

北山友松治八旬男，患休息痢 2 年。及本年正月，伤食泻利愈重。至月初医灸数处，亦作溏泻，或呕吐头痛腹满，脉弦细。

初用方：藿香正气散加酒黄连，兼用驻车丸。

次用方：茯苓、白术、人参、陈皮各三分，干姜、甘草各一分，白芍药、泽泻各二分半，升麻八厘。

终用方：白术、陈皮、茯苓各三分，人参一分，缩砂、酒香附各二分，甘草五厘，半夏一分五厘，当归五分，杏仁二分。（《二续名医类案》）

[编著者按] 此高龄患者痢疾日久，时发时止。既有脾虚气滞，又有寒热错杂。故初用化湿行滞、散寒泄热法，终用异功散加味，取益气健脾、养血和中之剂而收功。

（三）益气固肾清肠方治愈高龄噤口痢

黄聚川年兄太夫人，年八十余，偶患痢，胸膈胀，绝粒数日。予以升麻、人参、黄连、莲肉方，投之参至一两。诸子骇甚，再问予。予曰：迟则不救矣。一剂啜粥，再剂腹中响，一泄痢即止。今年九十余尚健也。（《先醒斋医学广笔记》）

[编著者按] 此属高龄噤口痢重症，采用的是"留人治病"之法，竟在治病中获卓效，很发人深省。

（四）补肾益气法治疗高龄噤口痢

曹惕寅治天丰恒银楼韩介眉君太夫人，八旬余，患噤口痢。上则杳不思食，下则痢下粉糜。历经两旬，次数始由多而少，继转小溲不通，少腹胀急。高年气阴交竭，加以病久牵缠，舌苔光红，沉默昏睡。某君曾付以通利之剂，一无成效。因思小溲点滴不出，必以久病体乏，肾气不能行于膀胱。若仅治膀胱，徒作头痛医头之计耳。故不必治小肠，而专治肾。肾气开，小肠亦开。所谓补肾气，小便自行也。

方用炒松、熟地、石莲肉、车前、泽泻、天冬、五味、党参、白果肉，另用肉桂三分，黄米饭糊丸，吞服。药服一剂，痢转淡黄，小溲通利。复方去肉桂丸。四、五日后，遂转清养之味。（《二续名医类案》）

[编著者按] 此亦属高龄噤口痢重症，小溲不通，少腹胀急，颇类似实证，采用通利之剂无效，显系"至虚有盛候"。曹惕寅改用温补脾肾之剂，以熟地、天冬、五味、白果肉固肾敛肺，党参、石莲肉、黄米益气健脾；炒

松子仁甘温，润肺滑肠；车前、泽泻甘淡，渗湿利尿；更用小剂量肉桂引虚火下归肾中。此方以补为主，补中兼通，药性平缓，疗效显著，适于高龄之人内服。

第二节　疟疾

（一）柴葛解肌汤加减治疗高龄疟疾

清·陆以湉引周慎斋曰：治疟之法；升其阳使不并于阴，则寒已；降其阴使不并于阳，则热已。升其阳者，是散阳中之寒邪，柴、葛、羌之属，为散寒之品也。降其阴者，是泻营中之热邪，芩、知、膏之属，为泻热之品也。盖并之则病，分之乃愈也。此盖本之王肯堂之治案。王之外祖母年八十余，夏患疟，诸舅以年高不堪再发，议欲截之。王曰：欲一剂而已亦甚易，何必截乎？乃用柴胡、升麻、羌、防、葛根之辛甘气清，以升阳气，使离于阴而寒自已；以石膏、知母、黄芩之苦甘寒，引阴气下降，使离于阳而热自已。以猪苓之淡渗，分利阴阳，不得交并；以穿山甲引之，以甘草和之，果一剂而止。俞惺斋云：读《灵兰要览》，载此方治疟屡效，又附随症加减法，最为精当，是金坛得意之作。（《冷庐医话》）

（二）白虎汤加味治愈高龄瘅疟

顾文学（顾大来）年逾八旬，初秋患瘅疟，昏热谵语，喘乏遗溺，或以为伤寒谵语，或以为中风遗溺，危疑莫定。张璐玉曰：无虑，此三阳合病，谵语遗尿，口不仁而面垢。仲景暑证中，原有是例。遂以白虎加人参，三啜而安。同时顾文学夫人朔客祁连山，皆患是症，一者兼风，用白虎加桂枝；一者兼湿，用白虎加苍术，俱随手而瘥。

俞震按：《内经》论瘅疟，纯是实热证，故推其未病，则曰中气实而不外泄。溯其受病，则曰用力出汗，风寒舍于皮肤分肉。究其病发，则曰阳气盛而不衰。经文虽不言脉，谅脉之洪实有力可知也。此条系瘅疟，故谵语遗尿不死。然八旬之外有此证，死者甚多，勿轻以此案作榜样也。（《古今医案按》）

[评析]

本章两节列举 6 个病例，记述痢疾、疟疾两种传染病的高龄重症和难治症的治愈经过，为中医治愈这两种传染病积累了实践经验。

痢疾又称肠澼、滞下，是一种下利黏液而又不畅快的疾病，发病原因与天时湿郁热蒸及饮食不洁有关。高龄之人免疫能力下降，更易在夏秋季节被痢疾杆菌传染而患病。得病之后，轻者仅有下利腹痛，里急后重，频频登厕，大便血液与黏液赤白相杂，一日 5～10 次；重者可出现发热、呕不能食，腹痛频作，大便如胶冻鱼脑，一日多达 30～70 次，肛门滑脱不禁，患者几乎不能离开大便器。治疗若不及时，常因全身衰竭而死亡；治疗若不彻底，常会转为慢性痢疾或时发时止的休息痢。痢疾治疗之法，一般认为，初痢宜通不宜补，久痢宜涩不宜通，赤多重用血药，白多重用气药。从这 4 例病案可以看出，对于高龄患者，只能根据邪气盛衰和正气强弱来因势利导，不能完全依据套路处理。但补药、热药的运用需通过辨病辨证，认准证候才能给予。高龄患者是否可用通泻法来治疗？腹痛拒按、舌苔黄厚，脉象滑实，体质无虚者，既当放胆投药，又应中病即止。清代乾隆年间进士、诗人袁子才（1716—1798），82 岁患痢疾甚笃，先后请了三位医生。第一位医生开了治痢疾套方，他服后病情加重，于是作诗说："前秋抱腹疾，香连一服佳。今秋腹疾同，香连乃为灾。方知内悬殊，不可一例该。天机本活泼，刻舟求剑乖。善乎庄周言，诗书糟粕皆。荆公误宋家，直为周官给。"第二位医生先入为主，认为"年老便是虚"，开了参芪等补药方，服后病情"大剧。"于是又作诗说："胸横一老子，动手便参苓。譬治崔苻盗，先存姑息心。弯弓忘审的，闭眼乱穿针。始悟中医好，俞跗何处寻？"第三位医生通过辨证，确定是腹实证，投予制大黄服之，病竟豁然而愈。乃赠诗谢曰："药可通神信不巫，将军竟救白云夫。胸无成见心才活，病到逢危胆亦粗。岂有鸠人羊叔子，欣逢圣手谢夷吾。全家感谢回生力，料理花间酒百壶。"从这个高龄痢疾的治愈过程，不难理解，重视辨病辨证论治，临床有胆有识，胸无成见，敢于担当，对于医生是多么重要。

疟疾是一种寒热往来，发作有一定时间的传染病。其病原为疟原虫，经蚊子传播，主要发生于夏秋季。本章列举 2 例高龄疟疾，属少阳、阳明之经病，王肯堂、张璐玉的治疗方法均以祛邪为主，与《金匮要略·疟病脉证并治》的思路相符，从而取得了迅速控制病情的效果。需要指出的是，假若此法仍不能退热，截疟之品如常山、蜀漆、草果、槟榔、青蒿、制首乌、鳖甲、炮山甲等，皆可依据病情选用。

主要参考文献

[1]　俞震。古今医案按 [M]. 上海：上海科技出版社，1959.

[2]　陆以湉。冷庐医话 [M]. 北京：中国中医药出版社，1999.

[3]　鲁兆麟，杨思澍，王新佩，等 . 二续名医类案 [M]。沈阳：辽宁科学技术出版社，1996.

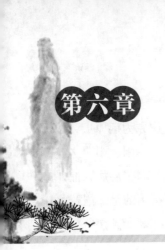

第六章

高龄老人发热

（一）增损双解散治愈高龄瘟病表里大热证

杨玉衡（杨栗山）治刘兆平，年八旬，患瘟病，表里大热，气喷如火，舌黄口燥，谵语发狂，脉洪长滑数。杨用河间双解散治之，大汗不止，举家惊惶。复饮一服，汗止，但本证未退。改制增损双解散，白僵蚕酒炒三钱，全蝉蜕拾二枚，广姜黄七分，防风、薄荷叶、荆芥穗、当归、白芍、黄连、连翘、栀子各一钱，黄芩、桔梗各二钱，石膏六钱，滑石三钱，甘草一钱，酒浸大黄二钱，芒硝二钱。水煎去渣，冲芒硝，入蜜三匙，黄酒半杯，和匀冷服，两剂而痊。因悟：麻黄春夏时不可轻用也。（《寒温条辨》）

[编著者按] 河间双解散见于《宣明论方》卷六，由益元散、防风通圣散各七两组成。每服三钱，加葱白五寸、盐豆豉五十粒、生姜三片，水煎服。治风寒暑湿，饥饱劳役，内外诸邪所伤，或小儿疱疹。方中麻黄、薄荷、荆芥穗、葱白、生姜皆是发散之品，老人卫气虚弱，腠理疏松，因此服之会大汗不止。高龄瘟病虽有表证，此类药物皆当慎用，以防汗液大泄，元气耗散，阴阳离决，精气竭绝，夺人命期。若确需使用，应酌情加入少量参类（如潞党参、人参、西洋参、太子参、北沙参、南沙参、明党参等）或黄芪，以保扶元气。增损双解散由升降散（来源于明代龚廷贤《万病回春》卷二内府仙方之一，并非清代杨栗山所发明）与河间双解散增损而成。方中去掉麻黄、葱白、生姜、白术，增加了黄连、白僵蚕、全蝉蜕、广姜黄，减弱了发表散寒之力，提高了清瘟透邪作用。再配以蜂蜜补气，黄酒活血，成为祛邪扶正之剂。方药与病证相合，故患者服两剂而痊。

（二）桂枝加厚朴杏子汤治愈高龄太阳表虚发热气喘

张存悌治秦氏，女，88岁。中风卧床已5年，吞咽无力，不能进食，靠食管插管维持。2010年9月16日初诊：发热半月，体温38℃上下。先输液治疗7天，烧退，旋又复热，用"双黄连"3天仍发热，气喘，有汗不解，便干如羊矢，精神不振。舌淡胖润，脉浮滑数软。此属太阳表虚证，因兼气喘，予桂枝加厚朴杏子汤：桂枝20g，白芍20g，炙甘草10g，杏仁20g，川朴15g，生姜10片，大枣10枚。3剂。服药后热退未复。

按语：患者为邻居，卧床5年，靠鼻饲喂食，儿子孝顺，精心守侍，得以延寿多年。期间多次发热，先输液治疗，不效则找我用中药，无非麻黄附子细辛汤、桂枝汤之类，三五剂均能获效，儿子因此成为中医"票友"。（《关东火神张存悌医案医话选》）

（三）四逆汤合二陈汤加味治愈高龄阳虚发热

罗铨治马某，男，83岁，1985年2月初诊。患者既往有咳喘史，近十天来发热（体温38℃左右），气喘略咳，咳白痰，精神萎靡，神识模糊，面色黯红，声低息短，不思饮食，四肢厥冷，出冷汗，尿少，下肢水肿。已用西药抗生素、平喘药数日，症状未减。今早二便自遗，家属疑为"中风"。送来急诊。脉浮数无力，舌质黯红，苔黄略腻。西医诊为"肺源性心脏病（简称肺心病）并肺部感染，肺性脑病早期"。中医诊为脾肾阳虚，虚火上浮，痰瘀交阻。拟温阳潜降，佐以化痰活络。处方：川附片30g（开水先煎4小时）、炮姜12g、炙甘草6g、煅牡蛎20g、煅龙骨20g、法半夏15g、陈皮10g、茯苓15g、丹参30g、葶苈子10g、砂仁10g、炙远志10g。

上药2剂，服后精神好转，发热稍退，尿量增多，下肢水肿减轻。原方再服2剂，低热消退，改用陈夏六君汤加干姜、细辛、五味子、紫苏子、款冬花等，治疗1个月余，症状基本消失。（《上海市名中医学术经验集》）

（四）重用补气药治愈高龄发热头痛

陈三农治夏夫人，年已八旬，忧思不已，偶因暑浴，遂患发热、头痛。医者以为伤寒，禁其食而肆行解散。越三日，气高而喘，汗出如洗，昏冒发厥，诊其脉，大而无力。乃为之辨曰："外感发热，手背加甚；内伤发热，手心为甚。外感头痛，常痛不休；内伤头痛，时作时止。今头痛时休，而手背不热，是为虚也。"遂用参、芪各五钱，白术、半夏各三钱，橘红一钱，甘草六钱，一剂减半，后倍参术而痊。（《续名医类案》卷十）

按语：《素问·生气通天论》曰："阳气者，烦劳则张"，高龄人气血衰少，下元不固，劳形伤神，皆可使阳气不固，而现发热、头疼等状如外感之症。治不得法，常致不测。李杲《内外伤辨惑论》言之颇详。以案中以发热部位，头痛的休作，区分外感、内伤，亦简明扼要之法，宜熟玩味。（《中国传统老年医学文献精华（第2版）》）

[评析]

发热，指体温升高，超出正常标准，是临床上常见症状之一。发热的原因较多，归纳起来不外外感、内伤两个方面。外感发热，常因感受六淫之邪及疫疠之气引起。内伤发热，多由饮食劳倦所伤，及情志因素等，导致阴阳失调，气血虚弱，且与脏腑的病变有关。外感者一般多属于实（如感冒、伤寒、温病、瘟疫等，均以发热为主症），内伤者多属于虚（如阴虚发热、阳虚发热，血虚发热，气虚发热等）。由于发热的表现和时间等不同，故有壮热，灼热、微热、发热恶寒、恶热、寒热往来、潮热、日晡发热等。此外，亦有患者体温不高，而出现一些热象，如烦热、内热、头热，五心烦热，手足心热等，也列入发热范畴。

本章所载4个高龄发热病例，前2例为实证发热，后2例为虚证和虚实夹杂证发热。其中瘟病发热表现为表里大热，气喷如火，舌黄口燥，谵语发狂，脉洪长滑数。湿温发热表现为身热半月未退，中脘满闷，上半身阵阵汗出，两耳不聪，面色垢浊，舌白腻厚，脉象迟缓，沉取仍有躁意。阳虚夹痰发热表现为气喘略咳，咳白痰，精神萎靡，神识模糊，面色黯红，声低息短，不思饮食，四肢厥冷，出冷汗，尿少，下肢水肿。气虚发热表现为气高而喘，汗出如洗，昏冒发厥，脉大无力。同是发热，兼症不同，说明病机不同，治疗方法亦各异。前 2 例以祛邪为主，邪祛则正复。瘟病重在清泻实火，虽高龄亦投黄连、大黄、芒硝；湿温重在通利三焦，藿香、佩兰、杏仁、白蔻、薏苡仁在所必用。后 2 例以扶正为先，留人以治病。阳虚发热，虽有痰瘀，仍重用姜附龙牡；气虚发热，状似伤寒，却不投麻桂荆防。以上表明，治疗高龄发热，明辨阴阳表里、虚实寒热，是何等重要。另外，第 3 例在处方中，川附片用量达 30g，法半夏用量达 15g，两者本是"反药"，在这里起到了相反相成、增加药效的作用。

本章所未涉及的还有一些不明原因发热，长期使用中西药不能退热。依据笔者临床体会，其中一部分患者发病前有饮食不节的病史，患病期间临床表现为纳少、腹胀、便秘、午后热甚，舌苔黄腻或如积粉，此属湿热与食积互结、邪伏募原，西医学认为是消化系统的免疫屏障出现了问题，投吴有性达原饮加减有较好效果。

主要参考文献

[1] 张存悌. 关东火神张存悌医案医话选 [M]. 沈阳：辽宁科学技术出版社，2015.

[2] 魏之琇. 续名医类案 (信述堂藏版)[M]. 北京：人民卫生出版社，1982.

[3] 陈可冀，周文泉，李春生. 中国传统老年医学文献精华 [M]. 北京：科学技术文献出版社，2014.

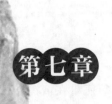

第七章

高龄老人呼吸系统常见疾病

第一节 感冒

（一）宣肺清咽、解表养阴法治愈高龄外感发热

乔仰先治黄某，88岁。素患有冠心病、心肌损害，这次因高热而住院，诊时患者发热38.6℃，咽红，纳食不振，苔薄黄，脉弦细数。证属外邪犯于肺经，治拟标本同治。乔老师先后开了4张处方。从中可窥乔老师标本同治的诊治方法。

处方1：发热时，重在宣肺清咽解表。金银花15g，连翘9g，薄荷5g，板蓝根15g，甘草6g，蝉衣9g，桑叶9g，生薏苡仁30g，炒谷麦芽各15g，炒黄芩5g，枳实5g，荷叶10g。

处方2：发热尚存，但趋下降，此时需顾护阴液。金银花15g，连翘9g，板蓝根20g，生熟薏苡仁各20g，麦冬15g，川石斛12g，荆芥6g，桔梗5g，大贝母10g，干茅、芦根各12g，生甘草6g，枇杷叶9g。

处方3：热退而未净，治拟清热养阴顾及本病。桑叶9g，炒黄芩15g，黄芪15g，党、丹参各15g，麦冬15g，五味子5g，瓜蒌皮15g，生甘草6g，川石斛12g，玉竹15g，天花粉15g，炒谷麦芽各15g。

处方4：热退净，治拟本病为主兼以顾养阴液。党参15g，丹参20g，黄芪20g，麦冬15g，五味子5g，薤白头10g，瓜蒌皮15g，当归15g，生薏苡仁30g，玉竹15g，天花粉15g，炒谷麦芽各15g，红枣15g，枸杞子15g，炒山药15g。

乔师治疗老年病兼有外感患者，如上例患者，身体状况较好而病证急，故暂且祛邪，但待邪势稍降，即标本兼治，但亦有一开始即用标本兼治，古人有"参苏饮"解表固本兼施，乔老师亦从其法化裁也。（《上海市名中医学术经验集》）

（二）和解表里法治愈高龄少阳证

孙允中治许某某，女，81 岁。

初诊：1975 年 5 月 9 日。

主诉：旅途偶感风寒，头痛，咳嗽。抵沈阳后因洗澡受凉，始见发热，经用抗生素和白虎汤合治，病势不减；寒热往来，咳喘痰稠，胃脘饱胀，口苦咽干，呕逆便溏。

诊查：舌质淡红，苔黄白相间，左脉细数，右脉弦数。

辨证：此为太阳表邪未解，转入少阳。

治法：法当和解表里。

处方：柴胡 10g，黄芩 10g，半夏 10g，白人参 10g，生姜 3 片，大枣 5 枚，瓜蒌 15g，桔梗 10g，枳壳 10g，杏仁 15g，桑叶 10g，桑白皮 10g，紫蔻 10g，金银花 15g，甘草 7.5g。

3 剂，水煎服。

二诊：5 月 12 日。热退神清，纳食亦佳，喘咳渐轻，二便如常。仍宗原方加焦槟榔 15g，羚羊角 0.5g（单煎另兑），三剂而安。

按语："有一分恶寒，便有一分表证"，不可妄投清里之剂，实为经验之谈。本案一因年迈体衰，不能鼓邪速出，二因早施白虎，以致邪气留连，转入半表半里，遂用小柴胡汤和解少阳而取效。（《中国现代名中医医案精华（三）》）

（三）表里双解法治愈高龄感冒发热上腹痛

汤承祖治张老太，80 岁。

1983 年 6 月 18 日晨开始发热畏风有汗，上腹痛。大便 4 日未行，用"开塞露"后解出大便少许，呈颗粒状。嗣食西瓜少许及生番茄，全部呕出。腹部软，无明显压痛，偶转矢气，不欲纳食。体温 39℃，脉浮数，苔白腻。畏风发热有汗而热不解，是风邪伤于表卫；纳呆不食，乃湿邪困于中；腹部虽压痛不明显，但偶转矢气，是宿滞未清。取法表里双解，药用防风 10g，苏梗 12g，以散在表之风；炒苍术 18g，制半夏 12g，川厚朴 12g，制附子 12g，高良姜 5g，温阳以化湿运中；炒枳壳 10g，玄明粉 12g，以下行软坚通大便，玄明粉分 2 次用。药 1 剂，煎第 1 次之药液中加入玄明粉 8g，在 2 小时内已解大便，第二药中不再加玄明粉，若大便不解仍加玄明粉 4g。患者第 2 煎服后大便下行 3 次，质溏薄。寒热休止，腹痛定，体温 36.8℃，知饥思食。表里之邪均解，脉濡苔薄腻。湿犹未尽化，改投香砂胃苓 3 剂而愈。（《汤承祖 60 年行医经验谈》）

（四）补中益气汤加减治愈高龄气虚发热

秦伯未治某男，85 岁。

主诉：因游公园回来，微有身热（37.2℃），诊为感冒。用银翘解毒片治疗，经过 4 日不愈，邀我会诊。询知 4 天来除低热外，无形寒头痛、鼻塞流涕等症，但觉肢体懒怠，不愿活动。平日大便偏溏，便时有窘迫感，余均正常。

诊查：舌净，脉象虚细带数。

辨证：为中气不足，由疲劳引起低热，不同于感冒。

论治：补中益气汤加减。

二诊：1 剂，身热即退。

按语：因游公园回来，微有身热（37.2℃），询知 4 天来除低热外，无形寒头痛、鼻塞流涕等症，但觉肢体懒怠，不愿动。平日大便偏溏，便时有窘迫感，余均正常。秦老诊断为中气不足，由疲劳引起低热，不同于感冒。治以甘温除热，补中益气汤加减，1 剂身热即退。（《秦伯未医案》）

（五）高龄外感发热之阴竭阳越而亡案例

李士懋、田淑霄治冯某，女，83 岁。

1993 年 8 月 15 日初诊：昨日下午恶寒发热，体温 39.7℃。曾用阿尼利定及庆大霉素，胸闷，不欲食，有少量黏痰，于当日下午邀诊。脉右弦大而躁，两尺欲绝，阳脉浮大而虚，舌绛少苔。

证属：气分热盛，阴亏阳越。

法宜：滋阴敛阳，清解气热。

方宗：玉女煎法加味。

生石膏15g，知母6g，金银花15g，生地黄15g，白芍15g，山茱萸15g，五味子6g，生龙牡各18g，龟甲18g。2剂，频服。

1997年8月16日下午3点：体温降至36.1℃。至夜间两点时，突然呕吐、肢冷、冷汗烦躁、昏迷、脉微欲绝，诊为急性心梗、心源性休克，抢救而亡。

按语：此例给笔者一重要警示，恶寒发热应属外感，然初起即是阴竭阳越者罕见。《寓意草》曾载一例，喻氏亦仅见。此时虽有表证亦不可散，虽有热证亦不可清，唯予固护正气为务。外感见此种脉象者一定要提高警惕，不可再按一般外感，注射阿尼利定之类，这同样面临中西医用药协调问题。（《中医临证一得集》）

（六）《伤寒论》附子汤加味治疗高龄伤风戴阳证

王孟英治一何叟年近八旬，冬月伤风，有面赤气逆，烦躁不安之象，孟英曰：此喻氏所谓伤风，亦有戴阳证也，不可藐视。以东洋人参、细辛、炙甘草、熟附片、白术、白芍、茯苓、干姜、五味、胡桃肉、细茶、葱白，一剂而瘳。孟英曰：此真阳素扰，痰饮内动，卫阳不固，风邪外入，有根蒂欲拔之虞。误投表散，一汗亡阳。故以真武、四逆诸法，回阳镇饮。以此二语印证前方，可知用法之周到。攘外安内，以为剂也。不可轻试于人，致于操刃之辜，慎之！慎之！（《王孟英医案（第3版）》）

第二节　急慢性支气管炎

（一）苏陈九宝汤加减治疗高龄外感咳嗽

李春生治患者李某某，男，83岁，北京市人。2016年11月21日初诊。

主诉：间断性咳嗽5年，每年天冷时发作，此次发作1周。无发热，喉痒，咳剧时影响睡眠。咯稀白痰，痰量每天少于 10 口。无食欲，腹不胀，大便每日 1 次，头硬后软。腰痛，行动需借助人工金属支架。既往有帕金森病、前列腺癌及腰椎滑脱病史。

检查：形体略瘦，舌质紫少苔，脉象左浮大而缓，右浮紧。心肺（-），双下肢 2 度凹陷性水肿。

中医诊断：外感咳嗽，痰饮。

西医诊断：慢性支气管炎急性发作。

辨证治则：证属外感风寒，内伏痰饮，内外合邪，肺失宣肃，而成咳嗽。治宜散寒止嗽，行气化饮。

处方：苏陈九宝汤加减。

麻黄 3g，桂枝 3g，杏仁 3g，甘草 10g，桑白皮 3g，陈皮 3g，大腹皮 3g，乌梅 3g，麦冬 3g，生姜 3g，焦三仙 15g，前胡 3g。

每日 1 剂，7 剂。水煎，早晚饭后各服 150ml。

2016 年 12 月 6 日，二诊。

服上方 7 剂，咳嗽显著减轻，已无剧烈咳嗽。饮食增加，咳痰较前爽利，痰色黄白，每天十余口。大便如前，尿频，每小时排尿 1 次。舌质红苔白，脉浮大而缓。肺（-），下肢Ⅰ°凹陷性水肿。

处方：照上方加瓜蒌 10g，生石膏 15g，黄精 10g。每日 1 剂，7 剂。煎服法如前。

2016 年 12 月 13 日，三诊。

服上方 7 剂，咳嗽进一步改善，咳痰量减至每日 10 口以下，痰色稀白，大便变软。但口中唾液增多，夜间睡眠发呛。原有眼底黄斑变性，视物不清。尿频如前，两腿发痒。舌质红苔黄，脉革缓。肺（-），下肢水肿（±）。

处方：照上方加茯苓 6g，全蝎 6g，益智仁 6g。每日 1 剂，煎服法同前。

2016 年 12 月 27 日，四诊。

服上方 14 剂，咳嗽一度见好，今天加重。口苦及胃纳改善，但口水仍多。查 CT：左基底节区腔隙灶，部分软化；脑白质慢性缺血性改变。舌质红苔白，脉革缓。下肢Ⅰ°凹陷性水肿。

处方：①汤剂：照上方加菖蒲 6g，每日 1 剂，煎服法同前。

②活血明目片3盒，每服3片，每日3次。

2017年1月10日，五诊。

服上方14剂，咳嗽愈。但仍有咳痰，痰量每天约10口，色浅黄。口水略减，已不发呛。尿频如前。舌质略红苔黄白，脉革缓。两肺呼吸音低，未闻及干湿啰音，下肢Ⅰ°凹陷性水肿。

处方：照上方去麻黄、生石膏、焦三仙，加百药煎3g×1袋。7剂，每日1剂，煎服法同前。

疗效评定外感咳嗽为临床控制。

按语：本例高龄患者虽以外感咳嗽为主症，但病情复杂缠绵，临床采用轻剂缓投，最终取得较好疗效。百药煎乃五倍子同茶叶等经发酵制成的块状物，味酸甘，性平，无毒，归心肺二经，功能润肺化痰，平喘止嗽。主治久咳痰多，肺胀喘咳不休。对于高龄咳嗽，本品是较为适宜的药物。

（二）小青龙汤加附子治愈高龄迁延性咳嗽

张存悌治李某，女，87岁。系沈阳老同学之母，在杭州其另一个女儿家中居住。咳嗽3个月，痰多白黏。先吃各种止咳糖浆，用过好多药，后服当地某老中医中药半月，俱不见效，其方中有黄芩、鱼腥草之类。便干，不易汗，目赤，手足不凉。老同学（在沈阳）询求于我，我与对方电话沟通，症如上诉，想苏杭乃吴门清轻流派发源地，寒痰咳嗽误治在所难免，清肺养阴"一味误投，即能受害"（徐灵胎语），故而迁延3个月不止。

处方：小青龙汤加附子。

炮姜25g，桂枝20g，麻黄10g，白芍10g，炙甘草10g，细辛5g，半夏25g，五味子10g，附子20g，紫菀30g，杏仁20g，茯苓25g，生姜10片。5剂。

服药后即愈。

按：《读医随笔》："风寒久咳……皆小青龙汤证也。"一语道尽天机。我用此多加附子，久咳阳气受损也。吴佩衡先生另有四逆二陈麻辛汤，即四逆汤合二陈汤加麻黄、细辛，用治一切肺部痰饮阴证，如新老咳嗽、哮喘，咳痰清稀，白痰涎沫多者，屡用有效。如果表证明显者，吴氏亦用小青龙汤

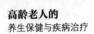

加附子。(《关东火神张存悌医案医话选》)

（三）小青龙汤加附子治愈高龄痰湿外感咳嗽、痰多白黏夹血

张存悌治何某，男，84岁。2013年11月1日初诊：发热5天，体温37.3～39℃，咳嗽，痰多白黏夹血，尿涩（前列腺增生），插着导尿管。精神萎靡，舌淡胖润，脉浮滑尺弱，时有一止。在某医科大学附属医院急诊观察室诊治已5天，经各种检查犹未确诊，疑为肺栓塞，动员家属同意做肺导管检查，拟收入院治疗。患者家属来我处寻求中医诊治。见症如上，辨为高年肾虚，外感未清，痰蕴肺中，当温阳开表，兼以化痰利尿，小青龙汤加附子主之。当时觉得患者虽然病势不轻，但若服药有效，亦可考虑回家专恃中医调养。

处方：小青龙汤加附子。

附子90g，白术30g，茯神30g，炮姜45g，桂枝25g，白芍20g，麻黄10g，细辛10g，生半夏25g，五味子10g，淫羊藿30g，桔梗20g，枳壳10g，炙甘草20g，生姜15g，大枣10枚。5剂。

服药1剂即退烧，遂决定出院，专服中药治疗。按上方再服1周，恢复正常。

按语：患者女儿对我火神派理念十分信服，凡亲友有病均介绍找我。其时一同事的儿子适逢发热，经输液治疗无效，无奈找到她。她一看，觉得跟其父亲病情差不多，干脆就拿她爸的药给同事的儿子喝，3天后，竟也退烧。此非歪打正着，所谓以三阴方治三阴证，虽失不远，关键是方向对头，故能愈病。(《关东火神张存悌医案医话选》)

（四）炙甘草汤加减治疗高龄慢性支气管炎合并感染

李春生治吴某某，女，82岁，中国香港人。2004年11月27日在香港东华东院中医中心初诊。

主诉：间断性咳嗽伴白黄痰20年，夜间及天冷时尤甚，无发热，但畏寒，大便偏干。4月前诊断为阿尔茨海默病，2002年发现胆固醇略高。

检查：舌红，中心有白苔，周边无苔。脉弦迟。肺底部可闻细湿啰音

（背部），心脏听诊未见异常。

中医诊断：痰饮病。

西医诊断：慢性支气管炎合并感染。

辨证治则：心阴亏虚、风寒袭肺，肺中郁热。治以养心阴，清肺热，化饮散寒。

处方：炙甘草汤加减。

生地黄 15g，麦冬 8g，阿胶（烊化）8g，人参 6g，桂枝 6g，火麻仁 5g，炙甘草 10g，桑白皮 10g，黄芩 12g，干姜 5g，五味子 3g，苦杏仁 8g，荆芥 6g，大枣 12g。

3 剂，每日 1 剂，水煎，8 小时服一次。

2004 年 12 月 8 日，二诊。

服上方后，咳嗽咳痰减，脉弦滑，余症同前。12 月 3 日检查胆固醇 8.01mmol/L（>5.2 mmol/L），胸片无异常。

处方：原方加瓜蒌 10g。

5 剂。每日 1 剂，水煎，早晚各服一次。

2004 年 12 月 13 日，三诊。

服上方后，咳嗽显著好转，夜咳为主，咳痰少色黄白质稠，畏寒，夜尿多。

检查：脉缓虚，余同前。BP152/84mmHg，肺部已无细湿啰音（背部），心（-）。

处方：方药同前，进 5 剂。每日 1 剂，水煎，早晚各服一次。

疗效评定为临床控制。

按语：唐代孙思邈《备急千金要方》曾经指出，炙甘草汤治疗痰饮咳嗽有效。此例心阴虚、风寒袭肺患者用之，疗效颇著，说明前贤的治疗经验值得重视。

（五）炙甘草汤加减治疗高龄冠心病、慢性支气管炎 1 例

李春生治患者王某某，女，82 岁，哈尔滨市南岗区人。2017 年 11 月 17 日初诊。

自述这半年来，咳嗽频繁，夜间尤重，遇冷咳甚，影响睡眠，咳痰色黄灰，每天痰量不足 10 口，无发热，食欲好，大便不稀不干，每日 5 次。小便有时失禁。心悸，腰痛，臀部乏力。既往有冠心病，下肢湿疹，骨质疏松，腰椎管狭窄，膝关节炎，肺结核钙化病史及腔隙性脑梗死病史。

检查：身高 152cm，体重 67kg，血压 125/70mmHg，体温 36℃，餐后 2 小时血糖 12.1mmol/L，ECG 示：窦性心律，Ⅰ°房室传导阻滞，多导联 ST-T 改变，舌质红苔薄黄，脉象细滑而促，心肺（-），上腹软，无压痛，肝脾未扪及，下肢凹陷性水肿（±）。

诊断：慢性支气管炎；冠心病，慢性冠状动脉供血不足，Ⅰ°房室传导阻滞；单纯性肥胖，2 型糖尿病。

辨证治则：证属心脏气阴两虚，血络瘀滞，复感风寒，肺气不宣，痰热内蕴。治宜益气阴，通血脉，清痰热，散寒止嗽。

处方：炙甘草汤加减。

生地黄 12g，丹参 10g，麦冬 8g，阿胶（烊化）8g，桂枝 6g，党参 10g，酸枣仁 12g，炙甘草 8g，破故纸 6g，炙百部 8g，干姜 5g，五味子 3g，细辛 2g，生姜 5g，大枣 12g，黄酒 20ml 入煎。

28 剂，每日 1 剂，水煎 400ml，早晚各服 200ml。

2017 年 12 月 21 日，二诊。

服上方 28 剂，咳嗽显著减轻，夜间偶有咳嗽，睡眠改善，咳痰变为灰白，痰黏量少，但早晨咳呛，大便由每天 5 次减至 3 次，质软。早晨两腹股沟处有疼痛。

检查：体重 65kg，血压 140/75mmHg，体温 35.4℃，餐后 2.5 小时血糖 5.7mmol/L，ECG 同初诊，舌质紫苔薄黄，脉缓滑，心率 61 次 /min，1 分钟可有 2 次停顿，心肺（-），下肢Ⅱ°凹陷性水肿。

照上方去干姜、五味子，加炙紫菀 10g，僵蚕 10g，地龙 10g。

21 剂，每日 1 剂，煎服法同上。

2018 年 1 月 18 日，三诊。

服上方 21 剂，咳嗽基本消失，每天咳痰 3 ~ 5 口。痰色灰白，口腔发黏，无胸闷。今晨发现右上肢发热如过电状，右下腹和左下腹疼痛隐痛，大便正常。检查：餐后 1.5 小时血糖 8.2mmol/L，舌质红苔黄脉缓滑，心肺肝脾（-），心电图无变化，右腹股沟区有压痛，下肢Ⅱ°凹陷性水肿，乃改治他病。

疗效评定：慢性支气管炎为临床控制。

按语：高龄患者痼疾甚多，在治新病时，有时也要关照痼疾，疗效才较为满意。此例患者心肺同病，又有糖尿病和肥胖存在。治疗既要考虑气阴之虚，又要注意感寒郁热、肺气不宣之实。乃予孙思邈之炙甘草汤加减治疗咳嗽之法，获得显著疗效。说明汲取古人的治疗经验，对提高中医临床水平大有裨益。

（六）《金匮要略》皂荚丸治疗溢饮胶痰

曹颖甫治郑左，住上海方浜路口，年八十二岁。湿痰之体，咳嗽，四肢浮肿，病情属溢饮，原当发汗利小便。但以浊痰阻于胸膈，咳而上气，但坐不眠，痰甚浓厚。病急则治其标，法当先用皂荚丸下胸膈之痰，俾大小便畅行，得以安睡，方是转机。今按两脉结代，结代之脉，仲景原以为难治。药有小效，方议正治。

土皂荚去黑皮、去子、去弦、酥炙，研细蜜丸，如桐子大。每服三丸，日三服，以黑枣二十枚浓煎，去渣，送丸。

拙巢注：病家将此方询诸他医，医以剂峻，劝勿服。其后究竟如何，不可得而知矣。

曹颖甫曰：皂荚丸之功用，能治胶痰，而不能去湿痰。良由皂荚能去积年之油垢，而不能除水气也。然痰饮至于嗽喘不已，中脘必有凝固之痰，故有时亦得取效。惟皂荚灰之作用，乃由长女昭华发明。彼自病痰饮，常呕浓厚之痰，因自制而服之。二十年痰饮竟得（割）除病根。予服之而效。曹殿光适自芜湖来诊，病情略同，故亦用之而效也。

按语：《金匮要略》本方云："皂荚八两，刮去皮用，酥炙。右一味，末之，蜜丸，桐子大，以枣膏和汤，服三丸，日三，夜一服。"刮去皮用者，刮去其外皮之黑衣也。酥炙者，用微火炙之，使略呈焦黄即得，勿成黑炭也。服三丸者，每服三丸也。日三夜一服者，日中三服，夜间一服，竟日共四服，计十二丸也。故或云本药荡涤刺激之力甚大，一日用量不得过梧子大三丸者，非也。枣膏和汤者，言预用枣肉煎熬成膏，及应用时，取膏加热水，使混和成汤，送本丸也。尤氏云：饮以枣膏，安其本也。此说甚是。伸言之，即恐皂荚入胃，非但去浊痰，并将殃及胃中宝贵之津液，故必用枣膏以固护之，此吾友吴凝轩之说也。吾师代枣膏以砂糖，无非取其便捷，然其保津之功，恐不及枣膏远甚。顾二者皆属甘味，与甘草之安肠生津，饴糖之建中定痛，有异曲同工之妙。

综计以上本汤四案，第一案邢太安人先一日四服，共进如梧子大者十二丸，次一日共进如绿豆大者三十六丸。今案凡蜜丸如梧子大之丸药，每钱约得十余丸，则如梧子大十二丸者，量仅钱许耳。第二案曹殿用皂荚四两者，乃其八日间之总量也。即先一日服皂荚末一两，次日改服射干麻黄汤一剂，以后第三、第五、第七日同第一日，第四、第六、第八日同第二日。按每日服末一两，较第一案之钱许量已大增，但此为皂荚焦黑之灰，彼为同品炙黄之质。黑者力微，黄者力巨，故其量为反比，而二者病情又有重轻之分，故量虽迥异，并非矛盾。第三案吾师自以皂荚大者四枚炙末，盛之得一小半碗。余尝试择大皂荚一枚，不去皮弦与子，衡之，得新秤一两许。又取大者二枚，炙之使焦，研之为末，衡之，得六钱许。是四枚末约为一两二钱许，与第二案所称之两许，亦尚相合。第四案如古法，与第一案同。按本药究属峻品，无经验之医生初次试用，宁自每服五分递加，较为妥当。

又按用皂荚无非取其荡涤胶痰，而其能荡涤胶痰者，盖即赖其中含有石碱素。西医谓驱痰剂西药如西尼加根，中药如远志、桔梗、皂荚，中皆含有石碱素，所谓刺激性驱痰剂是也。故用牙皂之荚，可以代西尼加根云云。中西学说相通，信哉。

曹颖甫曰：除痰之药以有碱性者为长，故咳痰不出者，用桔梗甘草汤，无不克日取效，以桔梗含有碱性故也。痰粘胸膈而不出，则用有碱性之桔梗以出之，所谓在高者引而越之也。胶痰在中脘，则用有碱性之皂荚以下之，所谓在下者引而竭之也。凡用药有彻上彻下之异，可因此而观其通矣。(《经方实验录》)

（七）痰嗽气逆类孤阳上越之案

王孟英曰：《寓意草》谓伤风亦有戴阳证，此为高年而言，然有似是而非者。黄鼎如令堂，年登大耋，季冬感冒，痰嗽气逆，额汗颧红，胸痞不饥，神情躁扰。孟英诊脉，左弦疾而促，右滑数而溢，苔色满布。系冬温挟痰阻肺，治节不伸，肝阳鼓舞直升。罗谦甫有治痰火类孤阳之案，颇相似也。以小陷胸汤加薤白、旋覆、赭石、花粉、海蛇、凫茈、竹沥为大剂投之，痰活便通，数日而瘥。（《王孟英医案（第3版）》）

（八）补中益气汤加味治疗高龄痰饮内停咳喘痰涌

李士懋、田淑霄治汪某，男，82岁。2002年7月26日初诊：咳喘痰涌半年，胸闷气短，难于平卧，心痞满，畏风自汗，头晕目花，鼻塞不通，耳鸣寐差。脉沉滑而濡，舌嫩黯，苔白滑。

证属：脾肺两虚，痰饮内停。法宜：补土生金，化痰蠲饮。

方宗：补中益气汤加味。

生黄芪15g，党参15g，白术12g，茯苓15g，陈皮9g，柴胡9g，升麻6g，半夏12g，防风7g，制南星9g，干姜5g。

2002年9月24日：上方加减，共服56剂，诸症皆瘥，精力增，每日坚持散步二三里，脉缓滑。

按语：脾肺两虚，痰浊内生，虚则补其母，坚持培土生金，以补中益气合二陈汤，脾肺渐充。脾肺气虚，肌表不固，而畏风自汗，芪、术、防风，寓玉屏风意。耳鸣、鼻塞、目花，皆中气不足、九窍不利，益气升清，诸窍渐聪。这充分体现了中医的整体观。

2008年1月11日《中国中医药报》刊登的《重视三位一体的辨治模式》一文中，载周福生曾治"一德籍华人，他的日程表排满了与医生的约会：星期一，口腔科看牙本质过敏；星期二，皮肤科看斑秃；星期三，五官科看耳鸣、重听；星期四，骨科看腰痛；星期五，泌尿科看五更泄泻。药没少用，病情却始终不见改观。后来华找中医看，认为一本六支，其本为肾阳虚，治疗一段时间，各证基本痊愈"。由此可见中医理论体系的优势。张伯礼院士曾云，中医的优势，在于理论的优势，诚是。（《中医临证一得集》）

（九）真武汤加减治疗高龄脾肾两虚久咳喘痰鸣

李士懋、田淑霄治王某，男，82岁。

2002年1月11日初诊：久咳喘痰鸣，气短胸闷不能平卧，卧则气憋，呼吸困难，畏寒肢冷，食少腹满，懈怠无力，但欲寐，下肢肿，食少便溏。脉沉滑无力，舌淡黯，苔黏厚，唇紫黯，面黯。

证属：阳虚饮泛。法宜：温阳化饮。方宗：真武汤。

炮附子18g，干姜8g，茯苓15g，白术12g，细辛6g，半夏12g，五味子6g，葶苈子12g，红参12g，桃仁、红花各12g。

2002年1月31日：上方共服18剂，诸症转缓，已可平卧，肿消。配细散长期服。

红参60g，鹿茸40g，蛤蚧42g，破故纸50g，肉桂40g，炮附子60g，硫黄20g，紫石英60g，干姜50g，沉香30g，巴戟天60g，淫羊藿50g，益智仁40g，山茱萸60g，茯苓90g，白术60g，橘红50g，半夏60g，川贝60g，葶苈子60g，白芥子40g，石菖蒲30g，紫菀50g，款冬花50g，制南星40g。

1料，共研细散，每服1匙，日2服。

按语：脉沉而无力且舌淡、畏寒肢冷、但欲寐，一派阴寒之象。脉滑者，阳虚水泛为痰而滑，故本案属阳虚饮泛；虽年迈、久病、症重，但辨之不难，治当缓图。

阳虚水泛，脾虚生痰，痰饮壅塞于肺，翕阖之机不利，故咳喘痰壅不能卧，健脾温阳化饮乃正治之法。配细散长期服以固本。（《中医临证一得集》）

（十）温阳活血、泻肺化痰法治愈慢性支气管炎急性发作

周仲英治孙某，女，82岁。

慢性支气管炎（简称慢支）20余年，经常咳嗽，咯吐黏痰，近3年来发作频繁，秋冬季节尤甚。旬前因慢支急性发作，发热、咳嗽，气急住院。经抗感染、化痰、止咳治疗，身热已退，但咳嗽，喘促气急，不能平卧，咯吐泡沫痰，口唇紫黯，手足欠温，下肢水肿；小便量少，嗜睡，神识昏蒙。苔黄腻，质紫黯，脉沉细。入院诊断为"肺心病、心力衰竭"。高年之人，咳

喘宿疾，痰浊久蕴，病及心肾。先予温阳活血，泻肺化痰为法。

处方：制附片8g，淡干姜3g，桂枝10g，潞党参12g，苏子10g，葶苈子15g，桑白皮10g，泽兰、泻各15g，猪、茯苓各15g，法半夏10g，胆南星6g，桔梗4g，石菖蒲10g，丹参15g，桃仁10g，红花10g，苏木10g。

二诊：药后咳嗽气急显减，神志转清，能平卧，下肢仍肿，苔腻稍化。原方加生黄芪20g。

三诊：病情明显改善，精神好转，能进食，口唇转红，气急不著，咳嗽时作，咳痰质黏，下肢水肿减轻。苔薄腻，质黯红，脉沉细。原方再进，以求巩固。

四诊：已出院回家，气喘不著，时有咳嗽，咳痰，食纳尚可，二便正常，苔薄腻，脉沉细。治予补益气阴，化痰和络，调养巩固。

处方：潞党参12g，南北沙参各10g，大麦冬10g，桑白皮10g，炒苏子10g，泽兰、泻各10g，茯苓10g，法半夏10g，陈皮6g，丹参10g，桃杏仁各10g，红花10g。

按语：本例患者高年之体，喘咳日久，外加新感引发，病情重笃，辨证属肺心同病，阳虚水泛，饮停络瘀。治疗以温阳泻肺，化痰利水，活血行气。迅获显效，再行调治十数日，病情转危为安，充分显示出中医药在急重病症中的作用与独特疗效。（《周仲英医论选》）

（十一）养阴化湿汤治愈高龄喘证

赵桐治陈某某，83岁。抗战中从事地下工作时为倭所执，久处地牢，遍受毒刑，坚强不屈，终得幸免。解放入城，继聘少艾，六十四岁犹生一子。然老年龙钟，日甚一日。"文革"中又受严重冲击，以致枯瘦如柴，咳嗽痰喘。梦中高喊惊人。大便三日一次，而且干极难下。腹胀高起，气短难续，每天大小便后及脱衣时殆不能支。见食生厌。舌厚腻，黑润如墨。脉滑数无力。

按：备受毒刑，久处地牢，脏腑肢体皆受重伤，得以仅存者，先天之旺也。入城后继聘少艾，枯杨生稊，固属美谈，而燕妮之频，欲必竭精；肥甘之餍，积而化浊；又况早被刑伤，又遭逆折者乎。

身体枯瘦者，饮食不为肌肤也；咳嗽痰喘者，津液化为浊湿也。梦中高喊者，气机阻隔而强通也。大便三日一次者，津不化则不濡，气不足则不运。且肾虚不足，为二阴之主也。腹大高满者，湿浊壅塞，大气不转也。其断难续者，湿浊障阻，肾虚不纳也。二便后或脱衣时气不能支者，大便中气陷，小溲肾气泄，劳则肺气伤也。舌黑如墨，证湿之蕴。滑为气壅，且又为痰。滑本阳，数为热，而无力则湿而虚热，痰喘之疾也。总为湿热壅遏气机，气虚不能健运，初为因伤致弱，弱而更不健，不健运则益弱矣。此不宜先补其弱，补之则益壅。首当涤其浊，浊清则气畅。气畅不足，然后补之，庶乎得之矣。

石斛三钱，禹余粮四钱，薏米一两，茵陈三钱，石菖蒲六钱，佩兰三钱。

方义：虚蕴湿热，久病阴伤，燥湿则生热，利湿又伤阴，滋阴则助湿，苦寒又伤胃，事难两可。方必兼用，此非巧不可已矣。

石斛生水中，石抱水以灌斛，斛因石以引水，得金水之精华，若肺肾之相通也。生于五月，在天为阳中之阴（夏至阴生），花红于秋，在人为阴中之阳（秋为阴，红为阳），有若坎离之相交也。皮黄肉白，温而和平，皮黄入土，肉白属金，甘淡通脾，味入肾脏，温可通肝，咀腻粘齿，清燥不伤胃，补阴不助湿者也。

禹余粮，水中之石，中含水液，干久渗粉，黄腻甘寒，补土不燥阴，去火不伤阳，能渗湿而更润燥之神品也。

薏苡仁生于平泽，得水土之精；结实于夏，得湿土之气；成于末秋，更毓金水之灵。白补金，金能燥。甘补土，补而不壅。淡渗湿，寒去火，具清燥润补之能者也。

茵陈冬生白绒，秉冬令寒水之气。春初出青苗，具阳春先发之机。叶起白霜，如金似水，苦燥湿，寒祛热，木质金用，除湿热之上品也。

菖蒲生水底碎石，不藉土气，得金水至阴之性者也。芳香清烈，横行四达，辛散香通，是至阴之质，发至阳之光，借至阳之光，益畅至阴之用。滋金水而不助湿，去湿浊而不伤阴之上品也。

佩兰，即《离骚》纫秋兰以为佩得名也。叶如麦冬，经冬不凋。冬初发蕊，仲春始放，畏寒畏热，最喜和风，土宜常湿，大忌沮洳，尤宜荤腥水灌之。种地宜西南障北，右宜近林，左宜近野（《艺兰》）。不凋似坚金，冬花类纯阳。而畏寒畏热者，盖以叶长而柔，且无毛齿，金非坚金也。初冬花发，仲春始开，阳非纯阳也。喜熏风之温暖，恶春雪之严寒，怕洳忌燥，其味辛性平者，胥此意也。而香气凌人，芳香化浊，辛平敷布，散浊除陈，其饱饫荤腥之浊，滋化清洁之芳，以其清洁之芳而化人肥甘之浊陈者也。《内经》用治肥美所发口甘之脾瘅，殊为了然。近人以孩儿菊、醒头草，北方名银条菜者充之，显悖经旨矣。

总上药而合之，则上所谓不能两可者而可矣。名之巧用养阴化湿汤，不为过也。

二诊，上方服六剂，苔脱色变，腻薄黑退。脉滑缓弱。惟大小便后气仍不续，拟重去湿而稍补之。

石菖蒲四钱，禹余粮三钱，石斛三钱，佩兰叶四钱，川黄柏钱半，建泽泻钱半，云茯苓三钱，沉香一钱，冬虫夏草一钱，蛤蚧五分炙。

按，薏米不当去。

方义：禹余粮石斛清润去湿，佩兰菖蒲芳香化浊，川柏燥去湿、寒胜热、苦坚肾阴，茯苓淡渗湿、甘补脾、强肺通尿，泽泻利水使湿有去路。恶其泻肾，沉香纳之，虫草、蛤蚧补之，且三味大补肺肾，为虚嗽痰喘之妙药。寥寥数味，泻不伤肾，补不壅肺，去湿不助燥，清润更胜湿，化裁之妙，当细审也。

三诊，服上方十剂，舌腻去，黑未尽，大便濡，梦呓少，腹大已减，便后已无气短现象。惟夜半阵咳痰多未止。脉缓弱。

石菖蒲四钱，禹余粮三钱，金石斛三钱，佩兰叶四钱，川柏钱半，泽泻钱半，云茯苓三钱，生龙骨三钱，生牡蛎三钱，冬虫夏草二钱，蛤蚧一钱。

牡蛎龙骨详见《本草经述义》。

四诊，服前方十剂，食增且甘，不似前之见物生厌。大便正常，梦呓去，舌黑仍少有未尽。痰多未减。缓弱且滑。

分析：食增且甘，湿浊已化也。大便正常，津液已濡也。梦大喊去，气机已畅也。腹大满消，大气已转也。便后气续，肾气已纳也。诸症减轻，似当霍。而痰仍多，舌黑未尽，则以日饮牛奶，恣其肥甘。旧浊去，薪湿又停，老弱之体仍难敷布。缓弱且滑，虚有痰湿之本脉，法当本原旨加二妙去湿，倍卜子豁痰。

石菖蒲四钱，禹余粮四钱，金石斛三钱，佩兰叶四钱，川黄柏三钱，建泽泻钱半，云茯苓三钱，生龙骨三钱，生牡蛎三钱，冬虫夏草二钱，蛤蚧一钱，苍术三钱，莱菔子三钱。

莱菔子利气豁痰，苍术强脾消饮，川柏祛湿制热，且制术燥。前之所避而今用之者，以有力胜之耳。

五诊，上方服十剂，逐日好转，偶感时令，咳痰甚多，以老弱之身，旧病新痊不敢大事清解。仍用蛤蚧、冬虫夏草强肺肾，菖、粮、兰、斛化湿浊，加葛银、连翘解表，用桃仁活血，杏仁开降肺气，沙参清润豁痰，卜子大力消痰涎者也。

蛤蚧五分，冬虫夏草二钱，菖蒲三钱，石斛三钱，禹余粮三钱，佩兰二钱，葛根三钱，金银花三钱，桃仁三钱，杏仁钱半，卜子三钱，连翘三钱。

六诊，上方六剂，咳轻，滑数稍缓。去解表活血品，重去痰涎。

蛤蚧一钱，冬虫夏草二钱，禹余粮四钱，石斛三钱，菖蒲四钱，卜子四钱，杏仁三钱，兜铃三钱，牛蒡三钱，枇杷叶三钱。

七诊，咳轻，滑数减，舌仍现少些黑润，仍属牛奶肥甘之蕴。继服前方巩固。

此翁迄今三载，依然健在。从前冬季难支，今过两冬无事，且未服药，真先天之过盛者也。（《赵仲琴诊籍四种》）

（十二）北瓜膏治愈高龄咳喘

周贤良治杨某，男，86岁。

初诊：1990年11月17日。

主诉及病史：多年咳喘。患者逢冬咳嗽气急数10年，咳痰黏白。每病须服数服中药即可制，惟不能根治。近年宿恙发作频繁，咳喘不能平卧，痰黏白难咯。

诊查：舌苔白腻，脉濡滑。X线摄片报告：慢性支气管炎、肺气肿。

辨证：脾肾两虚为其本，痰湿内搏为其标。

治法：仿姑苏北瓜膏方意。

处方：北瓜一大只，云茯苓 100g，姜半夏 100g，杏仁 100g，化橘红 80g，炙甘草 50g，炙苏子 100g，莱菔子 100g，白芥子 100g，焦白术 100g，陈皮 60g，白前 80g，桔梗 60g，仙灵脾 150g，补骨脂 150g，胡桃肉 150g，炒党参 150g，钟乳石 200g，蜂蜜 1 000g，冰糖 1 000g。

煎法：将上药浸 1 天后，煎 3 次过滤澄清去渣，药汁浓缩后加入蜂蜜、冰糖收膏。

1990 年冬季随访，咳喘基本痊愈，偶有小发，遂嘱原方再配枣料，熬汁收膏。1991 年冬季未再发作。

按语：周老对高年体虚之辈，喜用膏方调治。本例高年痰嗽，本虚标实，周老以三子养亲合二陈化痰定喘以治其标，六君子合人参胡桃汤健脾益肾以固其本，更以消痰定喘见长的北瓜为主，收膏长服，而获良效，介绍多人，均有卓验。（《上海市名中医学术经验集》）

第三节　支气管哮喘

中西医结合治愈高龄哮喘持续状态

姜良铎治刘某，男，80 岁。

2006 年 7 月 24 日初诊：患者因哮喘重度发作由急诊室收入病房。患者反复哮喘发作 2 年，起于 2 年前胆结石摘除术后。2 年来哮喘经常突然发作。此次无明显诱因突然发作，在急诊室使用抗生素、激素、平喘药及吸氧等，抢救治疗 24 小时，哮喘无缓解，紧急收入院。入院后喘息不能平卧，不能说话，喉中痰鸣，哮喘声大如轰鸣（不必使用听诊器即可听见），咳嗽，痰黄量多。面色潮红，胸胁胀闷，腹部胀满，纳差，大便秘结。舌红，苔黄厚腻，脉滑数。查体：双肺满布痰鸣音，心率 130 次/min。入院后予抗炎、持续泵入氨茶碱，使用甲泼尼龙（甲强龙）每日达 320mg，治疗 3 日哮喘仍呈持续状态，病情危重。

2006 年 7 月 24 日请会诊，患者胃食管反流相关性哮喘明确，持续哮喘，机体缺氧，心力衰竭存在，予持续硝酸甘油泵入扩张血管以纠正心力衰竭，减少氨茶碱用量。

生石决明^{（先煎）}30g，珍珠母^{（先煎）}30g，羚羊角^{（分冲）}0.6g，代赭石^{（先煎）}30g，旋覆花^{（包）}12g，醋柴胡 12g，香附 12g，郁金 12g，川楝子 12g，全蝎 6g，法半夏 12g，竹茹 12g，熟大黄 6g，炙麻黄 6g，桑白皮 12g。7 剂，水煎服。

2 剂后气喘痰鸣声音明显减轻，已能平卧和说话，大便已解，仍喘息气粗，夜间喘息重，咳嗽，痰黄稠，量多，胸闷，胁腹胀满，心烦不安，面赤，口苦，纳差。舌红，苔黄厚腻，脉滑数。查体：双肺仍散在哮鸣和痰鸣音，心率 100 次 /min。减少激素用量，继续服用上方 5 剂。

2006 年 7 月 30 日：患者喘息哮鸣基本消失，胸闷、胁腹胀满减轻，仍咳嗽，咯白痰量多，面赤口苦。舌红，苔厚腻微黄，脉滑数。查体：双肺偶及哮鸣音，无痰鸣音，心率 90 次 /min。患者说话自如，精神好转。

生石决明^{（先煎）}30g，羚羊角^{（分冲）}0.6g，代赭石^{（先煎）}30g，旋覆花^{（包）}12g，醋柴胡 12g，香附 12g，郁金 12g，川楝子 12g，法半夏 12g，竹茹 12g，熟大黄 6g，桑白皮 12g，苏子 12g，海蛤壳^{（先煎）}30g。7 剂，水煎服。

停用硝酸甘油，减少氨茶碱用量。

2006 年 8 月 7 日：哮喘好转，仍咳嗽，咯白痰量多，腹稍胀，时有嗳气，口苦，时有夜间心烦。舌黯，苔白厚腻，脉滑。查体：双肺呼吸音粗，无哮鸣音。

党参 10g，白术 15g，茯苓 15g，泽泻 15g，生龙牡各^{（先煎）}30g，绿萼梅 10g，檀香 6g，法半夏 12g，苏子梗各 12g，枳实 10g，厚朴 10g，紫菀 15g，款冬花 12g。7 剂，水煎服。

7 剂后患者无哮喘发作，咳嗽白痰大减，无腹胀、嗳气、口苦，舌黯苔白，夜间心烦减轻，患者好转出院，要求带上方继服。中药间断服用，门诊随诊半年，哮喘未发。（《姜良铎医案选》）

[编著者按] 哮喘持续状态是危及生命的疾病，编著者亦曾经遇到。中药采用平喘化痰降气之法常不能控制病情，方中加入平肝解郁之品，有助于

哮喘持续状态之缓解。姜良铎教授首诊即使用平肝解郁剂，说明治疗此病已积累了丰富经验。

第四节　肺炎、肺部感染

（一）高龄难治性肺炎中西医结合治疗获效

李春生治王某，男，85岁，干部。1992年8月19日初诊。

患者原有慢性支气管炎、肺气肿30余年。1991年11月13日无明显诱因咳嗽，咯白色黏液痰量多，不发热，伴气喘。同年11月15日，入住中国人民解放军总医院病房。既往史：在国内革命战争和抗日战争中曾负重伤7次，做过胆囊切除和部分胃肠切除术，并有膀胱癌手术及前列腺切除术史。有吸烟嗜好，已戒烟。

入院诊断：慢性支气管炎急性发作，支气管肺炎，慢性阻塞性肺气肿，肺心病，肺功能不全；冠心病，稳定型心绞痛，阵发性室上性心动过速；肠易激综合征。

入院后，由于在慢性支气管炎急性感染基础上，出现呼吸衰竭，并涉及心、脑、肾、胃肠等功能受损，机体处于老年多器官衰竭（MOFE）边缘。精神恍惚，呼吸浅快，二氧化碳潴留，心律失常，少尿，胸腔积液。遂于1991年12月11日行气管切开，呼吸机辅助呼吸，同时给予新型强力广谱抗生素，如复方亚硫霉素、头孢他啶、环丙沙星等，以控制肺部感染。加强吸痰，纠正心律失常及心功能不全，保护肾功能，纠正逐渐加重的贫血，治疗肠道功能紊乱的菌群失调，积极进行营养支持，纠正低蛋白血症。中药由祝谌予、时振声、赵绍琴等医师负责，采用补中益气汤，生脉散，参附汤合五皮饮加车前子、牛膝，防己、茯苓，小柴胡汤合玉屏风散去黄芪加藿香、白芷，玉屏风散加枇杷叶、紫苏叶、前胡、贝母、远志、冬瓜皮等，以扶正祛邪为主，使病情逐渐好转。

1992年8月12日，医院对患者做气管瘘管修补术。术后因排痰不利，导致肺部再次感染，影响心、肾、脑等重要脏器，出现少尿，全身水肿，心房纤颤，精神很差，痰黄不易咯出。X线胸片示：两侧肺炎加重并出现胸腔积液。血常规检查示：白细胞 13.9×10^9/L，中性粒细胞占 90%。虽然多种广谱强力抗生素及利尿剂治疗，病情未见好转。院内外专家会诊，一致认为需尽快再次做气管切开，以利排痰及应用呼吸机，更好地发挥抗菌药物的作用，遏制病情进一步恶化。虽经专家详细讲述再次气管切开的必要性和紧迫性，但是患者不同意再次气管切开。鉴于当时病情危重，经国家中医药管理局推荐，委派笔者（时任中国中医科学院西苑医院呼吸科副主任）承担患者的中医药治疗任务。

1992 年 8 月 19 日下午 2 时 40 分，初诊。

患者自述咳嗽痰多，痰色白而黏。午后低热，微恶寒，自汗出。全身疲乏，口干，有时足冷。胃纳尚可，无腹痛，有时腹胀，大便溏。胸部 X 线片示：双肺透亮度减低，有许多斑片状片影。痰培养为铜绿假单胞菌、草绿色链球菌生长。

体检：面部水肿，色黄不泽，语音低怯，不能接续，舌绛无苔，脉濡而促，参伍不调。

辨证治则：证属气阴两虚，肺中余热留恋，脾气不足，痰浊不化。治宜益气养阴，清肺化痰为主。

处方：

（1）汤剂：仿《医学统旨》清金化痰汤意化裁。

黄精 12g，黄芩 12g，瓜蒌仁 10g，川贝 12g，炙桑白皮 10g，桔梗 10g，麦冬 10g，陈皮 10g，茯苓 12g，栀子 8g，防风 10g，炙甘草 8g。

2 剂。每剂用水浓煎 200ml，分 3 次服，每 8 小时服 1 次。

（2）中成药：片仔癀，每服 0.6g，8 小时服 1 次。

1992 年 8 月 21 日上午 10 时 10 分，二诊。

患者病情相对平稳，咳嗽略减，排痰量每天约 40 余口，易咯出，痰变黄。体温由 37.1℃降至 36.6~36.9℃。午后仍有微热，出汗量减少。精神状况改善，食欲增进。但有腹胀，大便一日 6 次，排便量不多，质溏。四肢仍然水肿。胸片示，斑片状阴影明显减少，炎症明显吸收好转，肋膈角消失。

体检：舌质红，苔略黄，脉微浮，参伍不调，右寸脉弱，右关脉略滑，余同前。证属气阴两虚，痰浊略化，肺气不降。治宜益气养阴，清肺化痰为主，理气之品佐之。

处方：照上方去瓜蒌仁，加炒莱菔子 8g。3 剂，为两天的用量。每剂水浓煎 200ml，分 3 次服，8 小时服药 1 次。片仔癀如前用量、用法，继续使用。

1992 年 8 月 24 日上午 9 时 50 分，三诊。

患者精神好转，体温降至 36.7℃以下，语音较前清亮。昨天咯血两口，食欲尚好，大便呈稀水样，有不消化物，一日 7 次，排便量 935g。经追踪确定，大便呈稀水样系由于注射哌拉西林钠（氧哌嗪青霉素）副反应所致。舌质略红少苔，脉左弦细，右寸虚大，右关脉弱，一息 4 ~ 5 至，参伍不调。

辨证治则：气阴两虚，脾阳亦弱。目前脾胃症状突出，治宜益气健脾止泻为主。

处方：参苓白术散加味。

西洋参（另包先煎兑入）10g，炒白术 10g，白茯苓 10g，炒扁豆 12g，陈皮 10g，炒山药 15g，炙甘草 6g，莲米 15g，砂仁 6g，炒薏苡仁 10g，桔梗 10g，炮姜炭 4g，红枣 5 枚。2 剂，为两天的用量。

煎法：西洋参加水 100ml，煎至 30ml。其余诸药共煎，滤液为 180ml，兑入西洋参液。服法：每服 70ml，一日 3 次。

停服片仔癀。

1992 年 8 月 26 日下午 5 时 42 分，四诊。

患者精神状态较前好转，大便减为今日 3 次，排便量 310g，呈糊状。午后仍有微热，口干，下肢水肿减轻。舌质略紫少苔，脉细而缓，微见滑象，两寸脉稍显有力。此属气阴两虚，脾脏运化未复，余邪未尽。治守前法，益气养阴，健脾和中，兼清余邪。

处方：照 8 月 24 日方加防风 10g。2 剂，为两天的用量，煎服法同前。

1992 年 8 月 29 日上午 11 时 25 分，五诊。

患者于昨天下午接见日本前首相田中角荣。日本前首相离去之后，自觉疲乏，咳嗽痰多，气短，但午后未发热。胃纳不香，排大便两次，质软，排便量 510g。舌质略紫少苔，脉象弦细而滑，右脉缓大无力，脉律较整齐。证属气阴两虚，脾阳亦弱，余邪留恋，治疗仍守前法。

处方：汤剂照上方继续服 2 剂，每日 1 剂。片仔癀 0.3g（装胶囊），一日 3 次，每 8 小时服 1 次，连服两天。

1992 年 8 月 31 日上午 10 时，六诊。

患者目前正在入睡。经了解，食欲好，呼吸平稳，痰色清，痰量较既往减少约一半。水肿未加重。昨日排软大便 6 次，排便量 330g。口唇略显青紫，脉象弦细略数，微见参伍不调，右寸关略滑。病情平稳，仍有余邪留恋，治守前方。

处方：照上方加炙桑白皮 10g。2 剂，每日 1 剂。片仔癀 0.3g（装胶囊），每 6 小时服 1 次，连服两天。

疗效评定为临床控制。

按语：本病为高龄肺炎，正气欲脱，邪热夹痰胶着不去。初诊病情危重，治疗颇为棘手，治疗获效的确有总结之必要。编著者将治疗过程分为两个阶段：

自 1992 年 8 月 19 日至 8 月 23 日为第一阶段。这一阶段的重点是控制肺炎。采用《医学统旨》清金化痰汤加减内服，同时使用中成药片仔癀以增强清肺化痰解毒之力量。方中黄精具有补益脾肾、止咳化痰、宁心安神的作用，其消炎抗霉菌之力也很强，用之为君药，并与芩、蒌、贝、桑配伍，能收到很好的扶正祛邪效果。

自 1992 年 8 月 24 日至 8 月 31 日为第二阶段。这一阶段的重点是治疗腹泻，并巩固对肺炎的疗效。采用方剂为参苓白术散加减，可起到培土生金的效果。由于肺脏余邪留恋，故一直配合内服片仔癀。片仔癀由麝香、牛黄、蛇胆、三七等组成，是一种疗效显著、副反应少的纯中药制剂，它与汤药配合，共奏扶正祛邪之功。

在整体抢救患者肺炎的过程中，中西医相互配合，纠正水电解质紊乱，营养支持，实施辅助呼吸等手段，都起到至关重要的作用。所以患者能转危为安，体现了中西医结合的强大生命力。

（二）《医学统旨》清金化痰汤加味治愈高龄肺炎 2 例

［例 1］

李春生治裴某某，男，101 岁，军队干部。2013 年 12 月 22 日初诊。

家属代诉：咳喘 8 个月余。患者原有吸烟史，1953 年戒烟，平素遇冷发生咳嗽、吐痰。2013 年 4 月 5 日，因咳喘入住 301 医院，诊断为"右侧肺炎，冠心病，陈旧性心肌梗死，左臀部脓肿、败血症，前列腺肥大、尿闭"。经吸氧、鼻饲、导尿、静脉滴注抗生素等治疗，左臀部脓肿和败血症得以控制而出院。但右肺炎未愈，肺炎阴影依然存在。出院后咳喘依旧，咳痰量多，痰色清白，有时清稀，每天痰量在 100ml 以上。使用抗生素疗效欠佳，仍需吸氧、吸痰、导尿、鼻饲。近日因咳喘加重而求治于中医药。既往有胃出血手术切除史，臀部枪伤及胆囊炎史。

检查：形体瘦削，神志模糊，重病容，半仰卧体位，能回答询问，语言不清，舌质红苔白而干，脉虚弦而缓。心律不齐，73 次 /min。右肺上、中叶可闻干啰音，右肺和左肺于两腋下肺底部可闻细湿啰音，面积各约 4cm×4cm。肝大，肝肋下 2cm，肝颈静脉反流征（＋），腹胀，腹部叩诊呈鼓音，胆囊区有压痛，双下肢 I°凹陷性水肿。

诊断：支气管肺炎；慢性心功能不全，心功能 2 级；慢性胆囊炎；前列腺肥大。

辨证治则：证属心肺气阴两虚，温邪犯肺，痰浊胶固，肺气失宣，腑气不通。治宜益气阴，清肺热，化痰浊。

处方：仿《医学统旨》清金化痰汤意加减。

黄精 10g，黄芩 12g，瓜蒌 10g，浙贝母 10g，桑白皮 10g，桔梗 6g，麦冬 6g，陈皮 6g，茯苓 6g，知母 4g，栀子 4g，甘草 4g，射干 6g，紫菀 6g，枳实 5g，厚朴 5g。

水煎服，每 8 小时服 150ml，每日 3 次。

另用：片仔癀 0.5g，每 8 小时服 1 次，每日 3 次鼻饲。

2013 年 12 月 29 日，二诊。

家属代诉：服中药 4 剂，用片仔癀 7 天。患者用药后右上腹疼痛缓解，腹胀明显减轻，咯白痰量每天减少至 50ml 左右。大便通畅，小便有臊臭味。凌晨气温降低时，咳嗽较频繁，仍不能脱离吸氧。

检查：半卧体位，神志模糊，舌红而干，脉左弦滑，右虚缓。心率56次/min，心律不齐。呼吸24次/min，右肺干湿啰音消失，左腋下肺底部可闻局限性湿啰音。肝颈静脉反流征（+），腹软，胆囊区压痛阴性，双下肢水肿（±）。患者病情显著改善，治守前法。

处方：原方去陈皮，减枳实、厚朴各1g，加西洋参10g，干姜5g。

水煎服，每日1剂，每8小时服汤药150ml。片仔癀照前法继续服。

2014年2月18日，三诊。

家属代诉：患者一直坚持服用上方，病情逐渐好转。2014年元月10日因感冒发热至38℃，到301医院就诊，胸部正侧位片示：肺野清晰，炎症阴影消失。血常规示：血红蛋白、红细胞、粒细胞、血小板计数均在正常范围内。接诊医师感到惊奇，给予抗感冒药内服而热退。今又服中药20剂，片仔癀3g×20粒。近20天未吸氧，停用吸痰器，喉中痰鸣音显著减少，腹胀减轻，大便软，每日1～2次，小便臊臭味已闻不到。但遇冷风，咳嗽及喉中痰鸣发作。

检查：神志模糊，平卧体位，舌质淡紫苔白有津，脉浮滑缓。心率72次/min，心律齐。两肺呼吸音低，左腋下肺底部可闻局限性捻发音，呼吸20次/min。肝颈静脉反流征（±），腹部变软，叩诊略呈鼓音，无压痛及包块，双下肢已无凹陷性水肿。

处方：照上方改西洋参为红枣10g，加细辛2g，五味子4g，桂枝5g。

水煎服，每日1剂，分两次服。停用片仔癀，改用清开灵颗粒，每服3g，8小时服1次，连续7天。

2014年2月24日，四诊。

家属代诉：患者神志已转清醒，下午可起床坐在沙发上休息两小时，但在夜间零时仍有咳喘发作。于10天前两肋及背部出现散在晶莹水泡，约1.0cm×0.8cm，不发痒，使用北京市中医医院红纱条外敷，可以吸收。咳痰量减少至每天30ml以下。饮食增加，腹部略胀并有支撑感，二便正常。

体检：舌淡紫苔白滑，脉虚缓。心率65次/min，心律齐。呼吸20次/min。左腋下肺底部仍有捻发音，肝颈静脉反流征（±），腹软无压痛，双下肢水肿（±）。

处理：患者肺炎已愈，慢性心功能不全仍存在。证属痰饮留于心下及两胁，乃予苓桂术甘汤、葶苈大枣泻肺汤与柴胡桂枝汤合方，加黄精、牛蒡子煎服。同时给予清开灵口服液，每服 20ml，每日 3 次，作为善后调理。皮肤水疱，建议请北京市中医医院皮肤科继续治疗。

疗效评定为临床痊愈。

患者于 2015 年 6 月 28 日（星期日）去世，享年 103 岁。

[例 2]

李春生治李某某，男，85 岁，北京市人。2018 年 12 月 18 日初诊。

患者原有多年咳嗽、高血脂、帕金森病史，近 3 周再次出现咳嗽频繁，影响睡眠，伴畏寒自汗，口苦，不发热，痰黄而黏，每天 10 余口，手抖，大小便如常。

检查：舌红赤苔白，脉象革略数，左下肺可闻局限性湿啰音，下肢Ⅰ°凹陷性水肿。

诊断：急性支气管肺炎。

处方：《医学统旨》清金化痰汤加味

黄精 10g，黄芩 15g，瓜蒌 12g，浙贝母 10g，桑白皮 10g，桔梗 6g，麦冬 6g，陈皮 6g，茯苓 6g，知母 4g，栀子 4g，甘草 4g。

每日 1 剂，水煎，8 小时服 150ml。

2018 年 12 月 25 日，二诊。

服上方 6 剂，服后咳嗽强度下降，咳嗽次数显著减少，痰之黄色变淡，大便初服略溏，现已正常。舌红少苔，脉象浮大而缓，左肺下叶湿啰音消失。血常规：WBC 8.82×10^9/L，RBC 4.11×10^{12}/L，Hb127g/L。CT 示：符合支气管炎，支气管轻度扩张并轻度感染，双肺间质病变。

处方：照上方加北沙参 10g，14 剂。煎服法同上。

疗效评定为临床控制。

按语：肺炎被称为"老年人的朋友"，是 60 岁以上人群发病率很高、死亡率排在第一位的急危重疾病。现今本病的治疗，中、西医院均以抗生素为首选，不少医生将肺炎视之为虎狼之病，担心用中药会造成医疗纠纷，不肯在辨证使用中药方面狠下功夫。宋代陈直《养老奉亲书》认为，老年人"肾水衰而心火盛"，肺脏易为"火乘"。作者以此为依据，运用滋水清火、扶正达邪之剂，临床收到显著效果。对此二位高龄肺炎患者的治疗，可谓这种思路的再次实践。方中汤剂药物用量约为成人量的一半，临床疗效仍很显著，说明对于高龄老人使用轻剂量治疗，是符合生理、病理需求的适宜的做法。

（三）《医学统旨》清金化痰汤加味治愈高龄肺炎合并发热

李春生治植某某，女，83 岁，香港人。2008 年 7 月 9 日初诊。

主诉：身疼发热咳嗽 5 天，恶寒 1 天，大便难（需依赖药物）40 年。身痛发热，恶寒无汗，喉痒咳嗽，鼻气热，痰白带泡难咯，日吐大于 30 口痰。倦怠，大便极艰难，纳眠及小便可。50 岁时曾作双乳房隆胸手术，其后又将注射物清除。2006 年高血压须服药，心脏病曾服药。右白内障摘除手术史。

检查：T 39.1℃，BP 170/93mmHg，P 97 次 /min，BMI 28.4。舌质紫，舌体胖大，活动自如，无偏斜，苔黄腻。脉象沉紧弱。咽充血，双肺可闻痰鸣音，右肺底可闻局限性湿啰音，下肢无水肿。

中医诊断：肺炎咳嗽；便秘。

西医诊断：急性支气管肺炎；高血压；1 度肥胖；双乳隆胸术后。

辨证：痰热壅肺，外感风邪，正气不足。

治则：清肺化痰，扶正解表。

处方：《医学统旨》清金化痰汤加味。

黄芩 10g，瓜蒌 10g，桔梗 6g，麦冬 6g，陈皮 6g，茯苓 6g，知母 6g，栀子 6g，浙贝母 10g，桑白皮 10g，甘草 4g，西洋参 6g，紫苏叶 6g，细辛 2g，桂枝 4g。

3 剂。每日 1 剂，水煎分 3 次服。每次 150ml，8 小时服 1 次。

嘱自购片仔癀药丸 3g×1 盒，每日服 3 次，每次服 0.5g，溶化送服。

2008 年 7 月 14 日，二诊。

服药后热退。喉痒咳嗽减。痰白稀，带泡，日吐 3 ~ 4 口。饭后胸闷（进胃药后缓解），大便较前畅。检查：T 36.6℃，BP 152/81mmHg。P 106 次 /min。

脉弦滑数，舌紫胖大，苔黄腻，咽充血。双肺可闻痰鸣音，右肺底可闻局限性湿啰音。

处方：用上方，去紫苏叶，加鱼腥草 15g，炙百部 6g。

4 剂，水煎服，每日 3 次。片仔癀用量、用法同前。

2008 年 8 月 1 日，三诊。

服用汤药及片仔癀 3 颗后，鼻气热、恶寒、喉痒、咳嗽均减轻。但痰白稀带泡难咯，日吐 5 口痰。饭后胸闷（进胃药后缓解），大便较前畅。检查：BP 142/73mmHg，P 92 次 /min，脉弦滑虚，舌紫胖大苔黄腻，咽充血。心率 79 次 /min，1 分钟可闻 1 次早搏。双肺痰鸣音及湿啰音消失，下肢不肿。

处方：上方去桂枝、细辛，加僵蚕 6g，石膏^{（先煎）}12g。

7 剂，水煎服，每日 2 次。停服片仔癀。

2008 年 8 月 11 日，四诊。

停药 1 周余，口鼻气热、恶寒、咽痒咳嗽均减轻，但痰白稀带泡难咯，日吐 10 多口痰，大便干，2 ~ 3 日一行。检查：T 37℃，BP 135/69mmHg，P 90 次 /min，脉弦虚，舌紫胖大苔黄腻，咽充血，心率 79 次 /min，可闻 1 次早搏，双肺未闻痰鸣音及湿啰音，下肢不肿。

处方：上方去僵蚕、石膏，加紫菀 6g，大黄^{（后下）}5g。

5 剂，水煎服，每日 2 次。

疗效评定为临床控制。

按语：本例高龄肺炎，患病初期出现高热恶寒，体温达 39.1℃，右肺底可闻局限性湿啰音，是表里同病之危重症。治疗时在清肺化痰的基础上，加入扶正解表之西洋参、紫苏叶、细辛、桂枝，对改善症状，挽救患者生命，也能起到重要作用。

（四）银翘散加减治愈高龄肺炎

李春生治任某某，男，83 岁，香港人。2005 年 11 月 21 日初诊。

主诉：恶寒发热，咽痛 2 天。昨晚恶寒发热，现恶寒发热，咽痛，轻微咳嗽，痰白稠，身痛，口略干，纳眠及二便可。1963 年右肾结核行切除。1975 年胃酸倒流诊为胃溃疡，1987 年左肾行清除软体物手术，2002 年尿潴留，行前列腺肥大手术。2005 年 3 月，胸口压痛及呼吸困难，急诊观察后，疑为心脏病须服药。有高胆固醇血症。2005 年 4 月 7 日体检：轻度贫血，尿常规见白细胞 0～1 个 /HP，心电图基本正常。

检查：T 37℃，BP 114/57mmHg。左侧于肩胛下线近肺底处可闻局限性湿啰音。脉象：左浮弦缓，右浮紧。舌淡红胖大，活动自如，无偏斜，苔黄腻。

中医诊断：冬温；肺炎咳嗽。

西医诊断：急性支气管肺炎。

辨证：外感风寒，肺胃积热。

治则：散风清热，宣肺化痰。

处方：农本方（每克相当于草药饮片 3 克，下同）。

银翘散 15g，防风 3g，僵蚕 3g，前胡 3g，玄参 3g，柴胡 3g，瓜蒌 3g，浙贝母 3g，党参 3g。

3 剂。每日服 3 次，每次颗粒剂 12g。

2005 年 11 月 24 日，二诊。

药后恶寒发热减，咽痛减，现咳嗽稍增，痰量中色灰白，质稠，身痛。体检：2005 年 11 月 22 日：X 线胸片示：纹理增粗，左下肺可见少量斑片状阴影。血常规示：中性粒细胞 42.1%，单核细胞 20.0%。BP 110/60mmHg。咽充血，其他结果同上。脉浮弦缓，舌紫红胖大苔白腻。肺底湿啰音减少。

处方：用上方加玄参 3g，桑白皮 3g。服 4 剂，每日 3 次，每次颗粒剂 13.5g。2005 年 11 月 29 日，三诊。

药后恶寒发热减，咽痛减，仍有咳嗽，痰黄稠，身痛。体检：T 36.8℃，BP 99/55mmHg。咽充血（＋），肺底湿啰音消失。脉浮弦缓，舌紫红胖大苔白腻。

处方：用上方去玄参，加枇杷叶 3g，服 4 剂，每日 3 次，每次颗粒剂 13.5g。

疗效评定为临床控制。

按语：本病相当于冬温卫、气分证。邪气尚未入营，因此用银翘散加味泄卫清气、宣肺化痰，能够使疾病得到控制。

（五）苓甘五味姜辛汤加味治愈高龄肺炎

李春生治方某某，女，91岁，中国香港人。2005年8月1日初诊。

主诉：项强、咳嗽痰多10天。皮肤干燥，伴皮肤脱屑及瘙痒1个月余。患者于2005年7月23日出现恶寒，咽痛，咳嗽痰多，痰色略黄，喉中痰鸣，平卧时加重，腰痛体倦。1个月前，皮肤干燥伴有脱屑及瘙痒，除面孔外身体各部分皮肤均受影响，出汗部位如背部较轻。平素活动时易气促。现今项强，咽不痛，但不适。咳嗽痰多，色黄白，喉中痰鸣，平卧时加重，胃纳差，睡眠可，尿频尿黄，大便两天1行。1957年行甲状腺切除术，1969年行卵巢、全子宫切除术，1983年始服用甲状腺激素补充剂，2000年、2004年分别行左眼、右眼白内障摘除术及人工晶状体植入手术。高血压需服药，5年前始服用预防性阿司匹林。

检查：BP 155/51mmHg，P 53次/min，背部双肺底与两腋下均可闻及湿啰音，两肺散在干啰音。颈静脉充盈，肝颈静脉反流征可疑阳性。双前臂内侧有散在性红疹，双手臂皮肤少量汗出。十指关节变形。舌紫红干，活动自如，无偏歪，苔黄薄。脉象：弦滑迟。

中医诊断：肺炎喘嗽，痰饮。

西医诊断：支气管肺炎；慢性心功能不全，心功能代偿期。

辨证治则：外感风寒，肺有郁热。治宜温化痰饮，散表寒，清内热。

处方：苓甘五味姜辛汤合黄连解毒汤加味。

桂枝5g，茯苓8g，五味子3g，干姜3g，细辛2g，黄连3g，黄柏5g，黄芩5g，栀子5g，当归9g，羌活5g。

水煎服，加蜜蜂同服。每日1剂，8小时服1次。早上8点，下午4点，睡前各服1次。

2005年8月13日，四诊。

患者一、二、三诊共服药12剂，现项强好转，咽干咳嗽咳痰明显减少。皮肤干痒改善。

体检：右腋下肺底部可闻及湿啰音，无干啰音。脉弦滑缓，舌紫红质干，苔白腐。

处方：用上方，去羌活，加桑白皮9g、防风6g。服4剂，服用方法如前。

2005年8月18日～8月30日，五至八诊。

昨天因饮食不慎，出现胃胀，至今已泻下6次，色黄气臭无黏液。今晨起头痛项强。干咳，痰少。体检如前。脉弦迟，舌紫红质干，苔白腐。诊断：泄泻病。治则：健脾止泻，清热去湿。采用平胃散合葛根芩连汤加味，腹泻渐止。

2005年9月1日，九诊。

仍有干咳痰少，现大便乏力，3天未解，走路下肢乏力。两腋下肺底部的湿啰音消失。体检复查示：心、肺及外周血相均已正常。

处方：用8月13日方，去细辛，加西洋参4g、火麻仁10g。

4剂，水煎服，每天2次。

2005年9月6日，十诊。

服药后大便好转，1～2天1次，咳痰减少。体检结果同前。继续服用上方治疗。

总体评定为临床控制。

按语：本例虽无明显之恶寒发热，但项强腰痛，是寒邪留恋于太阳经之表现。"以其不得小汗出，身必痒"（《伤寒论》第23条），说明表寒未罢。咳喘而舌黄脉迟，是心阳不振、肺郁痰饮夹热所致。因此采用《金匮要略》苓甘五味姜辛汤去甘草加桂枝以振奋心阳、温化痰饮，黄连解毒汤以清其内热，羌活、桂枝、细辛以散表寒、止疼痛，使病邪得祛，肺炎得以控制。

（六）中医整体辨治肺炎合并肺不张

北京市中关村医院梁彦、孙莉治某患者，女，84岁。因肺炎在某大医院入院，当时患者发热，咳嗽，呼吸困难，胸片示双肺肺炎，已下病危通知。经多方治疗未见好转，2个月后呼吸困难加重，胸片示"左侧全肺肺不张，占位性病变待除外"。且由于使用多种抗生素，已出现机体菌群紊乱，腹泻日10余次，不能进食，时有高热（39～40℃）。就诊时症见：神志欠清，面色枯黄。时有高热，呼吸困难，痰鸣喘憋，不能进食，大便失禁，稀软夹杂黏液。舌红绛，无苔，脉沉细微欲绝。证属气阴大伤，肺热壅盛。已有欲脱之势。正邪虚盛，治疗颇为棘手。当以扶正祛邪并用。先拟益气养阴，清热化瘀。

处方：桑叶 10g，桑白皮 15g，杏仁 10g，黄芩 10g，生甘草 10g，沙参 30g，麦冬 30g，法半夏 10g，葶苈子 30g，大枣 6 枚，连翘 15g，草河车 15g，鱼腥草 30g，荆芥 10g，前胡 10g，苏子 20g，白茅根 30g。另：西洋参 10g 代茶频饮。3 剂。

二诊：患者病情无明显变化，以上方继服 3 剂。

三诊：患者高热略减，余症同上，继服上方 3 剂。

四诊：患者发热渐退（一般低于 38.5℃），痰多，大便稀溏。热渐退，痰湿犹盛。前方去麦冬、荆芥、草河车，加川贝 6g，生山药 20g，地骨皮 15g，3 剂。

五诊：患者精神稍好，发热续减，大便次数减少，偶有成形，上方加青蒿 10g，6 剂。

六诊：时有低热。仍痰多胸憋，痰湿重而正气不足，上方去川贝、桑叶，加浙贝 10g，生芪 15g，6 剂。

七诊：患者精神转好，纳食渐增，痰量仍多，痰湿仍盛。上方去地骨皮、青蒿等，加桃仁 10g，茯苓皮块 30g，冬瓜皮 30g，车前子 20g。患者体温已近正常，诸症均减，复查胸片，肺不张已恢复正常，后以中药调理，肺炎好转出院。

随访 5 个月情况稳定。

按语：老年患者肺炎，由于年龄大，抵抗力低，合并疾病较多，往往病情容易恶化，甚至危及生命。如果合并肺不张，则病情更为严重。此时病情危重，症状复杂，必须根据中医整体辨治的原则，全面权衡正邪情况，分清主要矛盾和次要矛盾，主次分明，既不能逞一时之快，盲目加大药量；又不能畏首畏尾，保守求稳，治病救人应是主要的原则。前人有"效不更方"之训，但此证初治未见显效，二诊、三诊亦未更方，所谓"未效不更方"，病情虽未好转，亦未加重，药证相符，惟待时日。待药性逐渐发挥作用方见成效。若短时未见效，即转换他方，愈换愈乱。关键在于医者须有定力，有主见，有见识，只要辨证无误，未效亦可不更方。患者时有高热，初期应用生石膏，但患者阳气欲脱，唯恐落井下石，故暂缓使用。西洋参一药，适宜气阴两伤之证，因患者难以短时间大量服药，与汤药同煎恐难以持续发挥药效，且容易浪费，前贤代茶频饮法实为良策。本案患者经多种抗生素治疗难以控制，且出现菌群紊乱，通过中医整体辨证施治而获显效，体现中医治疗的特点和长处，值得总结和借鉴。（《全国疑难病症诊疗思路与方法研讨会第五届全国疑难病学术研讨会资料汇编》）

（七）麻杏石甘汤治疗高龄右下肺炎

姜良铎治杨某，女，80岁。

2001年9月18日初诊：2天前发热，拍胸片示右下肺炎，输液后热退。现咳嗽喘息，动后尤甚，咳吐黄白痰，口干，平素怕冷。舌红，苔黄燥，脉弦细。查体：双肺散在干鸣音。患者有颈椎病史二十余年。

炙麻黄5g，生石膏（先煎）30g，炒杏仁9g，甘草6g，瓜蒌30g，知贝母各10g，黄芩15g，茅芦根各15g，丹参12g，百部10g，紫菀15g，沙参15g。7剂，水煎服。

2001年10月16日二诊：1周前再次出现发热，咳喘加重，于急诊治疗5天，现热退，仍有痰，咳嗽兼喘息，口干明显。舌黯红，苔少而干，脉细滑。

炙麻黄5g，生石膏（先煎）30g，炒杏仁9g，甘草6g，瓜蒌30g，知贝母各10g，黄芩15g，茅芦根各15g，丹参12g，百部10g，紫菀15g，沙参15g，玄参20g，麦冬15g，牛蒡子15g，炒山栀10g。7剂，水煎服。

2001年10月23日三诊：咳喘症状减轻，晨起仍有痰；口干，大便基本调。舌红少津，苔少色黄。

瓜蒌30g，象贝母10g，黄芩15g，北沙参15g，牛蒡子15g，百部10g，紫菀15g，炒杏仁9g，丹参15g，玄参15g，生甘草10g，芦根15g。7剂，水煎服。（《姜良铎医案选》）

（八）《医学统旨》清金化痰汤加味治愈急性上下呼吸道感染

李春生治苗某某，男，83 岁，北京市人。2016 年 1 月 6 日初诊。

主诉：因感冒风寒，出现低热，自汗，咳嗽 6 天。微恶寒，偶尔吐白痰质黏，每天痰量少于 10 口。期间因胃肠不适，曾恶心，呕吐胃内容物 3 次，大小便正常。疲乏，下肢无力，肩膀向内抽动。既往身体健壮，曾因眩晕住过医院。有下肢癣病，听力差。

检查：T36.1℃，BP147/60mmHg。面色紫黯，精神萎靡，舌质紫苔黄，脉浮紧，乍数乍疏。桶状胸，右肺下界在第 6 肋间隙下缘，两肺呼吸音低，未闻干湿啰音。心音低，63 次 /min，1 分钟可闻 1 次早搏。肝大，肝肋下 2cm，肝颈静脉反流征（＋），脾（-），腹软无压痛。双下肢可见褐色皮损，无凹陷性水肿。胸片示：两肺纹理粗，余未见异常。

中医诊断：风寒感冒；外感咳嗽。

西医诊断：急性上下呼吸道感染；慢性支气管炎合并肺气肿；慢性心功能不全，心功能 Ⅲ 级。

辨证治则：证属肺郁痰热，外感风寒。治宜内清痰热，外散风寒。

处方：《医学统旨》清金化痰汤加味。

黄精 12g，黄芩 15g，瓜蒌 15g，浙贝 12g，桑白皮 12g，麦冬 10g，桔梗 10g，陈皮 10g，茯苓 10g，栀子 6g，知母 6g，甘草 6g，柴胡 10g，羌活 10g。

水煎，每 8 小时服 1 次，每次服 200ml。

另用：八宝丹胶囊 0.3g×2 粒，每 8 小时服 1 次。

2016 年 1 月 13 日，二诊。

服上方 7 剂，八宝丹胶囊 7 天，感冒愈，发热退，咳嗽大减，已不吐痰。听力差，嗜睡，肩膀抽动已止。小便多，大便正常。检查：面部变得光亮有神，舌质紫红苔白薄，脉象弦缓。两肺呼吸音清，心律齐，肝可扪及边缘，肝颈静脉反流征（-），下肢不肿。

处方：（1）汤剂照上方去柴胡，加北沙参 10g，7 剂。

（2）停用八宝丹。

疗效评定为临床痊愈。

按语：患者肺中素蕴痰热，心脏气阴不足，复感风寒之邪，而致内外交困，发热不退，精神委顿。若救治不力，有可能转为肺炎喘嗽，伤人性命。故在病变尚未进一步加重之时，将塞流断源之术前置，采用清金化痰汤合八宝丹重点清解肺脏火热，用黄精益心肺之阴，辅以柴胡、羌活疏解风寒之表邪。表里兼顾，使高龄感冒咳嗽投一方而迅速痊愈。

（九）益气补肾、清肺平喘、化痰利水法治疗高龄慢性支气管炎合并肺部感染

姜良铎治续某，女，80岁。

2007年12月25日初诊：1个月前因慢性支气管炎合并肺部感染住院治疗。既往有冠心病、心力衰竭病史。11月26日肺部CT示左肺上叶慢性感染（霉菌不除外），左肺上叶支气管扩张，左肺后叶陈旧病灶。现动则气短，心悸，夜能平卧，轻微咳嗽，少痰难咯，咽干，双下肢水肿，夜尿多。舌红黯，苔薄黄。

西洋参9g，炙黄芪15g，黄精15g，白果^{（打）}9g，紫河车15g，生麦芽30g，山萸肉15g，黄芩15g，广地龙15g，丹参15g，天麻15g，羚羊角粉^{（冲）}0.6g，瓜蒌20g，浙贝母10g，知母10g，猪苓20g，芦根20g，牛膝15g，紫菀15g。14剂，水煎服。

2008年1月3日二诊：服药后病情好转，现仍气喘，动则气短，夜间尚可平卧，痰少易咯，晨起咽干，大便每日1～2次，质稀，胸背热，下肢冷。舌黯红，苔薄白，脉寸关旺尺沉。

炙黄芪15g，黄精15g，白果^{（打）}9g，紫河车15g，麦芽30g，山萸肉15g，黄芩15g，丹参15g，广地龙15g，天麻15g，羚羊角粉^{（冲）}0.6g，牛膝15g，瓜蒌20g，浙贝母10g，知母10g，猪苓20g，芦根20g，紫菀15g，仙鹤草30g，功劳叶15g，整三七6g。14剂，水煎服。（《姜良铎医案选》）

（十）增液汤加味治愈高龄冬温肺炎

魏长春治张荣堂君，年八十二岁，住北门。

病因：素有风病颤震，新感冬温，痰热内蕴，病起八日，温邪由肺逆传

心包。

证候：壮热渴饮，神昏谵语，溲短刺痛，咳嗽气促，痰白韧不爽，颧鼻色赤。脉洪数，舌绛干糙，苔黑裂纹，痰热蒙蔽清窍，津液被灼。

诊断：冬温肺炎。

疗法：用清肺生津，泄热化痰法。

处方：鲜石斛三钱，鲜地黄四钱，玄参八钱，知母三钱，水芦根八钱去节，天花粉八钱，炙甘草一钱，桑叶三钱，原麦冬三钱，枇杷叶露一两冲，牛蒡子三钱。

次诊：十月十八日。

脉象滑大，舌红苔焦黑，咳痰气促，神识稍清，小溲刺痛，耳聋，素有风疾颤震，本虚邪实，用息风清热化痰法。

次方：玄参八钱，原麦冬三钱，淡豆豉三钱，鲜地黄五钱，黄芩三钱，生牡蛎八钱，化龙骨四钱，鲜石斛三钱，天花粉三钱，牛蒡子三钱，生白芍五钱。

三诊：十月二十日。

服药之后，身热已退，耳窍稍聪，神识忽明忽昧，咳痰胶韧，溲赤便闭。脉缓，舌红苔焦黑，用泻白散清化热痰。

三方：桑白皮三钱，地骨皮三钱，川贝二钱，叭哒杏仁三钱，炙甘草一钱，鲜石菖蒲一钱，天花粉三钱，白薇三钱，牛蒡子三钱，全瓜蒌五钱。

效果：服后便解，痰化神清，舌润停药，饮淡竹沥渐痊。

炳按：舌绛干糙，苔黑裂纹，宜清营滋液以泄热息风，龙骨、豆豉性燥，宜易生鳖甲、生龟板、白薇为妥。（《慈溪魏氏验案类编初集》）

（十一）竹叶石膏汤加减治愈高龄右下肺炎康复期阴伤热炽

董建华治李某，男，83岁。

初诊：1986年6月5日。

主诉：素有冠心病，1986年4月19日受凉之后，鼻塞、流涕、乏力、轻咳。后因过于劳累，晚间症状加重，全身无力，痰不易咳出，食欲不振，发热，体温38.7℃。血常规检查白细胞14 200/mm³（14.2×10⁹/L），中性粒细胞百分比84%，X线胸片示右下肺炎。住院用抗生素（先锋5号等）治疗，肺炎基本好转，低热渐清，但夜眠不安，二便不畅，身倦无力，咳嗽痰不易出，水肿，易汗。6月5日应邀会诊。

诊查：诊见舌红少苔，脉象已缓。

辨证：此乃痰热已化，阴津未复。

治法：宜益气养阴清热生津，方用竹叶石膏汤加减主之。

处方：竹叶10g，生石膏30g，太子参12g，竹沥半夏8g，浙贝母8g，条黄芩15g，连翘15g，金银花1.2g，白茅根12g，霍石斛10g，芦根20g，羚羊角粉（冲）2g。

二诊：服药三剂，体温曾降至36.1℃。因患者停用羚羊角粉，体温又升至37.1℃。

三诊：6月12日。患者尚有咳嗽，痰少不易咳出，疲乏，思睡，食欲不振。舌红少苔，脉滑。证系余热未清，仍以原方加减。

处方：竹叶10g，生石膏30g，浙贝母10g，竹沥半夏8g，知母10g，黄芩10g，连翘15g，金银花15g，霍石斛10g，南沙参15g，芦根20g。

四诊：服七剂，体温波动于37～37.3℃之间，有时降至35.8℃，咳嗽很少，痰不多，大便稀。舌红变浅，苔薄白，脉弦略滑。此乃肺热渐清，痰湿不化。6月21日，改用清化湿热之剂，三仁汤加减。

处方：生薏苡仁15g，白蔻仁3g，杏仁8g，黄芩12g，南沙参15g，桑白皮1.2g，知母10g，白芍12g，地骨皮12g，浙贝10g，麦芽10g，芦根20g

五诊：服药五剂，大便已不稀，但低热未除，体温37.2℃，寐纳尚可，出汗不多，有时吐淡黄痰。舌苔薄白，脉细弦。低热时有起伏，虑其余热未尽，仍用清化痰热之法。

处方：桑白皮10g，知母10g，黄芩12g，浙贝10g，化橘红8g，桔梗8g，紫菀15g，生石膏18g，地骨皮12g，功劳叶10g，苇根18g，葛根15g

依方加减，服药三十余剂，低热痊愈，咳痰很少。舌淡红少苔，脉细。下肢已不肿。化验白细胞6 900/mm³，中性粒细胞百分比67%。自觉无不适于7月19日出院。

按语：此例热病伤阴，故舌红无苔，脉象细数，热扰神明则心烦难寐，化痰之剂。"肺中痰热未清则咳而痰不易出，低热缠绵不退，即投养阴生津、清肺化痰之剂"。以桑白皮、黄芩、金银花，鱼腥草、生石膏、羚羊角粉清降肺火，以知母、沙参、养阴清热；以浙贝、杏仁润肺化痰；以橘红，桔梗，紫菀化痰理肺。进药一剂，低热即退。虑其年高气衰，更以益气养阴兼清余热之法，授竹叶石膏汤加减，体温正常。患者嫌羚羊角粉难吃而停用，低热又起。董老会诊认为低热起伏系余热未清，仍需养阴清热，令其坚持服药三十余剂，始得热退病愈。盖热病之后阴伤热炽难于速效，需耐心治疗，方能取效。（《中国现代名中医医案精华（第2集）》）

第五节　肺气肿及肺胀

（一）小青龙汤治愈高龄咳喘病

赵致镛治一老妪邓某，85岁，患"肺胀"卧床不起久矣。赵诊时，其面壁而卧，咳喘呻吟不已，动则尤甚，饮食几废。脉浮大弦硬，重按则细微似无，舌质胖大红绛，无苔少津。检阅前医处方，皆清热祛痰降气之套药。吾断为阴阳两虚，阴寒水饮凝聚，土乘阳位，虚中夹实，阴证似阳。投小青龙原方，生白芍增至30g，加生山药、附片、肉桂各30g服药1剂，喘嗽减半，饮食略思。嘱用前方再进6剂后，喘嗽悉平。

按语：此证既无外寒，何以用小青龙之辛散软？唐宗海曰："气生水，即能化水，水化为气，亦能病气。气之所至，水亦无不至焉……设水停不化，则太阳之气不达而汗不得出，内则津液不升，痰饮交动，此病水即病气矣。"张锡纯亦说："水散为气，气可复凝为水"。故"小青龙是寒动其水证。"小青龙汤"散心下之水气，借麻黄之功，领诸药之气布于上，达于下，达于四旁，内行于州都，外行于六腑。"而"药力周到，能入邪气水饮互结之处而攻之。凡无形之邪气从肌表出，有形之水饮从水道出，而邪气水饮一并廓清矣。"

由是可知，小青龙汤证之本质，乃是无形之水气遭遇寒邪（外寒或内寒），凝聚还原为有形之浊水。其寒饮客于皮毛肌腠，则为身重疼痛之溢饮；其内若于心下，上犯胸膈，则为咳逆倚息之支饮。故小青龙汤非仅为外寒立法，实乃温散阴寒浊水之妙方。张机用桂枝去芍药加麻辛附子汤治气分水肿，取"大气一转"，邪气乃去，"离照当空，阴霾自散"，均同出一理。因本证真阴亦亏，故方中"重用熟地、山药以峻补真阴，俾阴足自能潜阳；而佐以附子之辛热，原与元阳为同气，协同芍药之苦降，自能引浮越之元阳下归其宅"（张锡纯语）。

总之，水性属寒，但并非全等于寒，寒散气行则水饮亦行，这就是赵致镛对小青龙汤治疗原理的认识。（《中国现代名中医医案精华（第 2 集）》）

（二）小青龙汤与薏苡附子散加减治疗高龄慢性支气管炎、肺气肿、肺心病合并感染

彭万年治患者刘某，男，82 岁。教师。1999 年 9 月 28 日应诊。

主诉：胸闷痛，咳嗽气短反复月余，加重 1 周。既往有慢支、肺气肿、肺心病病史 10 余年。曾到省市级多间医院诊治，反复未愈。1 个多月前胸痛、咳嗽、气短发作转频。在某市级医院诊为慢性支气管炎、肺气肿合并感染；肺心病，心力衰竭Ⅱ级。用过头孢拉定（先锋Ⅵ）、头孢他啶（复达欣）等多种抗生素及地高辛、培哚普利（雅施达）和止咳、平喘等药；中药用过麻杏石甘汤、葶苈大枣泻肺汤及橘红丸、蛇胆陈皮末等，病情未能缓解。近 1 周来胸痛、咳嗽、气短等症加重。诊时患者面色无华，口唇紫黯，胸痛、心悸、胸中憋闷气短，半夜尤甚，难于平卧，白天稍缓；伴咳嗽、痰多色白，纳呆，手足不温。舌质淡黯，苔白腻滑，脉沉迟。查血常规：WBC 13.6×10⁹/L；MID 1.2×10⁹/L；MID%18.8%。ECG：明显电轴右偏，右室肥厚。X 线片示：肺气肿征，右心扩大，双肺有小片状阴影。

中医诊断：胸痹（胸阳虚衰，痰浊壅塞）。

西医诊断：肺心病（心力衰竭Ⅱ级）；慢性支气管炎、肺气肿并感染。

治疗：以中医药为主治疗。停用抗生素及地高辛等药。静脉滴注：参附针 20ml，加入 5% 葡萄糖注射液 250ml 静脉滴注，日 1 次；鱼腥草针 40ml，加入 5% 葡萄糖生理盐水 250ml 静脉滴注，日 1 次。均连用 3 天。

中医治法：温通胸阳，化痰降浊，止咳平喘。方用：薏苡附子散合小青

龙汤加减。

薏苡仁 30g，熟附子^{（先煎）}10g，炙麻黄 9g，白芍 15g，法半夏 12g，细辛 3g，干姜 6g，茯苓 20g，白术 12g，北杏仁 15g，桂枝 6g，炙甘草 6g。3剂，水煎服。

患者经上药处治后，胸痛、咳嗽、气短等症明显好转，痰量亦减少。次诊停用参附针、鱼腥草针。守上方，服 6 剂，胸痛始平，咳喘等症大减，夜间已可平卧，纳食增加，手足转温。后续以本方加减调治 2 周余，咳喘等症基本缓解，唇舌已无紫黯，苔白不腻，脉略沉。

复查血常规正常。胸部 X 线检查示：双肺纹理粗，炎症大部分消散吸收。

按语：本例胸痹病情复杂，似可按仲景薏苡附子散证辨治。因其咳喘痰浊较甚，并以白痰为主，故与小青龙汤加减合用。如此既可加强温通除痹，又能增进化痰降浊、止咳平喘，使发挥较好疗效。此亦提示，用仲景方药宜取其意，而不泥其方。（《海内外中医药专家临证经验集成》）

（三）二陈汤加减治疗高龄慢性阻塞性肺病

陈可冀治患者何某，男性，80 岁，北京人，于 2002 年 9 月 17 日来诊。

主诉：咳嗽痰白、活动后气喘 3 年，加重 4 天。患者近 3 年出现活动后气喘，多次在北京各大医院诊为"慢性阻塞性肺气肿、慢性支气管炎"，平时经常服用"金水宝、固本咳喘片"等中成药，及氨溴索化痰对症治疗，但仍有咳嗽、痰白、质黏、量少，时有胃脘不舒。平日畏寒，大便干燥。既往有高血压病史多年，血压最高 160/80mmHg，平时口服牛黄降压丸，血压维持在 130/80mmHg 左右。高脂血症病史及脂肪肝病史多年。

查体：舌黯红、苔根部黄腻，脉沉弦，心率 70 次 /min，血压 120/70mmHg，双肺未闻及湿啰音，胸廓呈桶状。

中医诊断：咳嗽、喘证，痰热蕴肺。

西医诊断：慢性阻塞性肺气肿，慢性支气管炎，高血压，脂质代谢异常。

治疗原则：清宣肺热，化痰平喘。方选二陈汤加减。

处方：苦杏仁 10g，紫苏梗 10g，陈皮 10g，法半夏 10g，茯苓 10g，浙贝 12g，化橘红 10g，白果 10g。

2002 年 12 月 3 日二诊：服上方诸症明显减轻，仍有盗汗。查舌黯、苔黄腻，脉弦数。予上方加用生芪 15g、防风 10g、炒白术 10g、柔紫菀 12g、款冬花 10g、甘草 10g，继用 7 剂以加强益气固本化痰之功。

2002 年 12 月 9 日三诊：服上方汗出、便秘、喘等症明显好转，查舌黯、苔白，脉弦滑。上方加当归 20g、五味子 10g、黄芪 30g，继用 7 剂，并加用蛤蚧粉（去头足边），共研细末，1.5g。每日 2 次，以加强扶正纳气敛肺之功。

按语：本案首诊选用二陈汤加用苦杏仁、紫苏梗宣肺止咳化痰，并加用浙贝、化橘红清肺化痰、白果敛肺止咳；二诊病情稳定，加用玉屏风散加减，固本补益肺脾。加用柔紫菀、款冬花温润肺气、止咳化痰，前者长于化痰，后者长于止咳，两者常相须为用治疗各种咳嗽痰多。三诊加用蛤蚧、五味子扶正纳气敛肺之药物，加用的当归，在《神农本草经》曾有记载："（当归）主咳逆上气"。《太平惠民和剂局方》曾将之与苏子、半夏、厚朴等配成苏子降气汤，治疗上盛下虚之痰盛咳嗽气短；《景岳全书》则将之配伍成金水六君煎，用以治疗肺肾阴虚水泛为痰之喘促。本案治疗，基本反映了陈老师治疗慢性气管炎及阻塞性肺气肿的治疗特点。（《陈可冀学术思想及医案实录》）

（四）苏子降气汤加味治疗高龄肺气肿、肺部感染

李春生治黄钟某某，女，81 岁，中国香港人。2009 年 2 月 20 日初诊。

主诉：气喘咳嗽，痰白带泡 10 余年，慢性支气管炎多年。气喘咳嗽，痰白带泡，日 2～3 口。气短，四肢冷，畏寒需加衣，喜热饮，睡眠中出汗，眠差，纳可，尿频，大便 2～3 日一行，近一年消瘦 10 磅。2003 年卒中史，影响右侧上肢活动。骨质疏松。2008 年 9 月 X 线片示：腹主动脉瘤，动脉硬化，心脏增大，脊柱侧弯，肺纹理粗。

检查：杵状指，消瘦，咽充血：（+），心率：68 次 /min，心律不齐，可闻 3 级收缩性杂音。胸部呈漏斗状，右肺下界在第 7 肋下缘，左腋下可闻局

限性湿啰音，右下肺呼吸音低。腹部叩诊呈鼓音，腹软无压痛，脐与剑突之间可触及搏动性肿块，大小约 8cm×7cm，肝大，肝肋下 2cm，肝颈静脉反流征阳性，下肢静脉曲张明显，右侧甚，但下肢不肿。脉象：左弦细缓，右弦细滑。舌深红，瘦薄，活动自如，无偏斜，苔黄花剥。

中医诊断：肺胀，癥瘕，盗汗。

西医诊断：老年性肺气肿，肺部感染；慢性心功能不全，腹主动脉瘤。

辨证：肺肾阴虚，痰热壅肺，上盛下虚。

治则：化痰清热，降气平喘，扶正祛邪。

处方：苏子降气汤加味。

紫苏子 9g，当归 8g，炙甘草 6g，前胡 8g，厚朴 6g，肉桂 3g，半夏 6g，西洋参 6g，麦冬 9g，五味子 3g，黄芩 12g，栀子 9g，丹参 12g，毛冬青 12g，重楼 8g，鳖甲(先煎)15g，桑白皮 9g，瓜蒌 9g，生姜 3 片。

3 剂。每日 1 剂，水煎服，每天服 2 次。

2009 年 2 月 23 日，二诊。药后大便改善，日 1 行，其他症状如前。

检查：左腋下湿啰音消失，脉弦细滑，舌红瘦薄苔黄厚。

处方：继用上方 7 剂，水煎服。每日 1 剂，服 2 次。

2009 年 3 月 3 日，三诊。

药后症状如前。检查：左腋下湿啰音消失，肺底可闻胸膜摩擦音。脉弦细滑，舌紫红瘦薄苔黄厚腻。

处方：用上方，加地骨皮 9g。7 剂，水煎服。每日 1 剂，服 2 次。

2009 年 3 月 11 日，四诊。

药后气喘咳嗽减，痰黄稠，日 3～5 口，尿频（每 20 分钟 1 次）。

检查：左腋下可闻局限性湿啰音。脉弦细滑，舌质紫红瘦薄，苔黄厚腻。

处方：用上方，去地骨皮，加车前子(包煎)6g。服 7 剂，水煎服，每日 2 次。

2009 年 3 月 20 日，五诊。

药后气喘咳嗽减，痰减，左腋下偶闻湿啰音。其脉细革迟，舌紫红瘦薄，苔黄厚腻。

处方：用上方，去生姜，车前子，加干姜 5g，茯苓 5g。

7 剂，水煎服，每日 2 次。

临床评定为显效。

按语：本例上见喘嗽舌质红苔黄，下见尿频足冷，外见畏寒需加衣，又属久病，脉弦细滑，显系上热下寒、痰热蕴肺、虚实夹杂之证。因此投与苏子降气汤加味，取苏、前、橘、半、桑、蒌、芩、栀，以除在上之痰热；肉桂温其在下之真寒；丹参、毛冬青、重楼、鳖甲，化瘀软坚以削其内之肿块；西洋参、麦冬、五味、当归，益气血、养心肺之阴以扶助正气。诸药协同，共奏祛邪扶正之效。患者高龄体衰，服药调理，使病情得以显著改善，已是不易之事。

第六节　慢性肺源性心脏病、呼吸衰竭

（一）麻黄附子细辛汤加味治疗高龄肺源性心脏病、呼吸衰竭

姜良铎治杜某，男，85 岁。

2002 年 9 月 19 日初诊：反复咳嗽、咳痰、气喘 20 余年，再发加重 3 天，诊为"慢性喘息性支气管炎、肺气肿、肺源性心脏病、Ⅱ型呼吸衰竭、心功能Ⅳ级"。现咳嗽阵作，夜甚，咳大量白色黏痰（需随身携带一个痰罐），乏力气短，稍动即喘息，畏寒肢冷，纳少，眠差，夜间不能平卧，小便短少，大便偏干，排出无力，约 1 周一行，双下肢不肿。舌黯红少苔，脉弦细。血压 160/95mmHg。

处方：炙麻黄 5g，细辛 2g，炮附子^{（先煎）}5g，煅龙牡^{（先煎）}各 20g，车前子^{（包）}10g，天竺黄 9g，葶苈子 12g，黄芩 15g，黄芪 15g，知母 10g，枳壳 15g。7 剂，水煎服。

2002 年 9 月 26 日二诊：药后痰量大减（自诉已减为原来之 1/3，现不必随身携带痰罐），仍咳白痰，怕冷，眠可，夜间可平卧，夜间流涎，纳少，大便 5~6 日一行，仍偏干。舌黯，苔水滑，舌下脉络瘀青，脉弦细。血压 115/70mmHg。

上方加熟大黄 3g，生白术 15g，焦三仙 15g，肉苁蓉 30g，全瓜蒌 30g，当归 10g，丹参 15g。7 剂，水煎服。

2002 年 10 月 4 日三诊：药后咳痰症状明显好转（痰罐已弃之不用），可平卧睡觉，纳增，小便好，大便略干，2 ~ 3 日一行。舌略黯，舌下脉络瘀青，苔薄白略水滑，脉弦细。血压 120/80mmHg。

上方加减调理，患者病情平稳。

杜某本为知名书法家，因病魔缠身，故兴趣索然，极少提笔，今药后身体豁然清爽，心甚欣慰之，亲笔书"百寿图"相赠，以谢驱病之恩。（《姜良铎医案选》）

（二）中西医结合治愈高龄呼吸衰竭 2 例

[例 1]

姜良铎治刘某，男，82 岁。

2008 年 4 月 23 日初诊：患者患慢性支气管炎 30 余年，冠心病 20 余年。因喘息、咳嗽加重 1 周收入院。查体：血压 120/70mmHg，双肺呼吸音低，可闻及散在湿啰音，心率 103 次 /min，律齐，无杂音。入院血常规示：WBC $9×10^9$/L，N 0.81，L 0.13，Hb 121g/L，RBC $4.1×10^{12}$/L，PLT $183×10^9$/L。血气分析示：pH 7.39，动脉血二氧化碳分压（$PaCO_2$）45mmHg，动脉血氧分压（PaO_2）51mmHg。诊断为慢性支气管炎、肺部感染、Ⅰ 型呼吸衰竭，冠心病、心功能不全。

刻下患者喘憋，不能平卧，夜间阵发呼吸困难，精神倦怠，咳嗽，咳痰，痰黏不易咯出，双下肢水肿，纳可，眠差，二便调。舌黯苔白，脉沉细数。

处方：炙麻黄 6g，炮附子（先煎）6g，细辛 3g，泽兰、泻各 15g，猪、茯苓各 30g，葶苈子 30g，车前子（包）15g，大腹皮 10g，知母 10g，益母草 10g，赤、白芍各 10g，生黄芪 15g，生地黄 20g。7 剂，水煎服。

2008 年 4 月 30 日二诊：患者精神好转，喘憋较前两日好转，咳嗽，白黏痰减少，夜晚能平卧，双下肢水肿明显减轻。查体：血压 130/80mmHg，双肺呼吸音低，可闻及散在湿啰音，心率 92 次 /min，律齐，各瓣膜听诊区未闻及明显杂音，双下肢轻度水肿。血气分析：pH 7.37，PaCO$_2$ 43mmHg，PaO$_2$70mmHg。舌黯胖，苔白少津，脉沉细数。

处方：党参10g，茯苓30g，白术15g，麦冬15g，五味子10g，玄参15g，生地、熟地各15g，桂枝6g，鲜芦、茅根各30g，泽兰、泻各10g，益母草30g，桃、杏仁各10g，三七粉$^{(冲)}$3g。14剂，水煎服。

后患者好转出院。(《姜良铎医案选》)

[例2]

姜良铎治顾某，男，80岁。

2006年11月22日初诊：患者患慢性支气管炎30余年，糖尿病7年。现用诺和灵R早26U、午12U、晚12U，诺和灵N睡前10U，血糖控制尚可，血糖高时加服阿卡波糖。患高血压7年，血压最高150/90mmHg。此次因喘息、咳嗽加重1周，于2006年11月19日入院。入院时查：双球结膜水肿，双肺呼吸音粗，满布哮鸣音，双下肺可闻及湿啰音，双下肢轻度水肿。WBC 12.2×10^9/L，N 0.83，L 0.09。血气分析：pH 7.14，PaCO$_2$ 60mmHg，PaO$_2$39mmHg。诊断：慢性支气管炎合并感染，慢性阻塞性肺病，Ⅱ型呼吸衰竭，糖尿病，高血压。入院后予无创呼吸机辅助呼吸每日4小时，VE模式。就诊时患者胸闷喘息，动则加重，呼吸困难，气短，夜间低热，下午体温37.8℃，时咳嗽咳痰，痰黄，质黏，不易咳出，可以平卧，饮食欠佳，二便调，双下肢轻度水肿。舌黯红，苔黄腻，脉弦数。

处方：全瓜蒌30g，天竺黄10g，葶苈子15g，制半夏9g，紫菀10g，款冬花15g，炒莱菔子15g，炒黄芩15g，丹参15g，车前草15g，焦三仙各15g，天花粉10g。7剂，水煎服。

2006年11月29日二诊：患者无发热，胸闷喘息、呼吸困难明显好转，咳嗽咳痰减，痰黄质黏，不易咳出，饮食欠佳，二便调，双下肢无水肿。舌黯，苔黄腻，脉弦细数。血气分析：PaCO$_2$ 52mmHg，PaO$_2$ 58mmHg。

处方：炙麻黄6g，生石膏$^{(先煎)}$30g，杏仁10g，生甘草6g，莱菔子15g，天竺黄10g，鱼腥草30g，葶苈子30g，金荞麦15g，知、贝母各10g，沙参15g，天、麦冬各15g，当归15g，丹参15g。14剂，水煎服。

2006年12月13日三诊：患者胸闷喘息缓解，阵发性咳嗽，咳少量黄黏痰，不易咳出，伴咽痒，纳眠可，二便调。查体基本同前。舌黯红，少苔。血气分析：$PaCO_2$ 50mmHg，PaO_2 76mmHg，$SO_2$94%。

处方：北沙参20g，生黄芪15g，生石膏（先煎）30g，阿胶珠15g，桑叶20g，天、麦冬各15g，火麻仁15g，杏仁9g，瓜蒌30g，黛蛤散（包）20g，赤、白芍各12g，丹皮10g，当归15g，丹参15g。14剂，水煎服。

病情好转。（《姜良铎医案选》）

（三）中西医结合治疗高龄肺栓塞、呼吸衰竭

姜良铎治张某，男，81岁。2006年8月17日初诊。

患者因"左侧肢体活动不利1年半，胸闷憋气半天"，由急诊于2006年7月28日收入我院神经内科。于8月7日血氧突然下降，考虑肺栓塞，查血D-二聚体4.68mmol/L，予气管插管及抗凝治疗后，于8月14日转入我（呼吸）科。查体：体温37.0℃，球结膜无充血水肿，双侧瞳孔等大等圆，两肺呼吸音低，两上肺可闻及鼾音，心界向左下扩大，心音低钝，强弱不等，心率95～105次/min，律绝对不齐，各瓣膜听诊区未闻及明显病理性杂音。舟状腹，腹软，未触及明显肿块，肠鸣音正常，神经系统查体不满意，左侧肢体肌力弱，肌力2～3级；右侧肢体肌力尚可，肌力5级，两侧肌张力正常，生理反射存在，病理反射未引出。WBC 10.8×10^9/L，N 0.79，RBC 3.65×10^{12}/L，Hb 119g/L，PLT 169×10^9/L。血气分析：PH 7.40，$PaCO_2$ 38mmHg，PaO_2 51mmHg。入院诊断：①肺部感染、I型呼吸衰竭；②肺栓塞；③冠状动脉粥样硬化性心脏病、心律失常、心房纤颤；④胸腔积液，考虑低蛋白血症；⑤陈旧性脑梗死、继发性癫痫；⑥2型糖尿病；⑦肾功能不全，氮质血症期。呼吸机辅助呼吸，模式SIMV，F16次/min，VT 400ml，PS 10cm H_2O，PEEP 3cm H_2O，FiO_2 24%。

就诊时患者神志倦怠，嗜睡，呼之可应，能做简单交流，痰多质黏，时有汗出；左侧肢体活动不利，二便正常，舌黯淡，苔薄白腻，脉弦细数。心电监测：心率90～105次/min，血氧饱和度98%，血压100/60mmHg。

处方：黄芪15g，赤芍12g，三七6g，姜黄10g，广地龙15g，姜半夏10g，茯苓15g，知、贝母各10g，薏苡仁15g，橘红10g。

14 剂，煎服。

2006 年 8 月 31 日二诊：患者神志清楚，能做简单交流，夜间躁动不安明显，时有躁扰，痰仍多色白，纳差，二便正常。持续呼吸机支持呼吸，血气分析：pH 7.34，$PaCO_2$ 32mmHg，PaO_2 78mmHg。舌黯淡，少苔，脉弦细。

处方：龟板（先煎）15g，鳖甲（先煎）15g，龙齿（先煎）30g，郁金 10g，炒山栀 10g，炒酸枣仁 15g，赤白芍各 10g，旋覆花（包）10g，党参 15g，五味子 10g，麦冬 15g，生甘草 9g。

14 剂，水煎服。

2006 年 9 月 14 日三诊：患者腹部胀闷不适，进食可，痰多质白而黏，夜寐安，二便调。持续呼吸机支持呼吸，血气分析：pH 7.32，$PaCO_2$ 31mmHg，PaO_2 79mmHg。舌黯淡，少苔，脉弦细。

处方：生炒白术各 10g，党参 15g，山药 15g，山萸肉 10g，紫河车 15g，生麦芽 30g，猪、茯苓各 20g，车前子（包）10g，黛蛤散（包）20g，阿胶珠 15g，五味子 9g。

14 剂，水煎服。

诸症好转。（《姜良铎医案选》）

[编著者按] 临床上，呼吸衰竭可分为两型：Ⅰ型呼吸衰竭是指由于肺内外各种原因引起的肺通气和 / 或换气功能严重障碍，以致不能进行有效的气体交换，在呼吸空气（海平面大气压、静息状态下）时，产生缺氧，动脉血气氧分压（PaO_2）<8.0 kPa（60mmHg），且不伴高碳酸血症，而引起的一系列生理功能和代谢紊乱的临床综合征；Ⅱ型呼吸衰竭是指由于肺内外各种原因引起的肺通气和 / 或换气功能严重障碍，以致不能进行有效的气体交换，在呼吸空气（海平面大气压、静息状态下）时，产生严重缺氧伴高碳酸血症，动脉血气氧分压（PaO_2）<8.0 kPa（60mmHg），伴动脉血二氧化碳分压（$PaCO_2$）>6.7kPa（50mmHg），从而引起一系列生理功能和代谢紊乱的临床综合征。以此标准评价上述高龄呼吸衰竭患者的疗效，编著者认为其很好地体现了中西医结合治疗的效果。

［评析］

本章列举了高龄老人呼吸系统常见的 6 种疾病的医案医话。其中感冒 6 例，急慢性支气管炎 12 例，支气管哮喘 1 例，肺炎、肺部感染 12 例，肺气肿及肺胀 4 例，肺源性心脏病、呼吸衰竭 4 例，总计 39 例。以急慢性支气管炎和肺炎、肺部感染为最多。

（一）感冒

感冒是由风邪侵袭人体所致的疾病，临床表现为恶风发热，骨节酸楚，鼻塞流涕，头痛且胀，咽部不适或疼痛，或有咳嗽，脉浮等症，相当于西医学的上呼吸道感染。因风邪善行而数变，可与寒，暑、湿、燥、火、温邪相合，从而表现为不同的感冒症状。高龄老人所患以风寒、风热或"感寒包火"感冒为常见。风寒感冒，表现为恶寒无汗，周身酸痛，口和不渴，舌淡苔白，脉象浮紧，治宜疏散风寒，可投人参败毒散；风温感冒，发热重而恶寒轻，午后热甚，舌红苔白，咽部红肿，脉浮而数，或有咳嗽。治宜散风热，利咽喉，方用银翘散或桑菊饮。乔仰先先生治黄某之方 1，即取法化裁于两者之合方。寒包火之感冒，既有恶寒重、发热轻之表寒证，又有口苦而渴，咽喉疼痛，心烦急躁之里热证，治疗可投陶节庵柴葛解肌汤加牛蒡子、板蓝根。若邪入少阳经，表现为寒热往来、口苦、目眩、咽干、呕逆、脘胀、便溏。脉象弦缓或数，法当和解表里，可用小柴胡汤。若其人中气素虚，烦劳则张，出现类似感冒的发热症状，服用治疗感冒方药无效，呈现肢体倦怠，大便偏溏，排便时有窘迫感，无形寒头痛，舌净，脉虚细带数，或右脉虚大倍于左脉，当属中气不足。治宜采用甘温除热，投以李杲补中益气汤。方内升麻、柴胡本有退热作用，勿作单纯升提药看。

高龄之人，已步入生命的边缘，容易出现因感冒而阴阳离决的情况，即清代喻昌《寓意草》中提出的"伤寒亦有戴阳证也"；凡遇脉症不符，脉搏、心律、呼吸、血压、神志异常，应当首重顾护正气，并急送医院抢救，不宜按普通感冒处理。

高龄感冒所用发散药物用量宜轻，中病即止，必要时辅以扶正药物，以防过汗亡阳。

（二）急慢性支气管炎

本病中医称为咳喘、痰饮，多见于高龄久病之体或新感引动伏邪而发，治疗应分清标本。本在肺、心、脾、肾诸脏，标在风、寒、热、湿、痰、瘀。新感重在治标，久病标本兼治，专一治本者，临床上并不多见。

慢性支气管炎因感风寒而急性发作，其病多发于秋冬季节，咳嗽喉痒，咳稀白痰，咳剧时影响睡眠，舌质紫少苔，脉浮，证属外感风寒，引动伏邪，治宜散寒止嗽，行气化饮，方用苏陈九宝汤。若心阴不足，痰饮伏肺，外受风寒，遇冷发作，咳嗽痰黄，大便偏干，舌红苔白，脉象弦滑。治宜养阴清肺、散寒化饮，方用炙甘草汤，加桑白皮、黄芩、干姜、五味、杏仁、荆芥。若痰浊阻塞胸膈，胶黏难以咳出，咳而上气，但坐不得眠，豁痰降气，可用《金匮要略》皂荚丸。

久病咳喘痰多，虚实夹杂，宜标本兼治。若咳嗽痰鸣，难于平卧，畏风出汗，头昏眼花，九窍不利，舌嫩脉濡，责之脾肺气虚，痰饮内停，宜用补中益气汤加温化痰饮之品如南星、半夏、干姜之类。若咳嗽痰鸣、胸闷憋气，不能平卧，咯吐白色或粉红色泡沫痰，口唇紫黯，便溏尿少，手足欠温，下肢水肿，舌淡黯，脉微细，责之心肺脾肾俱病，阳虚水泛，宜用四逆汤或真武汤，再合葶苈大枣泻肺汤。水停配以五苓散，血瘀加用桃、红、苏木之属，有较好疗效。若咳嗽痰喘，身体枯瘦，腹胀高起，气短难续，大便干燥，见食生厌，舌黑润如墨，责之湿热内蕴，久病伤阴，宜用赵氏养阴化湿汤（石斛、禹余粮、薏米、茵陈、石菖蒲、佩兰），若咳喘经年不愈，痰黏白难咯，舌白腻，脉濡滑，责之脾肾两虚，痰湿内搏，宜用周氏北瓜膏，缓缓取效。

（三）支气管哮喘

支气管哮喘属于变态反应性疾病，由于支气管痉挛，肺泡处于高度膨胀状态，气体交换受阻，对人体的负面影响尤大。高龄老人在这种情况下，极易呈现哮喘持续状态，甚至危及生命。

高龄老人气管哮喘发作期，治疗方法与成人哮喘相同，方剂可使用麻黄人参芍药汤等增损，但应注意顾护正气，用量宜较成人为轻。

高龄患者若出现哮喘持续状态，临床表现为端坐呼吸，声如拽锯，喘息不能平卧，咳痰色黄，胶黏难咯，痰量每天达 100ml 以上，面色潮红，口苦而干，食欲很差，胸胁胀闷，腹部胀满，大便秘结。舌质红绛，舌苔黄厚，脉革滑数，两肺满布痰鸣音。此属痰热壅肺，木火刑金，肺气不降，大肠传导失司所致。可在与西医学疗法相互配合和支持的基础上，投以大柴胡汤合三子养亲汤、清气化痰丸，加射干、地龙之类。神昏烦躁或出现肺性脑病者，可加入羚羊角、水牛角、郁金、菖蒲、安宫牛黄丸、紫雪丹、至宝丹等，以救垂危。

（四）肺炎、肺部感染

肺炎是指包括终末气道肺泡腔及肺间质在内的肺实质炎症，细菌性肺炎仍是最常见的肺炎。肺部感染较肺炎病情稍轻，两者只是程度上的差别，并可以相互转化。目前不论是发达国家还是发展中国家，肺炎均是老年人重要的致死原因之一。90 岁以上老人约有半数死于肺炎，被认为是老年的自然终点。

老年肺炎以支气管肺炎为多见，生活在人生边缘的高龄老人更是如此，它每每发生于冬春季受寒、雨淋或体弱疲劳之体，病因以原有痼疾加以新感最易见到。中医学属于伤寒或温病范畴，尤以冬温和风温肺热居多。宋代陈直《养老奉亲书》说，老人喘嗽，"火乘肺也"。一语道破了此病的病机。高龄人，正气虚弱，体内阴阳偏颇，若外感六淫，火郁不得散发，内外合邪，上乘于肺，肺失肃降，致成喘嗽。病甚者火邪炼津成痰扰乱神明，耗气生风，则变证迭出，终至阴阳离决。

高龄肺炎和肺部感染的治疗，大体可分为四个类型：

1. 邪袭肺卫型　症见咳嗽频繁，咯吐白痰质黏，口干或渴、发热、微恶风寒，汗泄不畅，午后热甚，鼻塞流涕，咽红，舌质红苔白，脉浮、肺部可闻湿啰音，以中下部野多见。治宜辛凉或微辛解表，宣肺清火止咳，方用银翘散加瓜蒌、浙贝、僵蚕、前胡。若恶寒无汗，咳嗽喘息，咯吐黄痰，舌红苔黄，脉浮紧数，两肺干啰音散见，可用麻杏石甘汤加黄芩、瓜蒌、桑白皮、知母、贝母治之。

2. 痰热互热型 症见咳嗽频繁而音轻，咳吐大量黄痰或白黏痰，咳痰不爽，或见便秘，纳少神疲，发热不高或无发热，舌质红紫，苔白或黄腻，脉象细滑或滑弱，两肺满布或见散在性湿啰音，以两肺中下叶和肺底为多。治宜清肺养阴，化痰涤热。方用《医学统旨》清金化痰汤。本方为治疗高龄肺炎和肺部感染之主方，主药为黄芩和瓜蒌。金代李杲尝谓，治肺热如火燎，烦躁引饮而昼盛者，气分热也，用一味黄芩汤以泻肺经气分之火。瓜蒌清热化痰，宽胸散结，润肠通便，对大量咳痰，大便秘结者尤宜。若邪热更盛，可加连翘、草河车、鱼腥草煎服，亦可用片仔癀或八宝丹 0.5g，每 8 小时服 1 次。或用清开灵注射液 60ml，加入 5% 葡萄糖 500ml 内，静脉滴注，滴速 20～30 滴 /min，1 日 2 次，对本品过敏者禁用。若患者脉滑数而弱，为气阴两虚，应在上方中加玉竹或黄精，以加强益气养阴、清补气血之力。玉竹、黄精均为百合科植物，具有强心、抗心律失常、抗霉菌、抗结核菌、抗霉菌等作用，但无蓄积中毒之弊，临床使用较为安全。合并肺不张者，此方也可使用。

3. 阴虚火旺型 症见壮热渴饮，咳嗽气促，痰白韧不爽，喘急不得卧，尿短刺痛，或见神昏谵语，耳聋，舌绛干燥，苔黑裂纹，脉象洪数，两肺中下叶可闻细湿啰音。证属肺火亢盛，津液被灼，痰热上蒙清窍。治宜清肺生津，泄热化痰。方用增液汤、泻白散合苏葶丸，加石斛、牛蒡、天花粉、白芍、川贝、菖蒲。

4. 阳虚外寒内热型 症见咳嗽痰多，痰黄质黏，喉中痰鸣，平卧时加重，胃纳差，畏寒喜热，下肢水肿。舌质红苔黄，脉沉弦。两肺中下叶可闻细湿啰音。治宜扶阳化饮，苦寒清热。方用桂苓五味甘草汤合黄连解毒汤加味。此方大便溏者宜之，若患者大便干燥，面部水肿，可于方中加瓜蒌、桑白皮。

高龄肺炎患者常合并有心脏疾病、结核病和霉菌感染，治疗时应权衡轻重和利弊，按照辨病辨证相结合的方法加以处理。

高龄肺炎经治疗咳嗽大减，肺部湿性啰音消失，外周血白细胞总数和分类降至正常范围，CT 或 X 线胸片示炎症完全吸收，表明患者进入康复期，应注意适度增加饮食和食疗之品，如银耳莲子汤之类；适度增加户外活动，增强体质；天气变化时及早增加衣服，避免感冒。若肺中痰热未清，则咳而痰不易出，低热缠绵不退，宜投养阴生津、清肺化痰之剂。对于痰热已化，阴津未复，症见身倦无力，动则自汗，间断咳嗽，痰不易出，低热未清，二便不畅，夜寐不安，舌红少苔，脉象缓弱的高龄老人，治宜益气养阴，清热生津，方用竹叶石膏汤加石斛、黄芩、浙贝、金银花、连翘、白茅根。对于病后气血虚弱，出现头晕眼花，咳喘短气，痰多清稀，动则自汗，疲乏心悸，纳少便干，舌淡脉弱的高龄老人，可用小剂量归芍六君子汤加瓜蒌仁、浙贝母煎服。对于病后仍有寒热往来，咳喘短气，痰多清稀，口苦咽干，舌红脉弦的高龄老人，可用小剂量小柴胡汤加当归、细辛煎服。对于病后阴虚，形体消瘦，午后低热，夜间盗汗，舌红脉细的高龄老人，可用小剂量首乌延寿丹内服，中病即止，常有助于身体的恢复。但何首乌对特异质患者易引起肝损伤，应及时检测肝功能。

（五）肺气肿及肺胀

慢性阻塞性肺疾病（COPD）是一种具有持续性存在的以气流受限为特征的呼吸系统疾病，肺气肿只是该病发展到一定阶段的表现。其特征：咳嗽、喘息、气短或呼吸困难，桶状胸，胸骨下角增宽，肺下界降低，透明度增加，呼吸音减弱。患者自觉胸部膨膨然若不能容，因此中医学将本病称之为"肺胀"。

本节列高龄肺气肿及肺胀 4 例，提出了三种控制病情的方法：

1. 外感风寒，寒饮内盛 临床表现为咳嗽喘息，夜间不能平卧，咳痰色白，遇寒病情加重，舌质黯淡苔白滑。治宜外散表邪、内化寒饮，方用小青龙汤。若胸痛心悸，口唇紫黯，手足不温，脉象沉迟，是阴邪上乘阳位。治宜温通胸阳、化痰降浊。可合用《金匮要略》薏苡附子散。若久病卧床，动则咳喘加重，饮食几废，舌质胖大少津，红绛无苔，脉象浮大弦硬，重按细微似无。证属阴阳两虚，阴寒水饮凝聚。治宜在小青龙汤基础上，重加生白芍、生山药以补其阴，制附子、肉桂以扶其阳。

2. 痰湿内蕴，脾胃不和 临床表现为咳嗽痰白，胃脘不舒，或呕吐恶心，头眩心悸，活动后气喘，舌质黯红苔腻，脉象沉弦。治宜宣肺化痰平喘，方用《太平惠民和剂局方》二陈汤。平日畏寒，痰黏难咯，舌苔黄者，可加杏仁、紫苏、川贝、紫菀、款冬花、白果。

3. 痰热壅肺，上盛下虚 临床表现为气喘咳嗽。痰白带泡，咽喉不利，胸膈满闷，口干喜热，四肢畏冷，小便频多。脉弦细滑。治宜化痰平喘，清上温下，方用《太平惠民和剂局方》苏子降气汤。内热盛舌红苔黄者，加瓜蒌、桑白皮、黄芩、栀子；气虚自汗心悸者，合用生脉散。

治疗高龄呼吸系统疾病，发散祛邪、平喘止嗽药物，用量应为成人的1/2 至 2/3。在疾病康复期，适当加入补益肺、脾、肾之药物，如人参、黄芪、熟地黄、蛤蚧、淫羊藿、巴戟天、破故纸、胡桃肉、冬虫夏草、胎盘、蛤士蟆油、龟龄集等，对疾病恢复、防止复发有益。使用"冬病夏治"白芥子涂法，也利于抗复发。

（六）慢性肺源性心脏病、呼吸衰竭

慢性肺源性心脏病出现心功能不全，常常是慢性阻塞性肺疾病，肺部感染，肺动脉高压的结果。因此，控制肺部感染，降低肺动脉高压，是治疗本病的关键所在。中医认为，肺为娇脏，外感六淫，痰饮、瘀热乘肺，皆可导致肺失清肃下行之令，气机上逆而成喘嗽。心阳不足，不能贯心脉而行呼吸，通调水道，下输膀胱，则致病情加重，甚至危殆。慢性肺源性心脏病心功能不全的临床表现为：咳嗽阵作，夜间尤甚，咯吐大量白色泡沫痰或夹杂黄痰，动则喘息，不能平卧，难做到长吸为快；畏寒怕冷，纳少眠差，精神萎靡，肢冷尿少，下肢水肿；眼球突出，面唇青紫，舌淡紫苔白或黄，脉微或弦细；颈静脉怒张，桶状胸，两肺可闻干湿啰音或哮鸣音，心音低远而速等。治疗之法，凡表现为表里俱寒，邪入少阴，心肾之阳不振者，可予麻黄附子细辛汤与葶苈大枣泻肺汤之合方；外寒内热者，可予小青龙加石膏汤或麻杏石甘汤，加黄芩、瓜蒌、桑白皮、丹参、灵芝。小便不利者，可合入五苓散或泽泻汤，苏陈九宝汤亦可使用。气血不足者，可加入人参、黄芪、当

归、白芍。病情危重需要抢救者，应采用中西医结合疗法。

呼吸衰竭的治疗，目前仍以中西医结合为主流。纯中药疗法在高龄患者中疗效虽然不够理想，但也进行了有益的探索。

主要参考文献

[1] 夏翔，王庆其.上海市名中医学术经验集 [M].北京：人民卫生出版社，2006.

[2] 董建华.中国现代名中医医案精粹（第 2 集）[M].北京：人民卫生出版社，2010.

[3] 董建华.中国现代名中医医案精华（三）[M].北京：北京出版社，1990.

[4] 汤承祖.汤承祖 60 年行医经验谈 [M].北京：人民军医出版社，2001.

[5] 孙其新，孙基然.秦伯未医案 [M].北京：中国中医药出版社，2014.

[6] 王世雄.王孟英医案 [M].3 版.北京：中国中医药出版社，2008.

[7] 张存悌.关东火神张存悌医案医话选 [M].沈阳：辽宁科学技术出版社，2015.

[8] 李士懋，田淑霄.中医临证一得集 [M].北京：人民卫生出版社，2008.

[9] 周仲英.周仲英医论选 [M].北京：人民卫生出版社，2008.

[10] 赵桐，赵寿康.赵仲琴诊籍四种 [M].北京：人民卫生出版社，2009.

[11] 姜良铎.姜良铎医案选 [M].北京：中国中医药出版社，2011.

[12] 彭万年，徐志伟，孙晓生，等.海内外中医药专家临证经验集成 [M].北京：中国中医药出版社，2006.

[13] 罗慰慈.现代呼吸病学 [M].北京：人民军医出版社，1997.

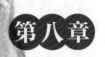

第八章

高龄老人心血管系统常见疾病

第一节　高血压、低血压、动脉硬化及眩晕

（一）知柏地黄汤与天麻钩藤饮及清眩降压汤加减治疗高龄阴虚阳亢型高血压

陈可冀治患者裴某，女性，80岁，河南人，于2002年12月10日来诊。

主诉：反复头晕50余年，加重3个月余。患者50余年前妊娠后出现高血压，以后经常出现头晕，血压最高达230/70mmHg，口服多种降压药物如复方利血平氨苯蝶啶（降压0号）、苯磺酸氨氯地平片（络活喜）等。近3个月来反复出现头晕、肢体麻木，并曾发生一过性意识丧失6～7次，多家大医院均未作出明确诊断。平日常觉口干。既往无特殊病史。

查体：舌红、少苔，脉弦。血压210/70mmHg。

中医诊断：眩晕，阴虚阳亢。

西医诊断：高血压。

治疗原则：滋阴平肝，清热潜阳。

方选知柏地黄汤与天麻钩藤饮及清眩降压汤加减。

处方：知母10g，黄柏10g，大生地10g，山萸肉10g，天麻15g，钩藤20g，生石决30g，炒杜仲15g，怀牛膝10g，益母草15g，首乌藤30g，苦丁茶30g，桑叶20g，菊花20g。每日1剂，水煎，日2次分服。

2003年1月3日二诊：服前方诸症均有好转，头晕、肢麻已不明显，未曾发生一过性意识丧失，查舌偏红、苔黄腻，脉弦滑，血压降至170/70mmHg。嘱上方加用胆星15g继用，以加强清热化痰之功，效不更方。

按语：陈可冀常把高血压归于"肝阳""肝风""眩晕"等症，认为高血压多由七情所伤、内伤虚损和饮食失节诱发，与心肝肾关系密切，常辨以肝热上冲、阴虚阳亢、肝肾阴虚、肝阳化风、阴阳失调等多种类型。陈老师临证时，辨以阴虚阳亢型者尤多，老年人亦不例外。陈老师认为老年高血压多因动脉顺应性下降而出现收缩期高血压，经常伴有脑卒中及心肌梗死，低肾素型较多。由于压力感受器敏感性差，血压调节反应不良容易发生直立性低血压，故降压药用量不宜过大，且选用中枢性抑制剂和神经节阻滞剂尤要慎重。老年高血压注意不要降得过低以免影响重要脏器的血供，过高和过低都可增加脑卒中的发病可能。中医药降压具有温和、持久、不良反应少的特点，认为恰当的中医辨证治疗可以避免早期高血压患者过早地对降压西药产生依赖，增强同等剂量降压西药的功效，减少高血压合并症的发生以及改善高血压患者的症状。中医辨证仍以肝肾阴虚为本、肝阳上亢为标之阴虚阳亢证型为主，兼见瘀血痰浊之证。知柏地黄汤、天麻钩藤饮、补阳还五汤、半夏白术天麻汤、温胆汤为最常用处方。形气较虚者，予白薇汤或补阳还五汤加减，兼夹痰热较盛者加用清热化痰汤（四君子汤与温胆汤加麦冬、黄连、黄芩、石菖蒲、胆星、木香等）；肝肾阴虚气血不足者，酌以独活寄生汤加减。予添加瓜蒌薤白汤系列及血府逐瘀汤加减，胸痹兼有咳嗽者加用茯苓杏仁甘草汤，胸痹兼有心下痞满纳呆者加用橘枳姜汤；兼有心悸怔忡，予酸枣仁汤：朱砂安神丸、炙甘草汤及苓桂术甘汤加减；兼有中风痰迷者，与黄芪桂枝五物汤、补阳还五汤、独活寄生汤、地黄饮子加减。

此患者年老久病，参以目前脉症，辨以阴虚阳亢不难理解。方选知柏地黄汤与天麻钩藤饮加减。知柏地黄汤为六味地黄汤加用知母、黄柏而成。知母、黄柏均以盐炒入肾滋阴降火常用于阴虚火旺相火妄动之眩晕耳鸣、腰膝酸软及五心烦热等症。六味地黄汤出自《小儿药证直诀》，滋补肝肾，为治疗肝肾阴虚基础方。方中熟地黄味甘纯阴，主入肾经，滋阴补肾，填精补髓；山茱萸酸温，主入肝经，滋补肝肾，固涩精气；山药甘平，主入脾经，健脾固肾，补后天以养先天；泽泻利湿以泻肾浊，防熟地黄滋腻恋邪；丹皮清泄虚热，制山萸肉之温涩；茯苓淡渗利湿，助山药以健脾，助泽泻以泻肾浊。前三味三补与后三味之三泻共成以补为主，补而不滞，泻不伤正，肝、脾、肾三阴并补，以滋补肾阴为主，兼以清泄虚火。用于治疗肾阴虚引起的高血压及糖尿病等疾患。天麻钩藤饮为治疗阴虚阳亢、阳亢化风之效方。陈老师治疗高血压所致之头晕头痛每多用之。方中天麻甘平，专入肝经，平肝息风。《本草纲目》云其可专治"风虚眩晕头痛"，为"治风之神药"；钩藤甘凉，既能平肝风，又能清肝热，如《本草正义》所云："此物轻清而凉，能泄火，能定风"；石决明咸平重镇潜阳，清热平肝，《医学衷中参西录》云石决明"为凉肝镇肝之要药"。配以山栀子、黄芩苦寒清泻肝经之火，以助平息阳亢。益母草活血利水，川牛膝活血引血下行，以益肝阳下潜，符合治风先治血、血行风自灭的原则。杜仲、寄生培补肝肾，扶正固本。夜交藤、茯神安神定志。诸药合用，平肝阳、清肝热、息肝风、利血脉、益肝肾、宁神志。陈可冀临证老年高血压时常以上述两方加减使用。本例加用桑叶、菊花、苦丁茶等清肝泄热，亦为陈老师自拟清眩降压汤之意；首乌藤滋补肝肾通络，以兼顾老年肢麻症状。二诊苔黄腻，脉弦滑加用胆星 15g 继用，以加强清热化痰之功。《陈可冀学术思想及医案实录》

（二）滋肾抑阳法治愈高龄高血压眩晕

方药中、刘志明治王某，女，80 岁。

初诊：1980 年 10 月 29 日。

主诉：患者素有高血压，经常感觉头昏，但不甚严重，近 3 个月来病情有增无已，故来我处求治。

诊查：头晕目眩，尤以夜间为甚，站坐则感天旋地转，两目昏花难睁，只能躺卧，伴耳中鸣响，四肢酸楚，颈项强，烦躁，二便尚调。脉弦细，沉取乏力，舌苔薄黄。血压 230/100mmHg。

辨证：证属高年精血亏损于下，亢阳逆扰于上。

治法：治宜滋肾抑阳。

处方：杭菊花 9g，钩藤 9g，桑椹 12g，首乌 9g，杜仲 9g，牛膝 9g，当归 12g，白芍 9g，葛根 6g，黄芩 9g，草决明 12g，石决明 24g。

上方药服 5 剂，眩晕即止，视物较清，项强烦躁皆除，耳鸣减轻。脉细苔薄，血压趋于正常。继以丸药滋之，饮剂清之，合而为功，以资巩固。

处方：首乌片 4 瓶，每次服 5 片，早晚各服一次；杭菊花 100g，用水浸泡，代茶饮服。

[按语] 眩晕之病机，以肝、脾、肾功能失调为要。故治疗有调肝、健脾，益肾等法。老年人眩晕总以滋肾为基础，结合诸法合用。该例八旬高龄，故先予滋肝肾、养精血、抑亢阳之汤剂，眩晕既正；则予有益寿功效的首乌片，菊花茶饮，乃治中有防、防中有治也。（《中国现代名中医医案精粹（第 2 集）》）

（三）平肝潜阳、健脾补肾法治疗高龄眩晕

李英杰治李某，男，82 岁，2009 年 2 月 27 日初诊。

主诉：头晕 10 天。

初诊：患者因春节期间劳累、饮食不节后出现 3 次发作性头晕头胀，血压最高达 220/105mmHg，当地医生予"硝苯地平（心痛定）"含服后缓解。发作时无肢体活动障碍及恶心呕吐等症。刻下症：间断头晕，头沉，倦怠乏力，食欲不振，夜寐不安，周身恶寒。体格检查：血压 160/100mmHg。双肾无叩击痛，双下肢无水肿。舌黯红，舌体胖大，苔薄黄，脉弦滑。实验室检查：肝肾功能正常。肝、胆、脾、胰、双肾 B 超未见异常。心电大致正常。甘油三酯 1.87mmol/L，胆固醇 6.52mmol/L。

辨证分析：《素问·至真要大论》云："诸风掉眩，皆属于肝。"肝为肾之子，肾水不足，不能涵养肝木，则虚风上扰，故见眩晕。患者年届八旬，肾中空虚，失其封藏则夜尿频多。火不生土则脾气虚弱，脾失健运则食欲不振，倦怠乏力。

中医诊断：眩晕（肝肾阴虚）。

西医诊断：高血压 3 级。

治法：平肝潜阳，健脾补肾。

方药：自拟方。

夏枯草 15g，菊花 15g，钩藤 10g，赤芍 10g，川芎 12g，怀牛膝 10g，地龙 15g，葛根 10g，石菖蒲 10g，丹参 15g，黄精 10g，泽泻 15g，茯苓

15g，焦三仙各 10g，鸡内金 10g，仙灵脾 10g，甘草 10g。7 剂，水煎服。

二诊（2009 年 3 月 9 日）：头晕好转，血压：145～155/85～95mmHg。舌黯红苔后部黄厚，脉弦滑。2 月 27 日方去仙灵脾，加焦栀子 10g、薏苡仁 20g。7 剂，水煎服。

三诊（2009 年 3 月 24 日）：患者服上药 7 剂后头晕、精神明显好转，食欲转佳，血压正常。遂以上方继服 7 剂，现偶有头晕。舌黯稍红，苔薄黄，脉弦细。3 月 9 日方加山药 20g、仙灵脾 10g、炒杜仲 15g、寄生 10g。10 剂，水煎服。

按语：本案患者已年过八旬，五脏俱衰明矣，病情较为复杂。若治疗拘泥于苦寒清火或滋阴潜阳之法，或可使阴阳更失平衡，反致病情加重。对此，李老注意治疗护其中，因脾胃为后天之本，是气血生化之源。在整个治疗中，注重调整脾胃在疾病发生发展中的作用。《素问·玉机真脏论》云："五脏者皆禀气于胃，胃者五脏之本也""脾脉者土也，孤脏以灌四傍者也"。因此，李老认为，脾胃不但是气血精微物质化生之源，而且这些精微物质还必须通过脾胃之气，才能将其灌溉到五脏六腑、四肢百骸。所以，五脏六腑之中皆有脾胃之气。换言之，脾胃之气，在人体无处不在，无时不有，对生命起着主宰作用。正所谓，中轴斡转，四象轮旋，神形泰然。（《李英杰医案》）

（四）生脉散加味治愈高龄冠心病心脏冠状动脉扩张术及植入支架术后一过性低血压眩晕

李春生治患者郭某，女，84 岁，香港人。2008 年 4 月 16 日初诊。

主诉：头晕 1 天。今天原因不明突然面色苍白，头晕，伴视物模糊。无恶心呕吐，眠纳可，大便 2 天 1 行。2001 年及 2006 年均行心脏冠状动脉扩张术，植入 3 个支架。轻微糖尿病，高血压及心脏病均需服药，双膝关节更换手术史。曾做双眼白内障摘出术及人工晶状体植入手术。

检查：今晨：BP 69/35mmHg，P 70 次 /min。进食后：BP 90/48mmHg，P 73 次 /min。面色苍白，脉象：左滑革，右虚缓，舌黯红，活动自如，无偏斜，苔黄质腻。

中医诊断：眩晕。

西医诊断：冠心病，心脏冠状动脉扩张术及植入支架术后；高血压，一过性低血压。

辨证：气阴两虚，肝肾不足。

治则：益气生津，滋补肝肾。

处方：生脉饮加味。

西洋参 6g，麦冬 12g，五味子 6g，山茱萸 12g，枸杞子 12g，三七粉^{（冲）} 3g，熟地黄 9g。

3 剂，水煎服，每天 2 次。

2008 年 4 月 19 日，二诊。

患者以腰痛就诊于针灸科，自述服药后头晕已愈。

疗效评定为临床痊愈。

按语：本例乃心脑血管病，出现一过性低血压，中医认为是气阴两虚，髓海不足，气血流行不畅所致。因此用生脉散益气养阴，地黄、山萸、枸杞补益肝肾，三七粉化瘀行血，能够收到较好效果。

（五）柴陈泽泻汤合真武汤治愈高龄眩晕

王幸福治乔某，男，80 岁，最近因眩晕不止，2 次住院治疗，怀疑高血压、脑梗死，经西医治疗一段时间，眩晕略为减轻，仍然走路天旋地转，欲仆地。无奈，慕名从河南来陕西求治于中医。刻诊：人高魁梧，面黄，不能走动，一动就晕，欲栽倒。血压略高，该年龄亦属正常，舌淡苔白腻，脉弦滑有力，尺略显不足，饮食二便尚可，腰时有酸痛。辨为阳虚水泛，少阳郁火，清阳不升，浊阴不降。西医似梅尼埃病。

处方：柴陈泽泻汤合真武汤。

柴胡 10g，黄芩 10g，法半夏 30g，党参 15g，甘草 5g，大枣 10g，生姜 10g，陈皮 10g，茯苓 50g，苍术 15g，泽泻 70g，天麻 30g，钩藤^{（后下）}12g，菊花 30g，制附子 10g，白芍 15g。7 剂，水煎服，每日 3 次。

1 周后复诊，眩晕基本止住，患者很是高兴，直赞中医好。效不更方，因有轻微耳聋，上方去附子、白芍，加穿山甲、龟甲、鳖甲、牡蛎。又 7 剂

痊愈。（《古道瘦马医案》）

编著者按：王幸福认为，眩晕之基本病机为风、火、痰、虚综合为患，治疗大法为祛风清火豁痰补虚，面面俱到，用余国俊先生所拟柴陈泽泻汤治之。此方实为小柴胡汤、二陈汤、泽泻汤、六君子汤之合方，其中小柴胡汤旋转少阳枢机，透达郁火，升清降浊；二陈汤化痰降气；泽泻汤涤饮利水。方中尚寓有小半夏加茯苓汤，亦可降逆化痰，涤饮止呕；又寓有六君子汤，运脾和胃以治本。加天麻、钩藤、菊花者，旨在柔润以息肝风。据大量临床病案验证，此方一般仅服2～4剂，多能迅速息止眩晕之急性发作，可为高效验方。该患者眩晕欲栽倒，辨证为阳虚水泛，故加制附子、白芍，以合入真武汤，温经行水。（《杏林求真：跟诊王幸福老师嫡传手记实录》）

（六）温氏奔豚汤加味治疗高龄眩晕

张存悌治董某，女，82岁。眩晕1周，乏力，左耳时鸣，尿频，夜间四五次，便干，三五日一行，口干不渴，手足不温，下肢较甚。舌淡赤胖润，脉滑软，左尺右寸弱。高年阳气亏损，水湿壅盛，用温氏奔豚汤加味，注意温润通便：

附子10g，党参25g，砂仁15g，磁石45g，牡蛎40g，肉苁蓉30g，麻仁10g，肉桂10g，山药30g，茯苓30g，泽泻25g，牛膝25g，麦芽25g，沉香5g，炙甘草10g，大枣10枚，生姜10片。

7剂后眩晕已止，余症减轻，继续调理。（《关东火神张存悌医案医话选》）

（七）半夏白术天麻汤加减治疗高龄眩晕

李春生治患者刘某某，男，85岁，哈尔滨人，2016年12月28日初诊。

主诉：头晕、时而迷糊10余年。自觉眼前黑花飞舞，有时瞬间突然头脑一片空白，但无天旋地转，失去知觉之感。咽喉不利，时而咳呛，咯吐白痰，痰量每天少于10口。全身疼痛，手不能握物，不能穿衣服，步履艰难。胃口好，腹不胀，大便正常，每日1～2次。尿频，每晚夜尿3次。既往史有高血压、脑动脉硬化、腔隙性脑梗死、前列腺增生、肺纤维化、心瓣膜关闭不全、骨质疏松症及长期发热病史。

检查：身高 166cm，体重 70kg，血压 140/90mmHg，体温 36.2℃，餐后 2.5 小时血糖 7.2mmol/L，ECG 示：心率 86 次 /min，$ST_{I, V4~6}$ 压低，T 波低平或倒置。舌质红紫苔黄，脉革滑略数。驼背，桶状胸，右肺底叩诊在第 6 肋间隙下缘，左肺底偶闻干啰音，心肝脾（-），腹软无压痛，双下肢 I°凹陷性水肿。

中医诊断：眩晕。

西医诊断：高血压；肺纤维化；腔隙性脑梗死恢复期；骨质疏松症。

辨证治则：证属气虚清浊升降失常，致成眩晕。治宜益气升清，降浊定眩。

处方：半夏白术天麻汤加减。

法半夏 10g，炒白术 10g，明天麻 10g，白茯苓 10g，化橘红 8g，炙甘草 6g，生黄芪 10g，关黄柏 6g，制首乌 8g，西秦艽 6g，炙桑白皮 8g，苦桔梗 8g。

每日 1 剂，水煎，早晚饭后各服 150ml。

2017 年 3 月 30 日，二诊。

服上方 7 剂，头晕迷糊减轻。但干咳夜甚，有时发呛。不发热，大便正常，每日 1 次。

检查：体重 70kg，血压 140/80mmHg，体温 35.9℃，餐后 1 小时血糖 8.8mmol/L，ECG 示标准导联 I：ST 段已抬平，T 波正常，余同前。舌质红紫苔黄褐，脉革结代，右大于左。心率 60 次 /min，听诊发现 1 分钟可有 2 次停顿。肺、肝、脾（-）。上腹叩诊呈鼓音，双下肢 I°凹陷性水肿。

处方：照上方去制首乌、秦艽，加地龙 10g，全蝎 8g，黄精 10g，菖蒲 6g。煎服法同上。

疗效评定为显效。

按语：半夏白术天麻汤是二陈汤的衍化方，为痰厥头痛而设。其来源有二，一为李杲《脾胃论》和《兰室秘藏》，由二陈汤加苍白术、天麻、泽泻、干姜、黄柏、神曲、麦芽、人参、黄芪，减去甘草而成。功能健脾和中，化痰定眩。一为程国彭《医学心悟》，由二陈汤加白术、天麻、生姜、大枣，或再增蔓荆子而成。功能燥湿化痰，定眩止痛。从临床上看，高龄老人脾胃虚而有眩晕者，多兼肺气虚及湿热内蕴，风痰瘀血亦常存在，故笔者治疗此病以程国彭半夏白术天麻汤，加入李氏方中之黄芪、黄柏，再增地龙、全蝎，临床常疗效显著，历验不爽。本案 2016 年 12 月 28 日方中的制首乌、秦艽，是为防止长期发热而用。二诊没出现发热，所以去掉。

第二节　冠状动脉粥样硬化性心脏病、心绞痛、心肌梗死及胸痹

（一）生脉饮合冠心 2 号方加味治疗冠心病心绞痛

陈可冀治患者郭某，男性，84 岁，研究人员。于 2004 年 9 月 1 日来诊。

主诉：阵发性胸闷 1 年。患者 1 年前左耳鸣、胸闷，查血压 170/90mmHg，服降压药后血压维持在 140/80mmHg，以后服复方利血平氨苯蝶啶 1 片每日一次。在北京协和医院诊为"冠心病"后，胸闷逐渐加重，以扩冠降压治疗。3 个月前胸闷明显加重，冠状动脉造影示左前降支狭窄 70%，未予干预治疗。每次发作胸闷与情绪有关。平时口服酒石酸美托洛尔（倍他乐克）12.5mg 每日 2 次，单硝酸异山梨酯（欣康）2mg 每日 2 次，阿托伐他汀（立普妥）20mg 每晚 1 次。现活动后乏力，纳少，大便偏稀，小便可。既往 8 岁时行阑尾切除术，30 岁时行甲状腺次全切除术、扁桃体切除术，脂质代谢异常 1 年。

查体：血压 120/70mmHg，心率 60 次 /min，律齐，舌红少苔、中后部黄干苔、有裂纹，脉弦。超声心动图：升主动脉增宽，左房轻度增大，老年性主动脉瓣、二尖瓣环退行性变。轻度主动脉瓣关闭不全。左室射血分数（LVEF）>60%。冠状动脉螺旋 CT：冠状动脉中度舒张，前降支中段重度狭窄。颈动脉超声：双颈内动脉粥样硬化伴斑块形成。核素心肌显像：左心室前壁、心尖、间壁心肌缺血。

中医诊断：胸痹，气阴两虚、瘀血痹阻。

西医诊断：冠状动脉粥样硬化性心脏病，心绞痛，高血压。

治疗原则：益气养阴，活血宣痹。

方选生脉散及冠心 2 号方加减。

处方：太子参 12g，麦门冬 10g，北五味子 6g，生黄芪 12g，紫丹参 12g，川芎 10g，赤芍 10g，藏红花 10g，全瓜蒌 10g，焦四仙各 15g。

2004 年 12 月 1 日二诊：

服前方 1 个月后，自觉诸症明显好转。平时皮肤瘙痒，纳食可，大便时有偏干，眠可。查血压一般控制在 120～145/68～79mmHg，心率 68 次 /min。舌黯红、苔根部微腻，脉弦滑。

处方：防风 15g，桑白皮 15g，白鲜皮 15g，牡丹皮 12g，山栀子 12g，杭白芍 12g，甘草 12g，紫丹参 12g。7 剂。

按语：陈可冀认为临证冠心病时，不要孤立地认识心绞痛发作时的各种症状。既要重视局部病变，也要看到病理情况下的机体反应。体现整体和局部相结合的医疗思想。综合患者全身的状况，采取相应的治法。陈可冀总结前人经验，将胸痹心痛仍归为本虚标实之证。本虚包括：心气不足、肾气虚弱、心阴亏虚、肝肾阴虚、心阳不振、肾阳虚亏、脾阳不健；标实包括：痰浊痹阻、痰热郁阻、血瘀心脉、肝郁气滞、寒凝心脉等，不过临床上各型常亦可交叉出现。临诊治疗时善用三通两补之法，以及攻补兼施之法。补益心之气阴常选用生脉散、保元汤、天王补心丹；温补益气常选用四逆汤与真武汤合方；补肝肾阴常选用首乌延寿丹；温通心阳常选用桂枝甘草汤；滋肾助阳常选用地黄饮子；健脾调中常选用香砂六君子汤；温化寒痰通阳宣痹常选用瓜蒌薤白半夏汤合枳实薤白桂枝汤；清化热痰宣痹止痛常选用小陷胸汤、黄连温胆汤；理气活血常选用四逆散、血府逐瘀汤及冠心 2 号方；益气活血常选用补阳还五汤；温阳宣痹常选用乌头赤石脂丸、当归四逆汤及瓜蒌薤白白酒汤等。《陈可冀学术思想及医案实录》

（二）益气养阴、活血通脉治疗高龄心绞痛支架术后

王绵之治许某，男，85 岁，2006 年 7 月 14 日初诊。

脉弦滑而两寸皆不足，左尤甚，舌胖色不鲜，苔白滑中部厚。足肿，时胸廓不舒，间有颜面潮红。是气阴两虚而又血浊，责在心肾。治当兼顾（已安支架），即心肾并治，益气养阴，活血通脉。

处方：生晒参 15g，生黄芪 20g，麦冬 15g，五味子 3g，赤白芍各 15g，决明子 15g，当归 20g，怀牛膝 10g，红花 6g，桃仁 6g，化橘红 12g，炒杜仲 15g，车前子(包煎) 12g，制香附 10g，大贝母 15g。

30 剂，效再 20 剂，水煎服，日 1 剂。

按语：冠心病属中医的胸痹、心痛范畴。当冠状动脉因为动脉粥样硬化狭窄到一定程度，严重影响心脏自身供血时，常行支架等治疗。该患者乃冠心病支架术后，仍有胸廓不舒等症状，再行中医调治。案中脉两寸皆不足为心肺气虚，左寸不足明显，说明以心气不足甚；脉弦滑为痰湿之征；综合脉两寸皆不足而弦滑，乃《金匮要略》描述胸痹之脉"阳微阴弦"的特征。舌胖色不鲜，乃气虚血瘀之象；苔白滑中部厚为痰湿之征。足肿为水湿下注；痰阻而胸阳不展则胸闷；间有颜面潮红，为阴虚内热之征。故本案总的病机为气阴两虚兼血浊。血浊即血液不清，痰浊痹阻血脉之意。治疗当心肾气阴兼顾，活血通脉。方用生黄芪、生脉散益气养阴，补益心肺气阴。怀牛膝、炒杜仲补肾，桃仁、红花、当归、赤白芍养血活血通脉，制香附理气疏肝，陈皮理气化痰，大贝母清热化痰消痰浊，车前子利水消肿，决明子润肠通便明目。现代研究认为，决明子有降脂作用，降脂即清浊。诸药合用，心肾并补，理气机，除痰湿，化瘀血，通血脉，标本兼顾。本方补肾的炒杜仲和清热化痰的大贝母用量稍大，体现了中医脏腑关系中心病治肾，尤其老年患者，治疗用药要充分考虑脏腑的整体性。该患者支架术后，西医认为降脂是其常规治疗的重要方面，先生强调的是血浊，故用大贝母、决明子等化痰降脂消浊，有病证结合之意。（《王绵之临床医案存真》）

（三）血府逐瘀汤加味治疗高龄冠心病劳累性心绞痛

李春生治患者王某某，男，80 岁，黑龙江省伊春市人。2016 年 7 月 15 日初诊。

自述间断性胸痛伴心悸 2 个月余，胸痛每周发作 2 次，呈针刺样，持续时间不到 1 分钟。不吃药可缓解。胸痛每于活动后或劳累后发作，有时头晕。饮食、二便及睡眠均可，大便不干，每日 1 次。四年前检查发现心脏肥大，左下肢外伤骨折史。

检查：身高 173cm，体重 88.4kg，血压 140/90mmHg，体温 36.5℃，餐后 3 小时血糖 8.3mmol/L，心电图示：窦性心律。心前多个导联 ST 段压低，T 波低平或倒置。形体丰肥，舌淡红苔白腻，脉象弦缓。叩诊心尖在左第 5 肋间隙锁骨中线交点外 1cm 处，心律不齐，心率 61 次 /min。肺、肝、脾（-），肝颈静脉反流征（-），腹软，双下肢Ⅰ°凹陷性水肿。

中医诊断：心痛、眩晕、肥胖。

西医诊断：冠心病，劳累性心绞痛；原发性高血压；单纯性肥胖。

辨证治则：证属气虚血瘀，湿浊阻络。治宜益气活血，清解湿浊。

处方：王清任血府逐瘀汤加味。

生地黄 10g，当归 10g，赤芍 10g，川芎 10g，桃仁 10g，红花 6g，柴胡 10g，桔梗 10g，枳壳 8g，怀牛膝 8g，甘草 6g，党参 10g，黄芪 12g，焦三仙 24g，荷叶 12g，草决明 8g。

每日 1 剂，水煎，早晚饭前各服 150ml。

2016 年 8 月 25 日，二诊。

服上方 30 剂，体重下降 1.7kg，心前区疼痛由每周 2 次减为 1 次，疼痛呈可以忍受的隐痛，程度显著减轻，不吃药自行缓解。活动后胸痛未发作。心悸亦减轻。胃口好，有时口干。舌质紫，苔黄腻，脉象左手沉涩，右手虚缓。体重 86.7kg，血压 160/80mmHg，体温 36.5℃，餐前血糖 6.7mmol/L，心电图大致正常。心率 61 次 /min，1 分钟可有 1 次停顿，下肢不肿。

处方：照上方去神曲、麦芽，加黄精 12g，甘松 8g，煎服法同上。

疗效评定为显效。

按语：冠心病劳累性心绞痛常于活动后发，对于高龄患者来说，大多是气虚不能推动血行而致心肌缺血，属因虚致实胸痛。因此在活血化瘀基础上，加入补气之参芪等，能够收到止痛效果。

（四）血府逐瘀汤加减治愈高龄胸痛

张存悌治马某，男，80 岁。2004 年 1 月 16 日初诊。

患者 2001 年出现头晕，CT 示多发性脑梗死，脑萎缩，碎步蹒跚。曾经胸痛，自服血府逐瘀丸有效。但稍微劳累仍然发作，便干不畅。今因操劳右胸又痛，再服血府逐瘀丸无效，睡眠差，心情似感抑郁。舌淡赤胖润，脉弦寸弱。告以仍用血府逐瘀丸，但用汤剂：

柴胡 15g，枳实 15g，赤芍 15g，炙甘草 10g，桃仁 10g，红花 10g，当归 30g，川芎 15g，桔梗 10g，桂枝 15g，黄芪 30g，红参 10g，五灵脂 10g，酸枣仁 30g，茯苓 30g。5 剂。

复诊：云服 1 剂胸痛即止，服完药后疗效稳定。

按语：患者稍累发作，这是气虚的表现，血府逐瘀丸里没有补气的药，所以在原方基础上加入黄芪、红参。（《关东火神张存悌医案医话选》）

（五）四逆散加味治愈高龄胸痹

岳沛芬治患者周某，女，81 岁，教师。2005 年 3 月 28 日来北京海淀医院中医科就诊。

主诉：心悸、后背冷如背冰 1 个月。1 月前感冒后出现心悸，后背发冷，冷如背冰，伴心悸不安。内科检查心电图：大致正常。予外用寒痛乐热敷后未缓解。目前自觉症状加重，周身怕冷。食可，二便调。既往体健，否认药敏史。

体格检查：T 36.5℃，P 78 次 /min，BP 110/70mmHg。神清，精神差。心肺未闻及明显异常。腹软，肝脾未及，双下肢不肿。舌苔黄厚，脉弦。

中医诊断：胸痹。

西医诊断：冠心病待诊，风湿性关节炎待诊。

辨证治则：证属气机阻滞，表里不和。治以疏肝理脾、和解表里为主。

处方：柴胡 10g，枳实 10g，羌活 5g，生甘草 10g，生黄芪 15g，白术 10g，黄连 5g，防风 10g，板蓝根 10g，赤白芍各 10g，独活 5g。

3 剂。注意避风寒，慎起居，调饮食。

2005 年 4 月 3 日二诊。

服药 3 剂后，心悸症状消失，背冷如冰症消，自认为痊愈，未再继续服药。昨日起又出现背凉，自觉如冷风吹。无心悸、怔忡。食可，二便调。舌苔黄厚，脉弦。继服上方 7 剂。

随访：症愈，未复发。

按语：背冷如背冰，自我感觉很痛苦，西医检查又无明显疾病，往往是假寒而实内热，属四逆散症。四逆散出《伤寒论》，治热厥证（内热而四肢冷）。这种外寒内热之症，多因气机被阻，阳气不能达于四末或背部阳脉聚集之处。冷在后背，为足太阳经和督脉所经，羌活、独活二药可通。（《岳沛芬临床经验集》）

（六）高龄急性心肌梗死合并急性肺炎辨证论治随笔

高辉远曾治一患者，在突发急性胸痹（急性心肌梗死）2天后，并发急性热病（急性肺炎）。因其年高体弱，病情十分危重，高热（体温39℃），咳嗽黄脓痰，阵发性哮喘。血常规：白细胞总数 $19.5 \times 10^9/L$，中性0.89，脉象浮弦滑数，舌苔黄厚。中医辨证：心阳痹阻，肺热不宣，属邪实；高龄多病，属心虚。治以清热化痰以祛邪，益气养心以扶正。西医则采用静脉注射抗生素：兼用强心和扩张血管药以保护心脑等，协力抢救，继以调治四十余日，使患者转危为安。余以为按病情仍宜中药续清余邪、调理善后，而医家、病家比较乐观，决定中西药同时停用，仅用单味西洋参以益气扶正。结果刚过4天，患者体温再起，继续采用中西医两法治疗，病情时退时进，又历时四十余天。某老中医参加会诊，认为患者肺热不清，扶正何益？主张大剂苦寒之品，清热解毒，欲图速效。结果患者病情不仅未见好转，反而频频发热（由六七天再发一次，缩短到三四天发一次），同时大便变溏，余遂与商酌，深恐其正气愈伤，邪气愈炽，一旦肠胃伤，中气败，则救治将不及矣。彼仍不采纳，余戚戚于心，然病家和医家均未引起重视。不得已余只求继续服用西洋参以留一线正气，绵延至8个月时，导致正气全面溃败，五脏俱损，险象丛生；全身水肿，胸腔积液、腹水并起，大脑神明失守，昏迷不醒，肺源上绝，满肺实变，脓痰壅滞，呼吸困难。被迫作气管切开，借呼吸机以助呼吸，供氧气，吸引痰涎；心阳亦衰，心率快而不齐，赖强心剂维持；脾胃后天本源大伤，上不能纳，虽有鼻饲通道而不能正常进食；下又水泻不止，肠道菌群失调，大肠杆菌消失而难辨梭状芽胞杆菌肆虐。肝体肿大，皮肤黄疸逐日加深，胆红素亦随之升高。肾竭于下，尿量减少，尿蛋白（++++），尿素氮67mg/dl。在此危象纷呈，而体温仍高（38.9℃），贫血已露（血红蛋白 60g/L），血常规异常，白细胞总数 $8×10^9/L$ 左右，中性粒细胞比例 0.85～0.89 之间。虽有先进之医疗设备及种种医护条件，治疗上仍十分困难，中西医均感棘手而缺少良策。余苦思良久：感到患者虽已濒临危殆境地，仍可从中医学宝库中寻求良法。提出了两条救治方案：其一，靠静脉滴注输入营养，终非长久之计，中医食疗之法尚属可取。建议选上好莲子肉、芡实和炒大米制粉为糊，缓缓鼻饲，用之果见成功；其二，药物治疗问题，鉴于患者应用大量多种抗生素和大剂清热解毒等苦寒之品，而且长达 10 个月之久，其元气大伤可知。如果正气能增一分，则邪气犹可却一分，舍大剂扶正以祛邪之法，别无良策。建议用经方附子汤加味，可收补气温阳行水除黄之功，用 4 剂即见效果。此后几经更治，实践证明该患者用此法治疗见效，反之则加重。最终不得不三上附子汤加味。此后坚持此方加减，患者病情逐渐好转，意识也由昏迷渐至半昏迷、清醒、体温渐退，血常规、尿、便各项检查指标渐改善，肠胃功能先见恢复，能接受鼻饲，大便不泻，去掉大静脉营养，接着血压、心率、呼吸日渐稳定，停用呼吸机。进而水肿完全消失，胸腔积液、腹水亦退，黄疸已除，心、肺、肝、肾功能好转和恢复，难辨梭菌毒理试验阴性，胆红素、尿素氮、蛋白等指标正常，面色荣润丰满，脉象弦缓，舌质红活，舌苔亦少，度过危险。病情平稳已一年有余，病家和医家无不叹为奇迹！总结本病由重而危、由危而安的全过程，有如下几点值得讨论和研究：①本病是始终围绕"治病必求其本"与否的理论认识展开的。患者的病情实质存在三虚一实：患者高龄体弱，一虚也；病程长久不愈，二虚也；苦寒过量伤正，三虚也。一实则肺热为患。以三虚对一实，欲求其本，正虚自无疑义，热邪仅其标耳。初期尤可标本兼顾，久则以固本为宜，竟大剂清热解毒之苦寒兼多种抗生素，蹈虚虚之戒，终使由重而危，险些不救。然而只要能求其本，抓住扶正固本，以挽回和增强机体抗病能力尤可战胜邪气，赢得由危而安，沉疴再起。②治病求本，要善于通过现象看本质。本病黄疸很深，色晦而黯、其苔灰腻、其脉细微、水肿泄泻，乃阴黄之证，故按阳黄而用去黄灵，黄疸反见加重，改用附子汤加茵陈而黄即见减退。附子系温阳之品，以阳治阴，无怪乎三用则三次下降，两停则两次上升，中医的理论认识诚哉可信。③中医学有其独特的系统的辨证理论体系。

治病不可见病不见人。本病一度中医只见其肺热，治以大剂清热解毒；而西医亦只注意肺炎，治以广谱抗菌消炎。从表面看，中西医配合较好，而忽视患者年高体弱病久这个根本，是不符合辨证论治整体观的。造成病情不断恶化，变证蜂起，这种教训是应认真吸取的。中西医之间也要有机结合，不可生搬硬套。（《燕山医话》）

（七）回阳救逆法治愈高龄急性前间壁心肌梗死合并右下肺炎热极阳衰

董建华治徐某，男，97岁。

初诊：1986年3月27日。

主诉及病史：素患高血压、糖尿病、冠心病。1986年3月23日起体温升高至39.9℃，精神不振，嗜睡，进而昏迷，呼吸急促（44次/min），心率140次/min，血压180/110mmHg。3月24日心电图示急性前间壁心肌梗死。处于病危状态，中西医治疗效果不佳。3月27日应邀会诊。

诊查：诊见四肢厥冷，手凉至肘，体温已降（37.5℃），大便日行4次。脉左沉细，右细微欲绝。

治法：虑其骤生厥脱之变，急用益气回阳，以救厥逆。方以四逆汤合附子汤加减。

处方：淡附片10g，生晒参10g，麦冬10g，川贝6g，桂枝6g，赤芍10g，丹参15g，金银花10g，连翘10g，茯苓15g，干姜3g，炙甘草5g。

每剂煎150ml，每2小时服30ml。

二诊：服药2剂后手足见温，指梢较凉。心电图较前好转，心律齐，血压110/60mmHg。胸片示左肺清朗，右下肺炎已大部吸收。病情稳定，有笑容，能答问，舌淡红少津，苔薄黄，脉沉细。原方去干姜，加白芍10g，附片改5g。续服药2剂。

三诊：3月31日。病情平稳，神志清楚，手足已温暖如常，停用升压西药，血压仍维持在120/60mmHg，体温、血常规化验正常。舌淡红苔薄白，脉细略弦。更以益气养阴兼清余热之法。

处方：太子参30g，麦冬15g，五味子8g，金银花12g，连翘15g，葛根10g，黄芩10g，川贝10g，炙甘草5g。

每日 1 剂，以调养之。

四诊：4 月 8 日。胸片显示肺炎已完全吸收，两肺清朗。

4 月 16 日去掉鼻饲管，自己用餐，每日进食四两，牛奶 400ml。4 月 19 日心电图示，急性心肌梗死已进入恢复期，自觉无不适，精神好，要求出院。

【按语】此例 97 岁高龄老人，素有多种疾病，值失血、手术之后罹患双侧肺炎，同时再次发生急性心肌梗死，阳气衰微，血压骤降，迅即出现手足厥冷，病情危重，大有朝不保夕之势。董老投回阳救逆之剂，阳气来复，肺炎吸收，转危为安。充分显示出董老运用中医中药治疗危重急证的高超医术。（《中国现代名中医医案精粹（第 2 集）》）

第三节　心律失常

（一）清宫嚼化人参治愈高龄冠心病心律失常

李春生治肖某某，男性，山东人。中国科学院离休干部。

患者在年逾花甲之时，曾先后 4 次到中国中医科学院西苑医院住院，确诊为原发性高血压、冠心病、病态窦房结综合征、糖尿病、高脂血症、前列腺肥大。1974 年 11 月起，经常出现心悸。1983 年（66 岁）1 月 12 日做动态心电图，结果为：室性早搏 2 685 次 /24 小时，有时出现短阵性室性心动过速图形，ST 段轻度下降（0.02 ～ 0.06mV），T 波未见明显改变。经多方治疗，至 1984 年 1 月 14 日，诸病均见缓解，唯心悸仍经常出现，不能自止。全身疲乏，气怯少寐，两膝酸软，耳鸣，小便正常。体检：面如蒙尘，两眉梢处各有一块长径约 7cm 之类圆形褐色色素沉着斑。舌质紫红，舌体瘦小，苔白而干，脉虚弦而结。听诊 1 分钟可闻 8 次期前收缩，心电图示室性早搏。中医辨证属气阴不足，阴阳两虚，兼有血瘀，尤以心气不足为重。诊断为气虚衰老，因衰致悸。遂停用原服之生脉散、氯贝丁酯（安妥明），投予清宫嚼化人参方：吉林人参 1.5g，咀嚼含化咽下，每日一次。患者服人参后，心悸发作次数减少，气短、疲乏减轻，睡眠改善，乃坚持服药并定期就医。至 1986 年 4 月 24 日复查动态心电图，结果为：窦性心律，24 小时出现房性早搏 45 次，未见其他心律失常图形。ST 段下降 0.02 ~ 0.05mV，T 波直立。以上均属正常范围。即停用原服之活血通脉片，美西律由 50mg、3 次 /d 改为 2 次 /d，嚼化人参用量不变。

1987 年 5 月 27 日来诊。心悸未见发生，体力显著增强。曾参加旅游 40 天，能攀山越巅，疲劳感亦不明显。体检：两眉梢处色素沉着斑缩小至五分币大小，舌质淡，苔白薄，脉沉细而缓。心电图：ST 段轻度下降如前，窦性心律，未见早搏。停用慢心律（美西律）。

1988 年 3 月 16 日随访，患者服嚼化人参已 4 年 2 个月，去年冬季曾患左下肺炎，经短期治疗迅即康复。心悸胸闷一直未发作，体力精神良好。两眉梢色素斑较前更淡，面色红润，貌若六十许人，舌、脉、心电图如前。

2013 年随访，患者用原方继续治疗，仍能在室内活动。2014 年，患者因肠癌去世，享年 97 岁。

疗效评定心律失常为临床痊愈。

按语：人参为五加科植物人参的干燥根，在满语中称"奥尔厚达"，意即百草之王。味甘苦性平偏温，功能大补元气，安神益智，生津固脱，调补五脏，强精通脉。主治元气不足，劳伤虚损，自汗喘促，发脱形坏，惊悸怔忡，健忘少寐，精神恍惚，夜尿频多，阳痿早泄等症。现代研究表明，本品含 34 种人参皂苷，倍半萜类挥发油，氨基酸及其他含氮化合物，人参多糖，甾醇及其苷，维生素和酶类，黄酮，生物碱，20 余种微量元素等。药理和临床研究证实，本品能够提高动物细胞寿命和整体寿命，改善衰老动物模型的机体状态，延缓正常细胞的凋亡，对抗自由基，具有抗衰老作用。它又能够提高老人的适应能力，调节免疫功能，具有抗肿瘤作用。它还能够改善老年人大脑皮质兴奋与抑制过程，调节内分泌和物质代谢过程，降低血糖，改善性功能，提高抗应激能力，刺激骨髓造血能力，保护心血管系统，促进肝细胞 ATP 和 RNA 合成，提高肝脏解毒能力，促进皮肤再生，具有强心和显著的抗疲劳作用。每天用量 1 ~ 2g，很少出现咽干等副作用。

（二）桂枝汤合真武汤治愈高龄心悸

张存悌治赵某，女，80岁。既往曾发心肌梗死。刻诊：心悸，乏力，气短，已经2年。伴有烘热汗出，呕恶，纳差，背部发凉作痛，腹泻，手足心热，双足略肿，尿少色黄，眠差，血压尚正常。舌淡赤稍胖润，脉滑软稍数。此心阳不足，水湿偏盛，营卫失调。其烘热汗出，手足心热，当以虚阳外越看待，不当视为阴虚。拟予桂枝汤合真武汤加味：

附子10g，桂枝10g，白芍10g，龙骨30g，牡蛎30g，酸枣仁30g，黄芪30g，炮姜15g，白参10g，茯苓30g，麦芽25g，防风5g，炙甘草10g，大枣10枚，生姜10片。

10剂后，心悸、乏力、气短、腹泻、眠差、烘热汗出各症均减，呕恶消失。药已中的，守方调理月余，诸症若失。（《关东火神张存悌医案医话选》）

（三）炙甘草汤、清金化痰汤、苏子降气汤加减，治疗高龄冠心病心律失常、肺部感染、肺气肿

李春生治董某某，男，86岁，住内蒙古呼伦贝尔市谢尔塔拉农牧场。2014年6月12日初诊。

主诉：气喘心悸20年，冬季喘息较重，不能外出，憋气、心慌、头晕，咳痰色白质黏，痰量每天约5口。吸气困难，曾晕倒。大便干燥，2～3天1次。既往有高血压、冠心病、慢性支气管炎合并肺气肿30年，脑供血不足病史。

检查：身高167cm，体重74kg，血压130/110mmHg，体温36℃。形体偏胖，舌质黯红苔白，脉促，右脉大于左脉，重按无力。心脏无杂音，心率快，心律不齐，1分钟可闻2次停顿，桶状胸，肺（-），肝左叶大7cm，质中等硬度，右叶可扪及，肝颈静脉反流征（-）。上腹部脂肪堆积，下肢Ⅰ°凹陷性水肿。

中医诊断：心动悸，咳喘，水肿。

西医诊断：冠状动脉粥样硬化性心脏病，心律失常；慢性阻塞性支气管炎合并肺气肿；肥胖；原发性高血压。

辨证治则：证属心经气阴两虚，肺受风寒，气机上逆，而成喘悸。治宜补益气阴，温肺化饮。

处方：炙甘草汤加味。

炙甘草 10g，生地黄 30g，麦冬 10g，阿胶 (烊化) 10g，党参 10g，桂枝 6g，熟酸枣仁 15g，火麻仁 10g，黄精 12g，甘松 8g，天麻 10g，干姜 8g，五味子 6g，细辛 3g，生姜 6g，大枣 15g，黄酒 30ml 入煎。

每日 1 剂，水煎 400ml，早晚饭后分 2 次服。

2015 年 5 月 29 日，二诊。

服上方 17 剂，自述原有的气喘、自汗、咳嗽、疲乏均显著减轻，血压平稳。进餐每顿 100g，下肢已不肿。但心慌较重，憋气，需吸氧。口苦而渴，喜饮茶水。痰多色黄，质黏难咯，每天约 10 余口。小便频多，大便正常。

检查：体重 75kg，血压 160/90mmHg，体温 36.9℃。舌质红苔灰黑，脉弦大而结。心率 53 次/min，1 分钟可闻 6 次停顿。两肺呼吸音低，未闻干湿啰音。肝左叶在剑突下大 5cm，右叶未扪及，肝颈静脉反流征（-），脾，腹软无压痛，腹部叩诊呈鼓音。

证属肺蕴痰热，拟清金化痰汤加味治之。

处方：黄芩 15g，瓜蒌 15g，浙贝母 10g，桑白皮 10g，桔梗 8g，麦冬 10g，陈皮 8g，茯苓 8g，知母 6g，栀子 6g，炙甘草 10g，黄精 12g，草珊瑚 10g。

每日 1 剂，水煎，早晚饭后各服 200ml。

2016 年 3 月 22 日，三诊。

服上方 30 剂，去年冬季咳喘显著改善，胃口好，腹不胀，大便正常，每日 1~2 次。今稍有咳喘，痰仍色黄，痰量每日少于 10 口。口渴喜饮，易出汗，小便淋沥不净。

体检：体重 75kg，血压 130/80mmHg，体温 36℃。舌质红，苔黄，脉弦滑缓。桶状胸已不显著，右肺下界在第 5 肋间隙下缘，肺心肝脾（-），腹部膨隆，叩诊呈鼓音，肠鸣音弱，双下肢不肿。

证属痰热壅肺，肺气不降。治宜降气化痰清热，方用苏子降气汤加味。

处方：苏子 12g，橘红 8g，半夏 8g，当归 8g，前胡 8g，桂枝 6g，厚朴 10g，炙甘草 6g，干姜 6g，党参 10g，沉香粉 2g 冲服，黄芩 12g，瓜蒌 12g，浙贝母 10g，桑白皮 10g，天、麦冬各 6g，僵蚕 6g，冬瓜子 10g。

每日 1 剂，水煎，早晚饭后各服 200ml。

2017 年 3 月 16 日，四诊。

服上方 20 剂，咳嗽明显好转，不喘。每天行走 2 公里，晚上用热水烫脚，今冬未感冒，下肢不肿。餐后饮大量绿茶水，饮水后出汗多。夜间盗汗。尿频，尿有余沥。消化好，大便正常，每日 1 ~ 2 次。血压已正常，无糖尿病。

体检：体重 70kg，血压 145/90mmHg，体温 37℃。舌质红紫，苔褐，脉革滑略数。胸部变得略扁平，右肺下界在第 5 肋间隙下缘，心肺（-），未闻停顿，腹软无压痛，下肢无凹陷性水肿。乃改用当归六黄汤加味治疗汗证。

疗效评定为临床控制。

按语：患者自 2014 年 6 月开始，每年就诊看病 1 次，服中药汤剂 17 ~ 30 剂。四年来以休养、锻炼为主，吃药为辅，不仅治愈了心律失常，还治愈了肺部感染、高血压、肥胖，体重下降 5kg，桶状胸消失，肺下界上移 1cm，不再出现喘息，使体力和精力得到较好恢复。这种状况，在高龄老人中实属罕见。说明中药加养生，对于高龄老人心肺功能的康复有益。

第四节　慢性充血性心力衰竭

（一）天麻钩藤饮合天王补心丹加味治疗高龄心功能不全伴肺部感染

李春生治马某，女，85 岁，香港人。2008 年 5 月 26 日初诊。

主诉：头晕伴痰多及难入睡 1 周。头晕，每于久坐起来时发作，胃纳及二便可。患者平素易紧张，血压正常。有骨质疏松症。右耳前出现一黑色肿块多年，不痛不痒。

检查：BP 185/84mmHg，P 95 次 /min。右锁骨中线至腋中线可闻散在湿啰音。心率 99 次 /min，1 分钟可闻 1 次早搏，心脏向左扩大。肝颈静脉反流征（-），肝脾（-），下肢不肿。右耳前一黑色肿块，凸出皮肤，触之不痛。脉象弦滑数，舌黯红，舌活动自如，无偏斜，苔黄腻。

中医诊断：眩晕；咳嗽；心悸；右耳前皮肤肿块。

西医诊断：高血压；冠心病，心功能 II 级，伴肺部感染。右耳前皮肤肿块待诊。

辨证：阴虚阳亢，心气不足，肺有痰热。

治则：平肝潜阳，益气养阴，化痰止咳。

处方：农本方冲剂（每 1g 相当于饮片 3g，个别药物含量另标明）。

天麻钩藤饮 6g，天王补心丹 6g，桑白皮 2g（相当于草药量 10g，下同），浙贝母 2g，黄芩 2g，瓜蒌 2g，石菖蒲 1g，西洋参 3g（相当于草药 3g）。

7 剂，分 14 袋。开水冲服，每天 2 次，早晚各 1 袋。

另取：补骨脂浓缩粉 40g（相当于草药量 120g）。用白酒或开水浸泡，外搽耳前皮肤，每天 2 次。

2008 年 6 月 5 日，二诊。

药后头晕减，眠差改善，易入睡。右耳前肿块色退，呈淡褐色。脉弦细滑，舌黯红苔黄厚腻。检查：BP 159/67mmHg，P 79 次 /min。右锁骨中线至腋中线湿啰音消失，局部可闻哮鸣音，心脏向左扩大。肝左叶大 5cm，右叶大 1cm，有轻度压痛。脾（-），下肢不肿。

处方：用上方加地龙 1g（相当草药量 5g）。7 剂，开水冲服，每天 2 次。

2008 年 6 月 30 日，三诊。

药后右耳前肿块偶有发红瘙痒，现体力精神改善，头晕减，无痰，易入睡，眠安。

检查：BP 136/59mmHg，P 93 次 /min。右耳前肿块色退呈淡灰色。肿块上长少量毛发。脉弦细滑，舌黯红苔黄厚腻。

处方：用上方，去地龙、浙贝母，天王补心丹增至 8g。7 剂，开水冲服，每天 2 次。

2008 年 7 月 31 日，四诊。

药后无头晕，痰止，早醒，右耳前肿块仍偶发红瘙痒。

检查：BP 176/71mmHg，P 86/min。肺部未闻及湿啰音及哮鸣音。心脏向左扩大。心率 90 次 /min，1 分钟可闻及 2 次早搏。肝脾（-）。肝颈静脉反流征（-），下肢水肿（-）。右耳前肿块色退成淡灰色，肿块上长少量毛发。脉弦细滑，舌黯红苔厚腻。

处方：上方去桑白皮、黄芩，天麻钩藤饮增至 8g。7 剂，开水冲服，每天 2 次。

疗效评定为显效。

按语：高血压、冠心病所致心功能不全伴肺部感染，是高龄老人临床常见的疾病。本病多属心气心阴不足，阴虚阳亢，肺蕴痰热。治疗从益气阴、平肝阳，清痰热入手，能够取得近期疗效，延长老人寿命。本例的治疗过程，可资临床借鉴。

（二）肝脾双理方加味治疗高龄慢性心功能不全

李春生治李某某，男，80 岁，香港人。2009 年 5 月 23 日初诊。

主诉：纳呆 2 周。食欲下降，稍做家务劳动即见心悸，气短，易怒，小便稍黄，眼干涩，生口疮，睡眠及二便可。2006 年患高血压，高胆固醇血症，帕金森病，均须服药。右眼青光眼行手术史，现须用滴眼药。反复眼睑炎史。

检查：BP 168/73mmHg，心率 68 次 /min，律齐，左腋下肺底部可闻细湿啰音。腹部稍凉，无压痛，肠鸣音亢进，肝大，肝肋下 1cm，肝颈静脉反流征（+），肢冷，左下肢Ⅰ°水肿。舌紫红胖大，活动自如，无偏斜，苔腻，脉象革滑缓。

中医诊断：胃痞；厌食。

西医诊断：高血压，慢性心功能不全，高胆固醇血症，帕金森病，右眼青光眼术后。

辨证：肝郁脾虚，脾胃虚寒，虚热上浮。

治则：调理肝脾，化痰和胃。

处方：肝脾双理方加味。

白术 8g，白芍 8g，茯苓 8g，枳壳 6g，柴胡 6g，甘草 4g，半夏 8g，干姜 6g，砂仁 5g，黄柏 5g，肉桂 [焗] 2g，西洋参 5g。

3 剂，水煎服，每天 2 次。

2009 年 5 月 30 日，二诊。

服药后纳呆改善，易怒减少，心悸气短减轻。小便稍黄，眼干涩，口疮未愈，睡眠可。舌紫红胖大苔黄腻，脉革滑缓。心率：60 次 /min，肺底部细湿啰音消失。肝可扪及边缘，肝颈静脉反流征（-）。左下肢水肿消失。

处方：照上方加灵芝 5g。

6 剂，水煎服，每天 2 次，作为善后调理。

临床评定为临床控制。

按语：肝脾双理方由河南省南阳市中心医院著名老中医梁琴声先生传授，乃四逆散加白术、茯苓而成。方用柴胡、白芍、枳壳调肝理气，白术、茯苓、甘草健脾和中，对于脾虚肝旺，肝郁气滞，脘胀少食者，有较好的疗效。患者因郁怒而食欲下降，运用肝脾双理方法治疗，不仅改善了纳呆易怒，也同时控制了慢性心功能不全。提示异病同治之法使用得当，能够解决医学中的不少疑难问题。

（三）苓桂术甘汤合灵芝强心汤加减治疗高龄慢性右心功能不全

李春生治患者王某某，男，85 岁，北京市通州区人。2018 年 10 月 16 日初诊。

主诉：全身疲乏，腿足水肿 1 个月。原有冠状动脉粥样硬化性心脏病，心房纤颤，心肌梗死，轻度脂肪肝，前列腺增生，右眼白内障摘除术等病史。现今以喘憋为突出，动则喘甚，需高枕而卧，上腹部支撑胀满疼痛，腹胀，大便成形，两日 1 次，自觉小便不少。

检查：身高 164cm，体重 85.5kg，BMI 31.8，血压 153/64mmHg，血糖 8.73mmol/L。颧红如妆，舌红苔黄，脉缓滑无力。眼睑水肿，颈静脉充盈，肝颈静脉反流征（+），心音低，65 次 /min。脉率与之相同，心律略显不齐，两肺呼吸音低，未闻干湿啰音及哮鸣音，无移动性浊音。下肢Ⅲ°凹陷性水肿。

中医诊断：喘证；水肿。

西医诊断：慢性右心功能不全，心功能 3 级；冠心病，陈旧性心肌梗死；糖尿病。

辨证治则：证属心阳不足，脾肾两虚，水饮泛滥而成喘憋肿胀之证。治宜补益心阳，健脾温肾，化饮行水。

处方：苓桂术甘汤合灵芝强心汤加味。

茯苓 15g，桂枝 10g，白术 10g，炙甘草 8g，灵芝 10g，丹参 15g，蚤休 10g，桑白皮 12g，大腹皮 10g，南五加皮 10g，泽泻 10g，生姜 10g。

每日 1 剂，水煎，8 小时服 200ml。

医嘱：低盐饮食。

2018 年 10 月 23 日，二诊：服上方 6 剂，尿量显著增加，大便增至每日 1 次，为成形粪便。腹胀减轻，但仍觉气短，动则憋气，夜间可平卧。

检查：舌黯红苔白，脉沉缓，心率 66 次 /min，心律略显不齐，肺脾（-），肝左叶大 6cm，右叶大 2cm，肝颈静脉反流征（+），下肢Ⅲ°凹陷性水肿。B 型超声波示：肝下移，轻度淤血，血生化：B 型尿钠肽 2 993ng/ml（>486 ng/ml），肌钙蛋白 T（TnT）0.025ng/ml（>0.024 ng/ml）。

处方：照上方加人参 10g，麦冬 10g，五味子 4g，三七粉^(冲)3g。

每日 1 剂，煎服法同上。

疗效评定为显效。

按语：《金匮要略·痰饮咳嗽病脉证并治》云："心下有痰饮，胸胁支满，目眩，苓桂术甘汤主之。"此例上腹近胸胁之处支撑胀满达到疼痛的程度，为水饮上犯之重者，故须用苓桂术甘汤健脾通阳化理气行水，诸药协同，对因心、脾、肾虚而致水饮停留者，能收到标本兼治之效。

（四）温补心肾、振奋阳气、助脾运化、理血行水法治疗高龄心功能不全（2 例）

[例 1]

何立人治丁某，80 岁。2002 年 5 月 20 日就诊。

患者有冠心病、心功能不全、心律失常（房颤伴室性早搏）4 年。3 日来下肢凹陷性肿胀没指，身体困重，伴气短、乏力、胸闷，夜难平卧，纳差，小便短少。手足不温，畏寒，无咳嗽。舌质淡苔薄，脉细结代。

证属脾肾阳虚，水停瘀阻，治拟温肾健脾，利水化瘀。

处方：熟附片9g，炒白术9g，陈皮3g，沉香^{（后下）}3g，桂枝3g，猪、茯苓各30g，泽泻30g，车前子^{（包煎）}30g，生黄芪30g，葶苈子30g，赤白芍各10g，益母草15g，丹参15g，党参15g，鸭跖草15g，滑石15g，桃仁10g，灵芝草10g，水红花子6g，玄明粉^{（分冲）}60g，麦冬9g。

7剂。并嘱药后泄泻次多，可停服玄明粉。

二诊，2002年5月27日。诉服上药2剂得大便日数次，皆如水泻，肿退，气息皆平，停服玄明粉，余药继服无不适。苔薄微腻，脉细结代。治以前法化裁。

上方去玄明粉，加苍术9g、生山楂30g。7剂。

服后无不适，纳可，寐安，二便调。继以补益调中以善后。

按语：本例心力衰竭水肿，缘于高年体弱，久罹冠心病、心律失常、慢性心功能不全。其病脾肾已亏，偶遇衣食不慎，或受风寒之气，致外邪内虚相因为患。水之行赖阳气之温煦推动，水停为肿，乃阳虚气化不行的表现。肾为水脏，脾主运化水湿，故其病本为脾肾阳虚，水湿不化蓄积为患。病属阴水，以腰以下肿为甚。治应温肾健脾、化气行水；又肺为水之上源，主宣肃，通调水道，因水湿盛于里，泛溢不降而逆，上凌于心肺，致气促、胸闷、夜难平卧，故治应兼以泻肺通腑，使邪外出。宗病机，处方以真武汤合五苓散等以温阳利水治根本；水肿骤发势急，以葶苈子、玄明粉泻肺平喘、通腑利水以治标。医有"利小便以实大便"之说，反观之，通利大便亦有助于水湿外出。因患者年高久病，恐不耐攻伐，故祛邪同时以黄芪、党参、白术、麦冬、灵芝草等扶正固本，并嘱患者服药得大便泄泻，肿消气平即停服芒硝，中病即止，兼以补益善后，邪去正不伤。又久病入络，瘀阻有碍水行，故伍以益母草、桃仁、丹参、赤芍等活血化瘀，取血行水亦行之意，兼以桂枝温经通阳、沉香温肾纳气降逆，共奏扶正祛邪、标本兼顾之功。综观本病，病本心脾肾阳气虚而不振，水湿不适留积为标。治不囿于高年忌攻伐之常理，而"急则治标"。泻肺通腑，兼以扶正为助，中病即止，终使邪祛正安。(《上海市名中医学术经验集》)

[例2]

何立人治张某，女性，80岁。2004年5月19日就诊。

患者因"老年瓣膜性心脏病、心功能Ⅲ～Ⅳ级，原发性高血压3级、极高危组，高血压心脏病、慢性肾功能不全"，多次住院。1周前患者胸闷、心悸、夜间汗出加重，伴夜间不能平卧。虽予西药治疗仍不见安，遂转而求诊中医。刻下：面色白黄，皮肤晦暗无光泽。心悸、汗多。四肢轻度水肿，双足水肿见指凹痕。口干。舌淡苔薄少，边有齿痕，右侧舌中部见一黄豆大小黯紫瘀斑。脉结代、弦大见虚。

证属脾肾阳虚，水停瘀阻兼气阴亏损，治拟益气养阴，温肾健脾，利水化瘀。

处方：党参15g，黄芪30g，生地黄12g，麦冬15g，五味子9g，玄参10g，桑白皮15g，五加皮15g，白河车15g，景天三七15g，丹参10g，生怀山药30g，潼蒺藜15g，寒水石10g，龙牡（先煎）各15g，紫石英10g，茯苓15g。4剂。

嘱患者注意养生，喜怒有度，劳逸结合，少食多餐，以低蛋白（主要为动物蛋白）饮食为主。

二诊：2004年5月23日。

药后汗出减少，心悸渐宁，右侧肢体仍见轻度水肿，左侧基本消退，舌淡苔薄，边有齿痕，右侧舌中部黄豆大小黯紫瘀斑较前已见减小，脉结代。

前方加猪苓15g、片姜黄6g、葛根10g、桃仁9g、苏梗6g，寒水石、紫石英加量至18g，五味子减量至3g，白河车减量为6g。7剂。

三诊：2004年5月29日。

自觉近日精神渐长，面色黄中微显红活，舌淡苔薄，边有齿痕，右侧舌中部见一绿豆大小黯红瘀斑，脉结代。

前方去生地黄、麦冬、五味子、玄参、桑白皮、五加皮，加白扁豆30g、赤小豆30g、僵蚕9g、地龙9g、汉防己9g、熟附子3g、葶苈子30g、大枣30g、锁阳15g、河车粉（吞服）1.5g。7剂。

药后诸症渐好转，守法调护2个月而安。该患者服用中药期间，一直按照西医心力衰竭的国际治疗指南规范，给予西医对症治疗。

按语：本例患者亦缘于高年体弱，久罹心病，脾肾本已亏虚，水湿不得健运。又兼气阴两虚，是故诸症见矣。汗为心之液，心悸、汗多为心气外泄表现。因求诊初期气阴不足之象，故用黄芪、党参、白术、麦冬、五味子取生脉饮之意。益气养阴以扶正固本。初不用附子、鹿角温燥之品，待气阴不足改善后予小量熟附子、锁阳以温阳补肾；水肿缘由脾、肺，用五加皮、桑白皮、白河车以泻肺利水，茯苓、猪苓、白术健脾渗湿。火（指心火，包括心阴心阳）不生土，脾阳不足，运化失司，加怀山药、白扁豆健脾助运，潼蒺藜滋肾平肝，紫石英、寒水石纳气平喘，龙骨、牡蛎敛汗安神。生地黄具有清热凉血、养阴生津功效，下补肾阴之虚，清虚热而生津，并可辅助益气活血之药物，使亏损之气血得以补益，瘀阻之心脉得以疏通。葶苈子泻肺平喘、通腑利水。因患者年高病久，"久病入络"，络阻有碍水行，故酌桃仁、丹参、景天三七等活血化瘀之品，取血活水亦行之意。诸药相合，共奏扶正祛邪、标本兼顾之功。

上两者均宗温补心肾、振奋阳气、助脾运化、理血行水之法，但临证又当依患者个体情况以应变，方可显效。何立人教授认为，中医之精华在于辨证施治，切忌人人恪守一方。（《上海市名中医学术经验集》）

（五）温补脾肾、泻肺行水法治愈高龄慢性充血性心力衰竭合并胸腔积液

李介鸣治赵某，男，80岁。

初诊：1981年3月23日。

主诉及病史：患高血压20年。1980年底因外感劳累而出现心绞痛，服冠心苏合丸及硝酸甘油类药可缓解。近1个月来心绞痛加重，胸憋喘促，不能平卧，故而入院治疗。西医诊断为高血压、动脉硬化性心脏病、心力衰竭、胸腔积液。

诊查：患者喘息胸满，痰涎壅盛，倚息气促，张口抬肩，不能平卧，常常夜间憋醒。小便量少，下肢水肿，按之没指；眩晕偶作，偶见心痛，不能下床活动。舌胖黯，苔水滑，脉沉弦。心电图：完全性左束支传导阻滞，肢体导联低电压。胸片：肺纹理增厚，双侧胸腔积液，主动脉迂曲延长，心脏

轻度扩大。化验：血尿素氮 9.14mmol/L，血钠 121mmol/L，尿蛋白（+++）。叩诊：心浊音界向左扩大，肝左叶下界位于剑突下 7～8cm。听诊：心率 110 次 /min，有 2 级收缩期杂音，两肺散在哮鸣音。腹诊：肝于右肋下二横指。

辨证：脾肾阳虚，水饮泛溢，浸渍肌肤，凌心射肺。

治法：温补脾肾，降气消饮。

处方：葶苈子（布包）10g，大枣 5 枚，茯苓 30g，半夏 10g，五味子 9g，肉桂 5g，枸杞子 30g，川椒 12g，丝瓜络 10g，山茱萸 12g，车前子（布包）30g。

7 剂，水煎服。

二诊：1981 年 3 月 3 日。

服药后病情明显好转，小便量增，尿量日 700ml（入量 1 000ml）；喘肿悉减，夜间已能平卧，而无憋醒之象，食量亦增。叩诊：肝右叶浊音界明显上移至右 10～11 肋间。舌苔薄，脉弦细。

前方加桑白皮 12g、熟地黄 15g，继服药 6 剂。

三诊：1981 年 4 月 3 日。

病情平稳，下肢肿消，喘息渐轻，已能下床活动，仅气短乏力，偶见胸憋。胸透：右侧胸腔积液完全吸收，左下略有阴影，不除外少量积液。舌苔薄白，脉弦。

辨证：水饮已退，脾肾气亏。

治则：益气补脾，温肾纳气。

处方：黄芪 20g，葶苈子 12g，丹参 18g，党参 12g，甘草 6g，茯苓 15g，补骨脂 12g，熟地黄 12g，肉桂 6g。

6 剂，效可再服前方药。

前方药连服 2 周，诸恙悉无。能下楼至庭院散步。胸片：胸腔积液完全吸收。心电图：完全性左束支传导阻滞，肢体导联低电压消失。化验：血尿素氮 6.71mmol/L，尿蛋白微量。带方出院。

[按语]患者久病，胸中阳气不舒，阴气愈盛渐至真阳怯少、肾失蒸腾、脾失运化、水气积而成饮，上凌心肺则喘悸，下渍肌肤则水肿。欲治水饮，必赖肺、脾、肾三脏气化得施、三焦输布、水道通调方可无虞。审此证虚实

夹杂，非泻肺不能行水，非补脾肾不能摄纳运化。故用补肾健脾、泻肺行水之法，寓攻于补，攻补兼施。药用肉桂、山茱萸、枸杞子助真气救固其根；用葶苈子、川椒泻肺行水，利气平喘；用茯苓、车前子健脾利水，合之共奏利尿平喘之效；兼用丝瓜络通络止痛。二诊之时，又加桑白皮以泻肺，加熟地黄配肉桂更增补肾纳气之功。三诊病已初瘥，正气未复，更方以补益脾肾为主，基于患者仍有胸痹痼疾，故兼用丹参养血活血，已为通常治法矣。（《中国现代名中医医案精粹（第 4 集）》）

[编著者按] 原文初诊所云心浊音界"下界于肋下 7 ~ 8cm"，有误，笔者引用时已做了修改。

[评析]

本章列举高龄老人心血管系统常见的 4 类疾病医案医话。其中高血压 3 例，低血压 1 例，动脉硬化及眩晕 3 例；冠状动脉粥样硬化性心脏病、心绞痛、心肌梗死及胸痹 7 例；心律失常 3 例；慢性充血性心力衰竭 6 例，共计 23 例。肺源性心脏病在呼吸系统疾病中谈及，这里不拟赘举。

（一）高血压、低血压、动脉硬化及眩晕

高、低血压是以体循环血压升高或降低为主要表现的临床综合征。高血压指收缩压大于或等于 140mmHg，舒张压大于或等于 90mmHg。若收缩压大于或等于 140mmHg，舒张压小于 90mmHg，则称为纯收缩期高血压。常见于 65 岁以上老年人和高龄老人。若收缩压低于 90mmHg，舒张压低于 60mmHg，称为低血压。动脉硬化是动脉血管壁增厚、变硬、管腔缩小的退行性和增生性病变的总称。脑动脉硬化致脑缺血则易出现眩晕，呈头晕目眩，站立不稳状态。

高龄老人患高血压多由精血亏损，水不涵木，致肝阳暴涨，肝体弱而用强，上扰清空。临床表现为头晕头胀，站坐时则感觉天旋地转，两目难睁，或伴有肢体麻木。舌红少苔或见黄苔，脉象弦细而劲。治宜滋阴抑阳，方选

知柏地黄汤合天麻钩藤饮。若肝阳上亢，夹痰浊犯及脾胃，症见头晕目眩，如坐舟车，食欲不振，温温欲吐，舌腻脉滑。治宜平肝潜阳，化痰定眩，方选程国彭半夏白术天麻汤，加钩藤、白芍。

高龄老人低血压，临床表现为头晕眼花，视物模糊，心悸自汗，面色苍白，脉象虚缓。证属气阴两虚，髓海不足，气血流行不畅。治宜益气养阴、补肾化瘀，方选生脉散加地黄、山萸、枸杞、三七。

高龄人动脉硬化，特别是脑动脉硬化，眩晕为其主症之一。常以天旋地转，眼前黑花飞舞，耳鸣膝酸，怠惰嗜卧，记忆力减退，或突然头脑一片空白为临床表现。若见面黄，舌淡苔白腻，脉弦滑而尺弱，或心下悸，属阳虚水泛，少阳郁火，清阳不升，浊阴不降，治宜扶阳利水、清火豁痰补虚，方选余国俊柴陈泽泻汤合真武汤。便秘者加火麻仁、肉苁蓉。若步履艰难，咽喉不利，时而咳呛，咯吐白痰，胸中泛漾欲吐，舌红紫苔黄，脉革滑略数。证属肺脾气虚，痰浊夹热阻滞中焦，清浊升降失常。治宜益气升清，降浊定眩。方选程国彭半夏白术天麻汤加黄芪、黄柏、地龙、全蝎。若头重脚轻，步履蹒跚，疲乏日渐加重，动则喘息，腰痛耳聋，大便干燥，舌质紫苔白，脉革偏数。证属肾虚衰老，脑髓不充。治宜补肾填精，方选七宝美髯丹加女贞子，菊花，天麻。若舌红少苔，口干喜饮，可选河车大造丸。

（二）冠状动脉粥样硬化性心脏病、心绞痛、心肌梗死及胸痹

这类疾病的共同特点是因高龄气虚，推动血行无力，致冠状动脉气血阻滞，心肌供血不足，心阳不能温煦，瘀血痰浊留络，小络引急，而出现心痛彻背、背痛彻心的症状。本病属于因虚致实的疾病，既不能忽视气血和心胸阳气之不足，也不能忽视痰浊瘀血之存在。对于不同病例，适度加以权衡，治疗才能细腻熨帖，恰如其分。

本节共列7个案例，可以分为四类：

例1、例2为气阴两虚，瘀阻心络型心绞痛，临床见症有活动后乏力，舌红少苔，或脉弦滑而两寸皆不足，左寸尤甚。故应使用参、芪、麦、味；患者有瘀血阻络之心绞痛，故而投以丹参、赤芍、川芎、红花、桃仁、牛膝；患者血脂异常，或称为血浊，可用瓜蒌、大贝母、焦四仙、决明子、化

橘红等。

例3、例4为气虚血瘀型心绞痛，临床表现为胸痛劳累时发作，脉弦、寸弱或涩。故而投以参、芪益气，血府逐瘀汤祛瘀，其他药物皆是对症治疗之品。

例5虽称为胸痹，但以心悸，后背如背冰，舌黄脉弦为主要表现，是肝脾失调，表里不和、热邪郁遏所致，因此投以四逆散加味疗效显著。

例6、例7及心肌梗死合并肺炎，是高龄心肺疾病中病情最为危重者。两例均属中西医结合治疗获效，强调扶正扶阳是中医特点。正如例6治愈后高辉远先生所言："病人的病情实质存在三虚一实：病人高龄体弱，一虚也；病程长久不愈，二虚也；苦寒过量伤正，三虚也，一实则肺热为患。以三虚对一实，欲求其本，正虚自无疑义，热邪仅其标耳。"救治这类疾病，读者应仔细体味。

（三）心律失常

本节所列心律失常的3个医案，在高龄老人的治法中，具有代表性。气虚心悸可以使用噙化人参，阳虚心悸可以使用桂枝加龙牡汤或合真武汤，阴阳两虚心悸可用炙甘草汤。若合并其他疾病，可以随症加减。

（四）慢性充血性心力衰竭

本病主症为心悸、咳喘不能平卧、右胁下癥块、水肿，即《素问·逆调论》所称"不得卧，卧则喘者，是水气之客也"。究其病因，属心脾阳气不足，不能推动气血流行，土不制水，水邪泛滥，因虚致实的疾病。治疗之法，应强调扶正祛邪，因势利导。这一治则，对于高龄老人尤为重要。因阴虚阳亢而致心力衰竭者，投以天麻钩藤饮平肝潜阳，配合天王补心丹养阴安神。因肝脾失调而出现心力衰竭者，给予肝脾双理方加味，可使病情得以缓解。因脾肾阳虚、水停瘀阻而致心力衰竭者，皆出现水肿。若小便短少，手足不温，脉见结代，为心肾阳虚，可投真武汤合五苓散加味。水气凌心射肺，喘息自汗胸闷，胸腔发现积液者，可投葶苈大枣泻肺汤合小半夏加茯苓汤增损。心悸胸闷多汗，可合入生脉散。舌见瘀斑，右胁癥块，属久病入络，瘀留胁下，可予桃仁、丹参、景天三七。方药与疾病病机相应，自可使病情得以改善。

主要参考文献

[1] 马艳东，曹清慧．李英杰医案 [M]．北京：中医古籍出版社，2011．

[2] 李中文，王幸福．杏林求真：跟诊王幸福老师嫡传手记实录 [M]．北京：人民军医出版社，2014．

[3] 张存悌．关东火神张存悌医案医话选 [M]．沈阳：辽宁科学技术出版社，2015．

[4] 樊永平，王煦，张庆．王绵之临床医案存真 [M]．北京：中国中医药出版社，2014．

[5] 岳沛芬．岳沛芬临床经验集 [M]．北京：中医古籍出版社，2010．

[6] 陈彤云．燕山医话 [M]．北京：北京科学技术出版社，2015．

[7] 董建华．中国现代名中医医案精粹（第 2 集）[M]．北京：人民卫生出版社，2010．

[8] 董建华，王永炎．中国现代名中医医案精粹（第 4 集）[M]．北京：人民卫生出版社，2010．

[9] 夏翔，王庆其．上海市名中医学术经验集 [M]．北京：人民卫生出版社，2006．

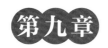

第九章

高龄老人脑血管和神经系统常见疾病

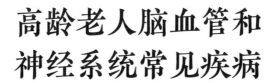

第一节 中风及其后遗症

（一）平肝息风、祛风止痒法治疗高龄中风先兆合并皮肤瘙痒伴过敏性湿疹

李庆生治罗某，男，81岁，汉族，已婚，退休干部，其夫人陪诊。2010年5月3日，初诊。

自诉：身起红斑痒疹近20年。近4个月来，肤痒难耐，以头颈后部头发丛中和下肢为甚。多方求治，外用若干药物，罔效。请医者尽快治好其皮肤病。

诊察得知：其形体高大，体质较好，虽年已八旬，仍腰背不驼，声粗气壮；高血压病史20余年。在此次发病前，食过鱼蟹，去过家中子女新装修的房屋。其头颈后部头发丛中散在颗粒状疹粒，色红白相间，大小如米粒。胸腹部、四肢均有红斑痒疹，胸腹部及上肢散在分布数量不等的红色斑疹，大小如蚕豆，色鲜红或黯红不一，鲜红者表面微渗血，黯红者渐结痂；下肢红斑痒疹较甚，胫腓骨表面连成长条状红斑，抓痕明显。心悸，烦躁不安，情绪难自制；夜难入寐，每晚服2片地西泮入睡，已数年；大便干结难解；舌颤，舌红有瘀点、微胖，苔黄、微厚腻，脉弦滑数。

细察其病：伸舌轻颤抖，言语謇涩；双手均颤抖，平伸前臂，则双手掌及食指抖动不已，难以平伸；嘱其试走几步，步履不稳、如踩棉花、左右晃动。

因肤痒肤损日久，此时肤痒难耐，其反复要求，甚至命令式地要求医者急治其皮肤之病，可以不管其他病情。因而不甚配合了解病史及现在症。

医者分析：该病患此时因身起红斑痒疹、肤痒难耐，急于止痒除斑，请医者尽快治好其皮肤病。其心情和身体不适，完全可以理解。但是，其此时不仅以肤痒难耐为急、为重，而且中风先兆同样急重且明显，更应当尽快纠正和改变，万万不可小视或忽略。但其尚未意识到此状。

其肤痒难耐与中风先兆，病势均急，均为病之"标"，均当尽快解除。但是，从整体看，从把握病势的主次、轻重、缓急、进退、顺逆来看，还应分析和把握住两者的关系，以求治疗时把握好病情的进退、顺逆。

肤痒难耐，使病患自我感觉极差，处于情绪极度不安之中；中风先兆，虽然其尚未知晓其危险，但此情况使其生命处于危急状态。因此，均应"急治"两者，解其两者之"标"，以急除其痛苦和危险。

医者心中应明了：中风先兆不控制、不消除，其生命处于危急状态之中、甚或夺命，消除肤痒等症则无意义。当然，肤痒不除，其心神难安，疗效难显。据此分析，疏风、祛风止痒（消除皮肤瘙痒）与平肝息风（控制或消除中风先兆）之法并行并用之时，平肝息风、控制或消除中风先兆更应为先。

辨病辨证之诊断：病属中风先兆并老年性皮肤瘙痒伴过敏性湿疹；证属肝风内动、痰火气逆、脾虚血燥生风、痰瘀互结，兼气虚血瘀。

治当：平肝息风降逆，清热润燥，清心除烦，疏风（祛风）止痒修肤，涤痰化瘀，辅以益气活血。

方药：桑叶 10g，白芍 25g，郁金 15g，炒枣仁 15g，忍冬藤 15g，生地 16g，泽泻 10g，防风 15g，荆芥 10g，白鲜皮 15g，皂角刺 15g，薤白 15g，丹参 30g，浙贝母 15g，炒莱菔子 15g，刺蒺藜 15g，钩藤 15g，桑枝 18g，蜈蚣 2 条，全蝎 10g，丹皮 15g，生黄芪 16g，金钱草 15g，连翘 15g，焦柏 10g，生甘草 3g。

医嘱：据医者之分析，客观告知其病情；嘱其尽可能平静地对待此时之病，既要止痒，更要控制和消除中风先兆。忌食生冷鱼腥。服 4 剂，1 周后再诊。

1 周后，二诊。

自诉：诸症改善。肤痒减轻，但仍痒；夜寐稍安。仍强调要尽快治愈肤痒之症。

诊察得知：全身痒疹减轻、数量减少。头颈后部头发丛中散在颗粒状疹粒减少，腹部及上肢散红色斑疹缩小，颜色减淡已无渗血，结痂增多；下肢红斑抓痕减淡色转淡。烦躁微减，情绪稍缓，可较平静交谈；夜寐稍安，仍加服地西泮片入睡；手颤抖明显减轻、步履渐稳，言语稍清晰；大便稍通畅，但仍干结。舌已不颤抖，舌微黯红，苔薄、微黄白腻，脉弦滑。

判断可知：服上诊方药后，该病患之肤痒难耐和中风先兆均有改善，病势急重之势均有所遏制。但因其年高病久，难求速效，仍当继续守方治之。

方药：续守初诊之方。

医嘱：视其初诊已初步获效，心绪稍宁但仍急于"只治肤痒"的实际，再次客观告知其病情，讲清医者初诊时的分析：中风先兆不控制、不消除，其生命处于危急状态之中、甚或夺命，消除肤痒等症则无意义。

此时，其肤痒难耐和中风先兆均有改善、病势急重之势均有所遏制，更当耐心、静心配合诊治。

至此，其渐能接受医者之劝慰。续服4剂，1周后再诊。

又1周后，三诊。

自诉：诸症明显好转，肤痒微存；睡眠正常，已停地西泮（原每日2片），自觉心中好过多了，现在能理解医者前两次强调的平肝息风、控制或消除中风先兆更应为先的思路；鼻子嗅觉较差、甚或无。

诊察得知：全身痒疹数量明显减少，皮损已不明显。头发丛中散在颗粒状疹粒基本消除，胸腹部及上肢散红色斑疹基本消失，原皮损处结痂增多并无渗出，有的开始脱痂；下肢红斑抓痕已不明显，色转淡，皮肤转润，原皮损痕迹缩小。已无烦躁，能心性平和地交谈；手无颤抖，步履稳健，行走自如，言语清晰；大便稍通畅，但仍干结。舌淡黯红，苔薄、微黄白腻，少津，脉弦滑。

判断可知：服二诊方药后，该病患之肤痒难耐和中风先兆均有明显改善，中风先兆之势基本消除。老年性肤痒及过敏性湿疹，已有明显改善。仍当继续守方治之。

方药：守二诊之方，适度调整。

因中风先兆之势基本消除，调减息风之药，去全蝎；蜈蚣减为一条。因鼻子嗅觉较差，加石菖蒲 3g，与防风、荆芥等药共奏疏风解表、通鼻窍之效。

医嘱：续服 4 剂，视情，再诊。

2 周后，四诊。

自诉：肤痒明显减轻，仅偶有瘙痒；情绪、心情均好。口干，大便偏干。

诊察得知：皮损修复较好，上肢及颈肩部位皮损已消，仅有颜色稍深之印迹，下肢肤转淡转润；行走自如，心性宁静平和，口干、大便干；舌淡黯、微红，苔薄白、微腻，少津，脉弦缓。

判断可知：服上三诊方药后，该病患之中风先兆之势消除，近 2 周未再出现手颤抖，行不稳、言不清等症；老年性肤痒及过敏性湿疹基本消除，但该病极易复发。仍当守方治之。

方药：守三诊之方，适度调整。因中风先兆之势已消，肝风内动已止，去蜈蚣、钩藤；刺蒺藜减至 10g。因口干、大便干，加玉竹 15g，以润燥、通便。

医嘱：续服 4 剂，视情，随诊。

按语：该病患者，肤痒难耐与中风先兆并见，两者均急重。但是，其反复要求甚至命令式地要求医者急治其皮肤之病，不甚配合全面诊察。经查，其患老年性皮肤瘙痒伴过敏性湿疹、中风先兆，均应"急治"。中风先兆若控制不力并消除，则其生命处于危急状态之中，甚或夺命；消除肤痒等症则无意义。当然，肤痒不除，其心神难安，疗效难显。因此，疏风、祛风止痒（消除皮肤瘙痒）与平肝息风（控制或消除中风先兆）之法并行并用之时，平肝息风、控制或消除中风先兆更应为先。按此思路治之，服药近 1 个月，中风先兆最先得到遏制，肤痒也逐步改善；继之，中风先兆得以消除，老年性肤痒及过敏性湿疹基本痊愈。此例之理，值得医者与患者思之。（《庆生诊治中医疑难病验案集粹》）

（二）补阳还五汤加味治疗高龄急性多发性腔隙性脑梗死

李春生治患者陈某某，女性，80岁，内蒙古呼伦贝尔市海拉尔区人，2013年4月6日初诊。

原有肥胖、高血压病史，于10天前发现右下肢步履拖拉，右腿水肿较左腿为重，气短疲乏，需人搀扶，夜寐发出呓语，说话听不清楚，精神呆滞，纳少便秘。经CT检查诊断为左侧基底核多发性腔隙性脑梗死，皮质下动脉硬化性脑病，脑萎缩。舌质略红苔白滑，左脉细滑而缓，右脉虚大而缓。心率74次/min，心律不齐。

诊断：中风。

辨证治则：证属气虚血瘀，治宜益气活血。

处方：补阳还五汤加味。

黄芪30g，当归10g，赤芍10g，川芎10g，桃仁10g，红花10g，地龙10g，桂枝10g，川断12g，牛膝10g，全蝎6g，肉苁蓉12g。

水煎，每日1剂，分两次服，早晚各服200ml。

复诊：患者其后于2013年6月29日，2013年10月1日，2014年6月14日，2014年9月13日，2015年5月30日共复诊5次，均以此方加减出入，服中药约200剂。

末次复诊时，精神状况改善，发音能让人听懂。喘息减轻，体重由90kg降至70kg，血压由150/100mmHg降至140/90mmHg，右上下肢较治疗前有力量，能够不让人搀扶行走100m。但仍觉胸闷，大便干燥，舌质红苔白厚腻，脉左手细滑缓，右手虚滑。拟以原方加瓜蒌30g，麦冬10g，再次连服30剂，作为善后调理。

疗效评定：临床控制。

按语：本例初诊呈现右脉虚大，提示气虚不能推动血行，以致右半身无气而出现偏瘫。因此采用以益气活血为主的方剂能够取得较好疗效。

（三）清脑醒神、镇痉息风法治愈蛛网膜下腔出血

李辅仁治曾某，男，80岁。

初诊：1991年5月6日。

主诉及病史（代诉）：5月1日剧烈头痛入院，西医诊断为"蛛网膜下腔出血"。体温39℃，神疲无力，嗜睡，口干思饮，左半身麻木。诊查：诊其脉象滑数无力，舌胖苔薄黄腻，舌质黯欠润。有20年糖尿病史和冠心病。大便干燥，夜尿三四次。嗜睡，精神不振，右侧头剧烈疼痛；呕恶，身热口干思饮，口角发麻。

辨证：肾阳虚损，气机阻滞，血行不畅。

治法：清脑醒神，滋肾柔肝，息风镇痉，佐活血化瘀。

处方：天麻10g，葛根15g，龙胆草5g，白茅根30g，黄芩10g，菊花10g，钩藤^{（后下）}10g，天麦冬各15g，石斛10g，玄参15g，天花粉20g，羚羊角粉^{（分冲）}0.5g。5剂。

二诊：药后体温降至正常，头痛缓解，嗜睡减轻，口干思饮，肢体麻木。原法加活血通络启痹治之。

处方：天麻10g，钩藤^{（后下）}10g，菊花10g，葛根15g，川芎8g，柴胡10g，天麦冬各15g，石斛10g，玄参15g，桑枝30g，鸡血藤15g，羚羊角粉^{（分冲）}0.5g。7剂。

三诊：药后嗜睡已转清醒，下地略可活动，肢体麻木减轻，仍口干思饮，二便正常。再滋肾柔肝，佐以通络息风醒脑。

处方：葛根15g，菊花10g，天麻10g，川芎10g，云茯苓20g，桑椹10g，枸杞子15g，生地黄20g，玄参15g，天麦冬各15g，天花粉20g，石斛10g，菖蒲10g，白蒺藜15g，桑枝30g，鸡血藤15g。7剂。

四诊：头痛嗜睡均消失。舌苔薄白较润，脉细弦。精神振作，可与人交谈，惟口干。

原方药续服7剂，并以麦冬3g、藏青果3g、石斛3g（7包），代茶饮之。

按语：嗜睡、神志恍惚，急需醒脑清神，故用天麻、钩藤、葛根，配菊花、黄芩、龙胆草、羚羊角粉以清热醒脑、平肝解痉止痛，改善血液循环；玄参、天花粉、生地黄、天麦冬、石斛滋肾水以涵木柔肝，治其本虚；桑枝、鸡血藤通络启痹。（《中国现代名中医医案精粹（第4集）》）

[编著者按] 此例治疗，自始至终采用清脑醒神、滋肾柔肝、息风镇痉、佐活血化瘀取效，因此初诊时辨证为肾阳虚损、气机阻滞，是不妥当的。

（四）清降息风发散法治愈高龄中风

刘民叔《鲁楼医案》治濮秋丞，年八十三岁，为安徽芜湖人，现住上海市。

于 1952 年 6 月 17 日下午 3 时，忽然中风，立即求治于夫子。夫子曰：病诚危急，果能慎之始终，其效必近。若始而不慎，坐失机宜，虽不即死，亦必久延难疗。果如夫子言，共诊 7 次，服药 25 剂而痊愈。且康健如昔，步履如未病时。总计 5 次出诊，两次门诊。

初诊：1952 年 6 月 17 日。卒中风，口噤不能言，奄奄忽忽，神情闷乱，身体缓纵，四肢垂曳，皮肉痛痒不自知。

方用：荆芥四钱，菊花四钱，防风三钱，秦艽三钱，威灵仙三钱，钩藤三钱，川芎一钱，细辛七分，麻黄六分，桂枝一钱，云母石一两。

二诊：6 月 18 日。得微汗，度来苏，身体渐能收持。

方用：荆芥四钱，菊花四钱，防风三钱，秦艽三钱，威灵仙三钱，钩藤三钱，川芎一钱，细辛七分，麻黄六分，桂枝一钱，云母石一两。

三诊：6 月 19 日。眠食安，肢体遂，神情舒适，知感恢复。

方用：荆芥四钱，菊花三钱，秦艽三钱，威灵仙三钱，钩藤三钱，天麻二钱，伸筋草三钱，刺蒺藜二钱，生白芍药二钱，云母石一两。

四诊：6 月 23 日。方用：荆芥三钱，菊花三钱，秦艽三钱，天麻二钱，生白芍药三钱，独活二钱，薏苡仁五钱，贝母二钱，磁石五钱，云母石一两。

五诊：6 月 26 日。方用：荆芥三钱，菊花三钱，天麻二钱，生白芍药三钱，贝母二钱，蚱蝉二钱，僵蚕三钱，磁石五钱，云母石一两。

六诊：6 月 30 日。方用：荆芥三钱，菊花三钱，生白芍药三钱，蚱蝉二钱，天门冬三钱，黄精四钱，珍珠母五钱，磁石五钱，云母石一两。

七诊：7 月 5 日。方用：荆芥二钱，菊花三钱，天门冬五钱，黄精五钱，桑椹三钱，橘白三钱，珊瑚二钱，玛瑙二钱，珍珠母五钱，云母石一两。（《二续名医类案》）

[编著者按]：此病阴虚阳亢，血之与气并走于上，同时兼见外风入中，病情颇为复杂。刘昆叔在滋阴潜阳的基础上，辅以祛除外风之品，用药竟获

全功，可资师法。

（五）清心化痰宣窍法治愈风懿

张汝伟《临证一得》治王金富，年八十，苏北，住钜鹿路一百零九弄三号。

高年血衰气弱，痰火内扰，肝火上逆以生风，风火相煽。以致神糊自汗，二便不通，口噤不语。《金匮》所谓奄忽不知人，舌强不能言者，曰风懿之证。诊脉浮大洪数，防热甚内闭，而致脱陷。勉以清心化痰宣窍之法，以冀神清能语为要。

至宝丹一粒，研细用开水分二次药汁吞服。陈胆星、九节菖蒲、胆天麻各一钱，川贝母、朱茯神、山栀仁、连翘心各三钱，苍龙齿四钱，左牡蛎八钱先煎，淡竹叶一钱，广郁金钱半。

本证始末：此症由无量寿药肆介绍去诊，此方服后，觉得神清能语，稍进薄粥。因经济困难，不再医治，不再服药。休养十天以后，觉得起床如常，亦意想不到也。

方义说明：按中风一症，不外风火痰三项，体虚直中所致。此因藜藿之体，肝肾不至过亏。脉来浮大洪数，故用至宝丹开窍清心，胆星化痰，菖蒲通气，天麻息内风，山栀清心热，茯神镇心神，郁金解气郁，川贝化痰热，连翘、竹叶以清心热而息风，龙齿、牡蛎镇摄其上越之火。所以能见效，但此人肾气不亏为第一要务，恐非一般均能如是之易也。（《二续名医类案》）

[编著者按] 风懿，一名"风癔"。孙思邈在《备急千金要方》中说："风懿者，奄忽不知人，咽中塞，窒窒然，舌强不能言，病在脏腑。"风懿相当于中风病之中脏腑，其病情危重。

（六）增液承气汤治疗类中风

曹玉珊、李桂欣治李某某，男，80岁，退休工人。

1980 年 4 月 30 日，患者以突然口歪眼斜，言謇不利，半身不遂来诊。既往有高血压、糖尿病病史。患者素体壮实，面红耳赤，神志恍惚，口歪向左侧，眼右小左大，流涎。右上肢肌力Ⅱ°，双下肢肌力 0，左上肢肌力正常。血压 16.0/10.7kPa，心率 88 次 /min，律齐，A₂> P₂，肺呼吸音粗糙。追述病史，已有 5 天未大便。脉弦数滑，舌质绛、苔黄厚干燥。

证属燥屎内结，热扰神明。以滋阴通便、豁痰开窍为治。

处方：玄参 30g，麦冬 20g，生地黄 30g，大黄$^{(后下)}$10g，芒硝$^{(后下)}$10g，南星 10g，半夏 10g，菖蒲 10g。3 剂。

服后排出大量燥屎，心中舒畅，肢体较前灵活，语言流利，口眼无歪斜，脉仍弦滑，舌质红，苔薄黄，血压 16.0/10.7kPa，心肺无异常。

为善其后又投 3 剂：玄参 30g，麦冬 20g，生地黄 20g，天竺黄 10g，胆星 10g，半夏 10g，菖蒲 10g。服后痊愈，未留任何后遗症。

按语：本例系脑血管痉挛，相当中医学"中风""卒中""偏枯""类中"范畴。以口歪眼斜、肢体偏废、言謇不清为主症。此证因患者年老肾亏，加之 5 日未大便，腑气不通，肾阴不足引起肝失所养，肝肾阴亏，肝阳偏亢上逆，夹痰湿蒙蔽清窍而致。痰热上攻则面红耳赤、口眼歪斜、言謇不清，浊邪不降则大便不通、肢体不灵。治用增液承气汤加减，以釜底抽薪，荡涤中焦积滞；加用豁痰开窍之南星、半夏、天竺黄以燥湿化痰、息风通窍而收功。(《黄河医话》)

[编著者按] 千帕一词，目前国内医学界已不多用。换算为毫米汞柱的方法是：1mmHg=133.322Pa=0.133322kPa.

(七) 标本同治治疗脑梗死后遗症健忘失眠

庞泮池治丁某，男，80 岁。四年前有中风史。诊断为脑梗死，经治后留有左侧肢体无力，不良于行。两年前出现头晕且胀，健忘失眠，思维偶然失控，有厌世之感。迭经中西药物治疗，效果不显而来求治。

初诊：头晕而胀，健忘失眠二载，性情烦躁，不思纳谷，大府维艰。面色少华，步履蹒跚，左侧肢体无力，脉小数，舌苔厚腻。高年痰瘀交困，脑失所养之候。亟拟化痰祛瘀、清肝泄热。处方：水蛭 3g，通天草 9g，生蒲黄$^{(包)}$9g，石菖蒲 9g，川连 3g，生大黄$^{(后入)}$9g，天麻 4.5g，白蒺藜 9g，钩藤$^{(后入)}$9g，丹参 15g，赤芍 9g，威灵仙 9g，路路通 9g，川芎 9g，苍白术各 9g。14 帖。

二诊：药来腑气已畅，诸症悉减，精神较前为振。仍是左侧肢体乏力，不良于行。脉小数，舌苔薄。前治中的，再以上方巩固。同上方去生大黄，加指迷茯苓丸 9g（包）。

上方加减出入，治疗 2 个月。健忘失眠已见好转，思维清晰，症随之安。继以上方出入调理，并嘱加强记忆功能锻炼。

按语：患者性情烦躁。肝气郁结，木郁克土，土虚生痰，故胃纳不思，舌苔厚腻。气有余便是火，故大便秘结，脉来小数。木郁化风，肝风内旋，故头晕且胀；气机郁滞而瘀血内凝，脉络痹阻，故中风左侧肢体无力。故当痰瘀同治，清肝泄热。方以水蛭、生蒲黄、石菖蒲、丹参、赤芍祛瘀化痰，苍、白术运脾以杜生痰之源，大黄黄连泻心汤泻心通腑，天麻、白蒺藜、钩藤清肝息风，威灵仙、路路通畅通脉络，通天草为脑病之引经药。标本同治，故颇获其效。（《上海市名中医学术经验集》）

[编著者按] 指迷茯苓丸由茯苓、半夏、枳壳、风化朴硝、姜汁组成，功能燥湿行气、消解顽痰。主治痰停中脘，两臂酸痛，两手疲软，脉象沉而细滑者。此例用之，具有化痰行气、散结通便之效。

（八）麻黄附子细辛汤合真武汤加治疗高龄脑血栓后遗症

张存悌治何某，男，80 岁，干部。患脑血栓后遗症已 13 年，行走呈碎步态，神情呆滞，沉默寡言，对外界事物毫无兴趣，口角流涎水，尿等待，畏冷，乏力。舌淡胖，苔色发黑而润，脉沉弦寸弱，时一止。高年久病，心、脾、肾三脏阳气俱虚，元气受损，兼有伏寒。拟麻黄附子细辛汤合真武汤加味：

麻黄 10g，附子 60g（先煎 1 小时），细辛 10g，桂枝 25g，白术 30g，干姜 30g，茯神 30g，肉桂 10g，石菖蒲 20g，补骨脂 30g，益智仁 30g，淫羊藿 30g，泽泻 15g，麦芽 30g，炙甘草 30g，大枣 10 枚。

7 剂后，精神已有改善，守方调理，附子最后加至 120g，出入药物有磁石 30g，黄芪 60g，红参 15g，佛手 15g 等。服药 9 个月，神志已清，表情开朗，能参与家事，行走基本自如，苔色已正，余症亦显减，间断服药巩固。（《关东火神张存悌医案医话选》）

[编著者按]此为高年阳虚、元气受损兼有伏寒的中风案例，采用大剂温补逐寒之品得以康复。说明治疗中风要因人因证治宜，才能提高疗效。

第二节　厥证

（一）真武、理中汤加味治愈高龄厥逆（心脏血管迷走性晕厥待诊）

张汝伟《临证一得》治柯老太，年八十一，广州，住富民路裕华新村十号。

高年脾肾两亏，便泄之后，继以跌仆，神志不清，气息奄奄，而为厥逆，已有十小时不动弹。脉细如丝，且三至一停而成代，溲便溜下不知。姑以真武、理中意。

淡附子二钱，泡姜炭五分，炒潞党、焦白术、茯苓神辰砂拌、炒白芍各三钱，新会皮、淮小麦各三钱，广郁金钱半，煅牡蛎、石决明打先煎，各一两，生炙甘草各四分。

本证始末：此证为由无量寿药肆急电来召余治，云日间患泄，夜分独宿，与子媳分开，夜分起床欲便，摸不到电灯开关，致跌仆床下，气闭而死去。至晨，子媳发现，移置床上，仅有微微气息，目闭口张，人事不知，余亦无法。明知气厥，且年已八十一，恐不能返不料煎药，缓缓灌下，竟能气回神清。只因经济关系，不再复诊。服药隔了十天，又能照常摸索云。

方义说明：本方用意，不外根据便泄之症，用参术以扶其气，附子炮姜以回其阳，牡蛎决明以镇之，白芍甘草以导之，朱茯神以安神，淮麦、新会运脾疏化。一方中，动静宣降，兼而顾之，自然阳回气顺，而得愈也。（《二续名医类案》）

（二）急下存阴法治愈高龄血厥。

孙允中治刘某，女，82岁。

初诊：1977年8月3日。

主诉及病史：1周前悲切太过，复因大怒，晕厥仆地，不省人事。醒后无偏瘫，但终日嗜睡，头痛如裂，四末冰冷，面赤唇紫，大便数日未解，腹满，恶逆。

诊查：舌红苔黄干，脉沉弦有力。

辨证：此缘肝阳素旺，怒后血随气逆，气血上壅，清窍闭塞，则昏无所知，属实证血厥。

治法：阳明腑实，宜急下存阴，并引血下行。

处方：玄参20g，麦冬15g，生地黄20g，赭石50g，大黄15g，牛膝50g。3剂，水煎服。

二诊：8月8日。大便通下，神志转清，恶逆已止，可进饮食，四末转温，头痛减轻。治以活血化瘀，镇肝息风之法。

处方：赭石30g，牛膝30g，地龙15g，丹参20g，川芎15g，生地黄15g，赤芍10g，当归10g，香附10g。

服上方药6剂，康复如常。

按语：《景岳全书》云："血厥之证有二，以血脱血逆皆能厥也……血逆者，即经所云血之与气并走于上之谓"。本例属于后者，初诊阳明腑实，仿三化汤，以赭石、大黄速通大肠，且配牛膝引血下行，配增液汤以增水行舟，防其年老肠燥，火盛津枯，二诊病已去半，用一派活血之品配香附行气相助，赭石、地龙镇肝息风，效力益显。(《中国现代名中医医案精粹（第2集）》)

第三节　烦热与痴呆

大滋真阴、少加补气法治疗高龄烦热

张锡纯治天津张某某，年九十二岁，得上焦烦热病。病因：平素身体康强，所禀元阳独旺，是以能享高年。至八旬后阴分浸衰，阳分偏盛，胸间恒觉烦热，延医服药多用滋阴之品始愈。迨至年过九旬，阴愈衰而阳愈亢，仲春阳气发生，烦热，旧病反复甚剧。

证候：胸中烦热异常，剧时若屋中莫能容，语恒至堂中，当户久坐以禽

收庭中空气。有时觉心为热迫，怔忡不宁。大便干燥，四五日一行，甚或服药始通。其脉左右皆弦硬，间现结脉，至数如常。

诊断：烦热。

辨证治则：证脉细参，纯系阳分偏盛阴分不足之象。然所以享此大年，实赖元阳充足。此时阳虽偏盛，当大滋真阴以潜其阳，实不可以苦寒泻之。至脉有结象，高年者虽在所不忌，而究系气分有不足之处。宜以大滋真阴之药为主，而少加补气之品以调其脉。

处方：生怀山药一两，玄参一两，熟怀地黄一两，生怀地黄八钱，天冬八钱，甘草二钱，大甘枸杞八钱，生杭芍五钱，野台参三钱，赭石六钱（轧细），生鸡内金二钱（黄色的捣）。

共煎三大盅，为一日之量，徐徐分多次温饮下。

方解：方中之义，重用凉润之品以滋真阴，少用野台参三钱以调其脉。犹恐参性温升不宜于上焦之烦热，又倍用生赭石以引之下行，且此证原艰于大便，赭石又能降胃气以通大便也；鸡内金者，欲其助胃气以运化药力也；用甘草者，以其能缓脉象之弦硬，且以调和诸凉药之性也。

效果：每日服药一剂至三剂，烦热大减，脉已不结，且较前柔和。遂将方中玄参、生地黄皆改用六钱，又加龙眼肉五钱，连服五剂，诸病皆愈。（《医学衷中参西录》）

第四节　头面痛、头胀

（一）牵正散加味治疗高龄三叉神经痛

周仲瑛治潘某，男，81 岁。2002 年 7 月 1 日初诊。

有三叉神经痛病史 4 年，时作时止，近服止痛西药已无效，痛苦异常。近半个月再作，痛在右侧头角，目眶四周，面部肌肉有跳痛感，或如触电，稍有麻木。耳聋失聪已久，大便尚调，口干多饮。测血压 120/80mmHg，舌苔淡黄腻，舌质淡紫，寸口脉弦滑。此乃寒凝热郁，风火上炎，痰瘀阻络所致。治拟温经通络，祛风化痰，清泄肝火法。方药如下：

制白附子 10g，制胆南星 15g，制全蝎 6g，制川乌 5g，制草乌 5g，细辛 5g，生石膏^{（先煎）}30g，龙胆 10g，川芎 15g，白芷 10g，炒延胡索 15g，炙僵蚕 10g，苦丁茶 15g，玄参 15g。7 剂。日 1 剂，水煎服。

二诊（2002 年 7 月 8 日）：面痛稍减。下颌部位仍有痛感，心慌心悸，两耳鸣声如潮，口干苦，舌苔厚腻，底白罩黄，舌质淡紫，脉细滑。继予温清复法治疗，原方加磁石 25g，葛根 15g，丹参 15g。方药如下：

制白附子 10g，制胆南星 15g，制全蝎 6g，制川乌 5g，制草乌 5g，细辛 5g，生石膏^{（先煎）}30g，龙胆 10g，川芎 15g，白芷 10g，炒延胡索 15g，炙僵蚕 10g，苦丁茶 15g，玄参 15g，磁石 25g，葛根 15g。7 剂。日 1 剂，水煎服。

三诊（2002 年 7 月 15 日）：右头角目眶疼痛减轻，下颌部位麻木，口稍干，舌苔薄黄腻，舌质黯紫，脉弦滑。7 月 1 日方加葛根 15g，石斛 12g，天麻 10g。

四诊（2002 年 10 月 21 日）：服上方后，三叉神经痛缓解而停药近 2 个月，近一周来三叉神经痛又见发作加重，咽喉发炎疼痛，咳嗽多痰，口干，舌苔中部黄腻、舌质偏红，脉弦滑。证属风火上炎，痰瘀阻络，寒凝热郁。方药如下：

制白附子 10g，炙僵蚕 10g，炙全蝎 5g，制胆南星 10g，细辛 5g，生石膏 30g^{（先煎）}，川芎 15g，白芷 10g，制川乌 6g，制草乌 6g，龙胆 10g，苦丁茶 10g，炒延胡索 15g，玄参 12g，知母 10g。14 剂。日 1 剂，水煎服。

五诊（2002 年 11 月 4 日）：右侧颜面肌肉仍有抽痛，麻木，酸痛部位不定，手麻，怕冷，食少，舌苔黄浊腻，舌体胖大有齿印，脉小弦滑。原方去知母、炒延胡索。方药如下：

制附子 10g，炙僵蚕 10g，炙全蝎 5g，制胆南星 10g，细辛 5g，生石膏^{（先煎）}30g，川芎 15g，白芷 10g，制川乌 6g，制草乌 6g，龙胆 10g，苦丁茶 10g，玄参 12g。7 剂。日 1 剂，水煎服。

六诊（2002 年 11 月 11 日）：右侧颜面疼痛稍轻，但仍有不定位疼痛，跳痛口干，舌干，左侧咽痛，脉小弦滑，舌苔中部薄腻，舌质黯红。用 11 月 4 日方加麦冬 10g，生石决明^{（先煎）}30g。方药如下：

制附子10g，炙僵蚕10g，炙全蝎5g，制胆南星10g，细辛5g，生石膏^{（先煎）}30g，川芎15g，白芷10g，制川乌6g，制草乌6g，龙胆10g，苦丁茶10g，玄参12g，麦冬10g，生石决明^{（先煎）}30g。7剂。日1剂，水煎服。

七诊（2002年11月18日）：右侧颜面酸痛经治基本缓解，舌苔中后部腻，舌质偏红，脉弦。11月4日方加麦冬10g，生石决明^{（先煎）}30g。继续巩固治疗。

按语：三叉神经痛是面部三叉神经分布区内的反复发作的剧烈疼痛，属于中医学"面痛""头痛""偏头风"等范畴。发病多呈暴发，痛势剧烈，或左或右，痛止如常人。周老指出，治疗三叉神经痛常须温清合用，其中用温法是由于痛则不通，通则不痛，病久入络，顽疾多痰，故沉寒痼冷不去，风痰瘀阻，清阳不展，造成三叉神经痛的主要病因所在，不用温通药则痛势难止，病根难除。用清法的理由有三：一者，细辛、白附子、川乌、草乌、白芷等温通药物多气味辛香燥热，多用有伤津耗液之弊；二者，寒邪郁久容易化热生火，火助风势，不清火则风势难息；第三；头面为"诸阳之会"，太阳、阳明、少阳经均循行于面部，外感风热、情绪愤郁、饮食不节，火热上扰清窍，常可引发本病，佐以清火则可防其发作。因此，治疗三叉神经痛每须温清合用。

方中白附子性烈升散，功能祛风痰，逐寒湿，善治"面上百病，行药势"（《名医别录》），制南星祛风化痰，解痉止痛；川乌、草乌均为辛热之品，功擅祛风除湿，温通经络，具有较强的止痛作用；细辛性温味辛，芳香燥烈，清而不浊，"整降浊气而升清气，治头痛如神"（《本草新编》），既能外散风寒，又能内祛阴寒；葛根善治头痛连及项背紧强，白芷、蔓荆子入阳明经，治前额、眉棱骨痛；川芎入肝胆二经，可载药上行，《本草纲目》云："川芎血中气药也。肝苦急，以辛补之，故血虚者宜之，辛以散之，故气郁者宜之。"白附子合全蝎、僵蚕，仿牵正散义，以祛风化痰，痰瘀同治。再加蜈蚣、全蝎等虫类药走窜入络，故能快捷取效。龙胆、苦丁茶可清少阳之火，生石膏擅清阳明之热，共为佐使药。有热清热，无热防热，防治相兼，与温散药配伍相反相成，相得益彰，故而能力克顽疾，取得较好效果。（《中国当代30位国医大师验案良方辑录五官卷》）

（二）益气健脾化痰法治愈高龄头痛

陈三农治夏夫人年已八旬，忧思不已，偶因暑浴，遂患发热头痛，医者以为伤寒，禁其食而肆行解散。越三日，气高而喘，汗出如洗，昏愦发厥。诊其脉大而无力，乃为之辨曰：外感发热，手背为甚，内伤发热，手心为甚，外感头痛，常痛不休，内伤头痛，时作时止（辨内伤外感要诀宜熟玩）。今头痛时休而手背不热，是为虚也。遂用参、芪各五钱，白术、半夏各二钱，橘红一钱，甘草六钱，一剂减半，后倍参、术而痊。（《二续名医类案》）

（三）顺气和中汤加味治愈高龄头痛腹泻

李春生治索某某，女，83岁。内蒙古呼伦贝尔市人。2012年3月25日初诊。

主诉：头痛5年，两鬓、头项呈阵痛、绵绵作痛，劳累时加重。伴胸前区闷痛，右下腹胀痛，泻下黑褐色稀便，每日3～5次。少气无力，食欲不振，畏寒自汗。既往有冠心病、慢性结肠炎、泌尿系感染病史。

检查：形体偏瘦，面色黄晦不泽，舌体胖大，舌质红苔白滑，脉革缓。

中医诊断：头痛；泄泻。

辨证治则：证属中气不足，清阳不升，浊阴不降而致头痛；脾胃湿热壅滞，气机不行而成胀泻。治宜益气升清降浊，清热除湿，行气止泻。

处方：顺气和中汤加味。

党参10g，黄芪12g，当归10g，炒白芍10g，川芎10g，升麻3g，柴胡8g，陈皮8g，甘草6g，蔓荆子10g，细辛3g，黄柏8g，木香5g，小茴香4g，薤白8g，全蝎5g。

每日1剂，水煎，早晚饭后各服150ml。

2012年11月15日，二诊。

服上方14剂，头痛、胸痛、泄泻症状均缓解5个月。在秋冬季来临时，上述症状再次出现，舌脉同前。

处方：照上方加炮姜8g，银杏叶8g，金银花12g，益智仁8g。每日1剂，煎服法同上。

2012 年 12 月 28 日，三诊。

服上方 5 剂，头痛、胸腹痛、泄泻均愈。近 1 月出现尿频、尿急、小便排出时有热痛感，大便干燥，2～3 天 1 行，小腹痛。舌质红苔黄，脉革滑略数。改方用八正散加味治疗尿路感染。

疗效评定：头痛、胸腹痛、泄泻为临床痊愈。

按语：顺气和中汤见于明代王肯堂所著《证治准绳》，由补中益气汤加白芍、蔓荆子、细辛等而成，适用气虚头痛，其痛绵绵，遇劳则发者。此处用于治疗高龄头痛，兼见胸痛泄泻，临床确有卓效。

（四）麻黄附子细辛汤加味治愈高龄右侧偏头痛

张存悌治刘某，男，80 岁。2008 年 8 月 4 日初诊：偏头痛 40 年，右侧为主，每天都痛，颈椎僵硬，眩晕，尿频夹沫，夜二三次。鼻塞，口和。有情志郁闷史。手足凉，眠可。舌淡紫胖润有痕，左脉弦缓寸弱，右沉缓寸弱。血压高。证属风寒夹郁，处以验方散偏汤：

葛根 30g，白芍 20g，白芷 10g，香附 10g，川芎 25g，柴胡 15g，荆芥穗 10g，肉桂 10g，泽泻 20g，蔓荆子 10g，细辛 5g，补骨脂 25g，7 剂，水煎服。

复诊：手足凉稍温，头痛未减，鼻塞。考虑阳虚夹表，改弦易辙，调方麻黄附子细辛汤加味：麻黄 15g，细辛 30g，附子 60g，干姜 30g，肉桂 10g，葛根 30g，白芷 10g，川芎 25g，蔓荆子 10g，苍耳子 15g，苍术 25g，茯苓 30g。7 剂。

服药后获效，头痛已止。唯仍鼻塞。上方出入再予 7 剂。

按语：本案偏头痛出手用散偏汤，是囿于对验方的偏执。好在及时调整思路，回归于阳虚夹表的认识，调方而收效。"偏方治大病"，偏方虽然有效，但并非每投必效。切忌死守一方，拘执不变，一条道走到黑。中医诊疗的最高方式还是辨证论治，说白了即具体问题具体分析。因此，使用偏方时一定要有辨证的观点，否则可能误事。其实即或"神医"，初诊也难保百发百中，关键是复诊时要思考问题出在哪里，重新辨识病症，如本案即使是 40 年头痛也可治愈，从正反两方面的成败而积累的经验，往往是最深刻的。

（《关东火神张存悌医案医话选》）

[编著者按] 散偏汤见于清代陈士铎撰《辨证录》卷二，由川芎、白芍、香附、柴胡、白芥子、郁李仁、甘草、白芷组成。主治郁气不宣，又加风邪袭于少阳经，遂致半边头风，或痛在右，或痛在左，其痛时轻时重，遇顺境则痛轻，遇逆境则痛重，遇拂抑之事而更加风寒之天，则大痛不能出户。本案头痛以阳虚感寒为主，郁气不宣为辅，故用此方无效。

（五）四逆汤加味治疗高龄头胀昏昏欲睡

张存悌治王某，女，80岁。2009年6月4日初诊：三餐后头胀，继则昏昏欲睡，已3个月。足心热，喜用凉水泡，夜间重于白天，便干需用手抠，眼睛发黏、发赤。多梦，尿频尿急色黄，晨起东倒西歪，下楼不稳，行走前抢，纳差，身懒，时汗，记忆力减退，口疮时发，"嘴里不是味儿"。舌淡胖润，苔心褐，脉左浮滑寸弱，右滑寸弱。此亦阳虚，虽见足心发热，乃虚阳下泄表现。处方四逆汤加味：

炙甘草50g，干姜25g，附子25g，砂仁25g，黄柏15g，茯神30g，知母10g，肉桂10g，肉苁蓉30g，白术60g，牛膝15g，升麻10g，麦芽30g，磁石30g，石菖蒲20g，车前子15g。7剂。

复诊：餐后头胀、欲睡减轻，便秘解除。稍作调整，症状继续改善，服2周后未再诊。（《关东火神张存悌医案医话选》）

[编著者按]《伤寒论·辨少阴病脉证并治》云："少阴之为病，脉微细，但欲寐也。"此属阳气衰微，营血不足，故有是证。张氏抓住这一主症，因此用四逆汤效如桴鼓。

[评析]

本章列举高龄老人脑血管和神经系统常见的四类疾病医案医话。其中中风及其后遗症8例，厥证2例，烦热与痴呆1例，头面痛、头胀5例，共计16例。

中风及其后遗症是高龄老人最常见的脑血管病，致残和病死率较高。依据其临床表现，可分为：①中风先兆症，表现为双手颤抖，舌亦轻颤，语言謇涩，步履不稳，如踩棉花，烦躁不寐，大便干结，舌红苔黄，脉弦滑数。证属肝阳上亢，肝风内动。治宜平肝潜阳、清热息风。方选桑叶、白芍、钩藤、生地黄、刺蒺藜、蜈蚣、全蝎、酸枣仁、菖蒲之类。羚角钩藤汤亦可使用。②中风急性期，若神志尚清，以半身不遂，语言謇涩为主要表现，舌略红苔白滑，右脉虚大无力，倍于左脉。西医诊断为脑梗死，当属气虚血瘀。治宜益气活血，方用补阳还五汤加味。③若嗜睡而头痛剧烈，半身发麻，体温升高，口干思饮，舌黯欠润，舌苔黄腻，脉滑数无力，经检查发现蛛网膜下腔出血，本病当属肾阴虚，肝热生风，上冒巅顶，旁走四肢，治宜滋肾柔肝、息风镇痉、清脑醒神。佐以活血化瘀，方用元参、二冬、石斛、花粉、羚羊角、天麻、钩藤、龙胆草、黄芩、菊花、葛根、鸡血藤。④若突然昏迷，口眼歪斜，咽喉中堵塞，半身不遂，舌强不能言，称为风懿。是病邪深入脏腑，或相当于急性脑出血，治疗应息风清心化痰，方用天麻、龙齿、生牡蛎、胆星、菖蒲、川贝、茯神、郁金、连翘、竹叶，送服至宝丹。神志恍惚，面红耳赤，大便秘结，舌质红，绛苔黄厚，脉弦滑数者，治宜滋阴通便，豁痰开窍，方用增液承气汤（生地、元参、麦冬、大黄、芒硝）加南星、半夏、菖蒲、瓜蒌，中病即止。⑤中风一年以上，为后遗症阶段。若出现头晕脑涨，健忘失眠、性情烦躁，大便维艰，不思纳谷，步履蹒跚，舌苔厚腻，脉象小滑，属痰瘀交困，脑失所养。治宜化痰祛瘀，清肝泄热，方用大黄黄连泻心肠（大黄、黄连）合指迷茯苓丸，加丹参、赤芍、川芎、水蛭、天麻、钩藤、白蒺藜、威灵仙、路路通。若沉默寡言，神情呆滞，口角流涎，对外界事物毫无兴趣，畏冷乏力，舌淡胖腻弦结，为久病心脾肾阳虚，元气受损，内有伏寒，宜投麻黄附子细辛汤合真武汤，加补骨脂、益智仁、淫羊藿、石菖蒲之类。若中风时内外风证候同时出现，治疗用药宜两者兼顾，仿刘民叔《鲁楼医案》治濮秋丞法，以平肝息内风之菊花、钩藤、天麻、白芍、蒺藜，与解表散外寒之麻黄、桂枝、细辛、羌活、防风等同用而取效。

厥证，以突然昏倒，不省人事，面色苍白，四肢厥冷，移时逐渐苏醒为特征。严重者可一厥不复，因而死亡，属于急危重症。厥证的成因与气机运行突然逆乱有关。高龄因虚而逆乱者，如例1之柯老太，脾肾两亏，便泄之后，继以跌仆，神志不清，小便溜下不知，气息奄奄，而为厥逆，脉细如丝，且现结代，治宜益气扶阳、镇静安神，方用真武汤合理中汤，加石决明、煅牡蛎、淮小麦、广郁金取效。高龄因实而逆乱者，如例2之刘某，肝胆素旺，悲切太过，复因大怒，气血上壅、清窍闭塞，晕厥仆地，不省人事。醒后无偏瘫，但终日嗜睡，头痛如裂，四肢冰冷，面赤唇紫，呕逆腹满，大便数日未行，舌红苔黄而干，脉沉弦有力、治宜平肝潜阳，引血下行，急下存阴。方用增液承气汤加赭石、牛膝。

烦热，是高龄老人容易出现的症状。胸中热而不安为烦，烦为阳，多见于热性病后期。高龄烦热，素体康强，大便干燥，怔忡不宁，舌赤苔黄，脉象弦硬者，为阴虚阳亢，治宜大滋真阴，少加补气之品，可选用张锡纯滋阴益气方（山药、玄参、生熟地、天冬、甘草、枸杞、白芍、党参、赭石、生鸡内金）。

头面痛，可用治濮秋丞法，以平肝息内风之菊花、钩藤、天麻、白芍、蒺藜，与解表散外寒之麻黄、桂枝、细辛、羌活、防风、同用而取效。

头痛、头胀有重轻之分，在高龄老人亦颇为常见。临床有虚实之别：虚证头痛，其痛时作时止，呈绵绵作痛，劳累时加重，或气高而喘，汗出如洗，手心热而手背不热，食欲不振，畏寒自汗，舌体肥大，脉大无力，治宜益气健脾、升清降浊、方用益气健脾化痰方（党参、白术、半夏、橘红、甘草）或顺气和中汤。实证头痛可分为寒凝热郁，阳虚夹表两种类型。寒凝热郁者以三叉神经痛为主要表现，症见头痛时作时止，痛连头角、目眶，疼痛剧烈，面部肌肉有跳动感，或如触电，稍有麻木，舌质淡紫苔黄腻，寸口脉弦滑。证属寒热错杂、风火上炎、痰瘀阻略，治宜温经通络，祛风化痰，清肝泄火，方选牵正散合白虎汤、都梁丸、三生饮（改熟剂）去木香，加玄参、龙胆、苦丁茶、玄胡、细辛。阳虚夹寒者，表现为偏头痛，手足偏凉，鼻塞不通，舌淡紫胖润有痕，脉缓弦寸弱。治宜温阳发汗，方选麻黄附子细辛汤合都梁丸，加干姜、肉桂、蔓荆子、苍耳子之属。头胀之病多由肝火上逆或湿热内蕴所致。若头胀而昏昏欲睡，东倒西歪，记忆力减退，身懒纳差，舌淡胖润，两寸脉弱，病属少阴，四逆汤主之。

主要参考文献

[1] 李庆生.庆生诊治中医疑难病验案集粹[M].北京；中国中医药出版社，2012.

[2] 董建华，王永炎.中国现代名中医医案精粹（第4集）[M].北京：人民卫生出版社，2010.

[3] 夏翔，王庆其.上海市名中医学术经验集[M].北京：人民卫生出版社，2006.

[4] 张存悌.关东火神张存悌医案医话选[M].沈阳：辽宁科学技术出版社，2015.

[5] 董建华.中国现代名中医医案精粹（第2集）[M].北京：人民卫生出版社，2010.

[6] 梅祥胜，李丽，杨明杰.国医大师验案良方：五官卷[M].北京：学苑出版社，2010.

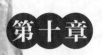

第十章

高龄老人睡眠障碍、抑郁症及自主神经功能失调

第一节　睡眠障碍

（一）归脾汤加减治愈高年不寐

靳士英治孙某，86岁，女。

初诊：1984年12月8日。

主诉：近年来由于操心烦劳，思虑过多，以致睡眠欠佳，几整夜难寐。其特点是睡眠甚浅，且睡中噩梦多，无法熟睡。以致次日终日困乏，疲惫不堪。另外周身有位置不定之疼痛或热气游走，忽起忽灭。因此经常服用地西泮（安定）、甲喹酮（安眠酮），去痛片等药物。

诊查：见患者步履尚称矫健，精神略有不振，面色不华，唇淡，舌质淡，苔薄白，脉浮大无力。

辨证：为心脾两虚。

治法：治以补脾养心，方用归脾丸加减。并劝止服催眠药和止痛药。

处方：黄芪18g，白术9g，茯神12g，远志6g，酸枣仁9g，枸杞子9g，当归6g，龙眼肉12g，陈皮6g，炙甘草6g。

水煎服，4剂，每日1剂。午饭后、晚饭后各服200ml。

二诊：服药四剂后，自觉睡眠渐深，噩梦减少，疲劳感减轻，不服甲喹酮亦能入睡。舌脉同前。嘱续服前方药四剂。

三诊：睡眠情况虽有明显改进，但周身疼痛出现，左右手四、五指发麻，痛引肩臂，时轻时重，大便秘结，手足心热。舌脉同前。乃在前方基础上加减。

处方：黄芪 18g，首乌 12g，当归 6g，枸杞子 9g，酸枣仁 9g，老桑枝 9g，怀牛膝 12g，威灵仙 9g，银花藤 9g，瓜蒌仁 9g。

四诊：服药四剂后，睡眠较好，夜梦已减，大便通畅，肢痛减轻。嘱再服药四剂。

五诊：诸迹好转，食欲有增。为今后计，嘱服归脾丸。

按语：老人不寐多属虚证，因于实邪者不多。盖因年老体衰，精血内耗，忧思较多之故。其表现或为入睡困难，或为觉醒过早，或为睡眠过浅，或为夜梦过多不能熟睡，或为中间觉醒再难入睡等。其病机总与心脾肝肾有关。本例因于操劳过度，忧虑思念，有伤心脾，营血内耗，血不养心，遂致失眠多梦，故以补养心脾益气宁神之剂收功。

老人因脑力衰退，髓海空虚，维持白日之正常睡眠觉醒与夜晚之正常睡眠能力下降，故见白日之瞌睡多，饭后常昏昏欲睡，夜晚之熟睡困难多梦早醒，此乃衰老之一般规律。因此对老年不寐，应做具体分析，往往单靠药物难于取得长期效果，要在指导患者养生之道。如合理安排生活，消除忧虑恐惧心理，增加睡眠信心，学习太极拳、气功等。使患者血脉周流，脑力活动白日有加，精神有所寄托，不寐之恶性循环始能改变。（《中国现代名中医医案精华（一）》）

（二）三甲复脉汤加减治疗高龄肝风内扰常彻夜无眠

李士懋、田淑霄治刘某，女，92 岁。

2007 年 1 月 16 日初诊：少寐，常彻夜无眠，卧则身游行于外，又觉如蟾爬满全身。善饥，食则嘈杂，胃难受，嗳气。下利已 3 个月，日五六度。脉弦劲如刃，舌略绛少苔。

证属：肝肾阴虚，肝风鸱张。法宜：柔肝潜阳。

方宗：三甲复脉汤加减。

生龙牡各 30g，白芍 15g，炒枣仁 40g，龟甲 30g，山茱萸 15g，乌梅 6g，炙鳖甲 18g，五味子 5g。

2007 年 1 月 23 日：上方共服 7 剂，睡眠、下利、幻觉均有好转。又增躁汗口疮；脉尚弦劲，劲势已缓。

上方加炙甘草 10g，浮小麦 30g。7 剂，水煎服，已届春节，未再来诊。

按语：脉弦如刃，乃肝之真脏脉见，肝虚至极，肝魂不藏，而觉身游行于外，幻觉遂生。风阳内扰而不寐，木干扰于土而善饥。给如厥阴病之饥而不欲食，心中痛热。急当柔肝潜阳，又恐养阴以增下利，故取酸收之品，柔而兼敛。(《中医临证一得集》)

(三) 黄连阿胶汤加减治疗高龄睡眠障碍

李春生治何某某，女，88 岁，住北京五棵松。2018 年 9 月 12 日初诊。

自述患糖尿病 8 年，近年来睡眠不好。入睡困难，卧床至凌晨 1～2 点钟方能入睡。尚需服酸枣仁胶囊和艾司唑仑帮助睡眠。睡至凌晨 3～4 点钟，醒后再难入睡。白天下午思睡，可以睡 2 个小时。一昼夜总计睡眠约 4 小时。右下肢发热发痒，皮肤疼痛，走路不稳。长期服用二甲双胍，口中无味，食欲差，腹不胀，大便干燥，两日排便 1 次。

检查：身高 144cm，体重 68kg，舌质红苔黄，脉弦滑略数。

诊断：睡眠障碍；糖尿病；肥胖。

辨证治则：证属心火炽盛，心阴不足，神魂不安，治宜清心火，安心神为法。

处方：黄连阿胶汤加减。

黄连 10g，黄芩 8g，阿胶珠 8g，丹参 10g，酸枣仁 15g，天花粉 10g，生甘草 6g，熟大黄 6g，熊胆粉（冲）0.25g，鸡子黄（冲）1 枚。

每日 1 剂，水煎，午、晚饭后各服 150ml。

2018 年 9 月 17 日，二诊。

服上方 5 剂，夜间睡眠增加至 6 小时，胃纳改善，每餐进米饭半碗，并吃菜喝汤。唯左下肢骨头发热发痒如前，夜间需伸腿至被子外面，大便软，每日 1 次。舌红紫苔黄，脉象革滑缓，下肢凹陷性水肿。

处方：照上方加白芍 10g，黄柏 8g，栀子 6g，骨碎补 8g。

每日 1 剂，煎服法同上。

疗效评定为显效。

按语：《伤寒论》208 条说："少阴病，得之二三日以上，心中烦，不得卧，黄连阿胶汤主之"。此例高龄心火独亢，心阴不足，致出现夜间少寐，舌红苔黄脉数，故用黄连、大黄折其心火，阿胶、鸡子黄养其心阴，枣仁、熊胆清火安神，使水升火降，则神安得眠。

第二节　抑郁症

（一）越鞠丸加味治愈高龄肝郁证

李春生治患者王某某，女，93 岁，北京市人。1987 年 3 月 13 日初诊。

主诉：因情志不畅，出现呃逆 1 个月。伴纳少，心烦，胸胁满闷。

检查：舌质略红，苔白腻，脉沉弦。

诊断：肝郁证；呃逆。

辨证治则：证属肝胃失和，胃气不降。治宜调肝理气，和胃降逆。

处方：越鞠丸加味。

苍术 8g，香附 10g，神曲 10g，川芎 5g，炒栀子 8g，丁香 5g，柿蒂 10g，生姜 5g。

3 剂。每日 1 剂，早晚各服 150ml。

1987 年 3 月 16 日，二诊。

服上药 3 剂呃逆止，胸胁满闷缓解。舌脉同前。

处方：原方去丁香、柿蒂。4 剂善后。

疗效评定为临床控制。

按语：高龄肝郁证临床较为少见，其症状与青壮年相似，治法相同，以疏肝解郁、健脾和中为主，用量可仿照小儿剂量为宜。

（二）二陈汤、归脾汤加味治疗高龄抑郁症

柴屿青治潼川守母八十三，在沈阳礼部时，闻伊母在京病甚，忽身热吐痰，妄言昏愦，众医俱主发表，病势日增，始求治，悲泪哀号，自分必死。诊其右关沉涩微滑，曰：此思虑伤脾，更兼郁结，痰涎壅盛，脾不能运也。身热昏愦，清阳不升，脾气伤也。先用二陈瓜蒌治其标，继以归脾加神曲、

半夏、升、柴，调治数日而痊。向使误服表剂，岂不蹈昔人虚虚之戒耶？
（《二续名医类案》）

（三）高龄抑郁症溺浊不禁的间接治法

吴桥治陈龙，年八十而病溺浊不禁，则隐几而日夜坐，不复近衾。诊之六脉沉沉垂绝矣。叟乃命孙扶起曲踞告曰：老夫春秋高，子孙仅立门户，死其时也。吾从侄继鸾，年四十，病瘵且危，家极贫，举室五口，嗷嗷待哺，愿公救其死，即尤死贤于生。（吴桥）[1] 就而诊之，（其从侄）[1] 卧无完席，室中仅二缶作炊，然左脉平，右脉虚大而数，曰：此忧思伤脾也，扶脾土则有生理，治宜补脾抑肝（此《金匮》法也）。叟闻瘵者可生，则大喜过望，其病一再剂而愈。逾月瘵者无恙，则夫妇帅诸子罗拜谢之。（《太函集》）

第三节　自主神经功能失调症

（一）桂枝附子汤合玉屏风散加味治愈高龄汗漏证

李春生治患者李某某，女，82 岁，内蒙古自治区呼伦贝尔市海拉尔区人。2014 年 4 月 4 日初诊。

主诉：自汗盗汗三年。汗出肤冷，汗量多如水洗，腰部及两腿遇冷风即疼痛，不能直立，气短疲乏，嗳气，胃纳少，大便软，排便不爽，每日 1～2 次，小便正常。既往曾做左肺下叶包块切除术及胃一部分切除术。

检查：身高 143cm（原为 150cm），体重 40kg，血压 150/90mmHg，体温 36℃。舌质红苔黄，脉弦迟。心率 59 次 /min，心律齐，左肺可闻干啰音，肝脾未扪及，腹软，双下肢无水肿。

诊断：汗漏证；骨痹（骨质疏松）。

辨证治则：证属脾肾阳虚，致卫外不固而汗出，骨髓空虚而腰腿痛，舌红苔黄为心肺郁热之象。治宜扶阳固表，养阴清热。

---

[1] 系编者补入。

处方：桂枝附子汤合玉屏风散加味。

桂枝 10g，制附子 6g，白术 15g，炙甘草 8g，黄芪 12g，防风 6g，桑白皮 10g，地骨皮 10g，生地黄 10g，麦冬 10g，黄芩 10g，生姜 6g，大枣 12g。水煎，早晚分 2 次服，每次服 200ml。

2014 年 9 月 11 日，二诊。

服上药 40 剂。夜间盗汗、白天自汗均止，皮肤略有干燥感。腰腿已能够直立，但有时腰左侧仍有疼痛，天冷时加重，容易疲乏，食欲欠佳，大便不爽，每日 1 次，舌痛口干，耳鸣眼花，昨夜睡眠 1 小时。检查：舌质红苔黄，脉弦细迟，体重 40kg，血压 130/80mmHg，体温 35.6℃。左肺干啰音消失。脾肾阳虚显露，心肺之热仍未除，乃照上方去黄芪、防风、生地黄、黄芩、姜、枣，加鸡内金、熟酸枣仁、骨碎补、破故纸，做进一步调理。

疗效评定：汗漏证为临床痊愈，骨痹为显效。

按语：汗漏一症，见于《伤寒论》，以昼夜大量出汗，肤冷恶风，筋脉难于屈伸为特点。本例患者年逾八十，虽无四肢挛急，但有腰腿不能伸直的表现，亦属筋脉失濡，故用桂、附、芪、术扶阳固表能够获效。本例另一特征是表寒里热，因此兼采用清里之法获效。本案可为治疗汗漏证另备一格。

（二）桂附地黄丸加减治疗自主神经功能失调、高血压

陈可冀治患者肖某，女性，84 岁，某电影厂干部，于 2004 年 5 月 12 日来诊。

主诉：背部冷感 2 年，2 年前患者在南方受凉后引起外感，继而发现肺结核，血压升高，背部针刺走窜样疼痛，伴有冷感，以后劳累受凉后均有感觉。目前口服硝苯地平控释片（拜新同）30mg、比索洛尔片（康可）5mg，每日一次，使血压一般维持在 130～160/60～70mmHg。平时夜眠欠佳，经常需服地西泮维持夜眠，且服用地西泮次日，背凉好转。另大便干、食纳可、不耐劳累。既往无特殊病史。

检查：舌黯、苔黄厚腻而干，脉弦滑。血压 160/70mmHg，心率 71 次 /min。

中医诊断：痹证、肌痹，阴阳两虚。

西医诊断：自主神经功能失调，高血压。

治疗原则：调补阴阳。

方选桂附地黄丸加减。

处方：桂枝 12g，炙附片 10g，生地黄 15g，山萸肉 15g，山药 12g，丹皮 12g，茯苓 15g，补骨脂 15g，肉苁蓉 30g，柏子仁 20g。

2004 年 6 月 23 日二诊。

近 1 个月血压正常，稳定在 120/60mmHg，夜眠好、体力好、后背凉次数少、大便秘但不干；查舌黯、苔白微腻，脉弦滑、沉取无力。上方加用补气润肠之品黄芪 30g，桃仁 15g。并加用番泻叶 20g 代茶饮。

2004 年 8 月 4 日三诊。

近来感冒发热，外院诊为肺炎，现已愈。目前无明显不适；自认为服首方感觉良好，但觉二诊方服用后口干、睡眠欠佳，自调中药剂量黄芪减至原剂量，主要症状肺部发凉感明显改善，仍有全身怕冷，大便正常。查舌黯、有裂纹、苔薄，脉细。上方去黄芪、桃仁，加用鹿角 15g、火麻仁 15g。

2004 年 11 月 3 日四诊。

患者背部冷感减轻，大便偏干。10 月 25 日查血生化示总胆固醇（TC）8.23mmol/L、低密度脂蛋白胆固醇（LDL-C）3.84mmol/L。查心率 72 次 /min，舌质黯、有裂纹、少津、苔薄，脉弦滑。考虑患者服用鹿角甘温致伤阴情况较重，故去鹿角片，并去火麻仁，加用麻仁润肠丸以加强润肠通便之功。另加虎杖 20g、泽泻 20g、黄芪 15g、桃仁 10g 以针对患者血脂升高，益气化痰、活血解毒、泄浊降脂。

2005 年 8 月 31 日五诊。

患者坚持服用前方数月后停药，停药后背部冷感加重，遂于今年 5 月份继服前方，背部冷感较前好转。诉食生冷或油腻后腹胀，大便干。查血压 150/70mmHg，舌黯、有裂纹、少津，脉弦滑、弦硬之象有减。首诊方加油当归 20g、酸枣仁 20g、金毛狗脊 20g，养血安神温通背部经络。7 剂。

疗效评定为显效。

按语：患者年过八旬，则当以肾阳不足辨治，此类患者陈可冀常选用桂附地黄丸加减阴阳并调，而结合本例患者症状亦较符合。出自《小儿药证直诀》的六味地黄汤为滋补肝肾、治疗肝肾阴虚的基础方，知柏地黄丸则为六味地黄汤加用知母、黄柏而成，知母、黄柏均以盐炒入肾，用以滋阴降火，全方偏于滋阴降火用以治疗阴虚火旺之相火妄动眩晕耳鸣、腰膝酸软、五心烦热之证。本案在桂附地黄丸的基础上，加用补骨脂以加强温肾助阳抗衰老作用。老年便秘陈老师多认为阳虚、气虚为主，最常加用肉苁蓉以温肾益精血通便、黄芪益气助运以通便。又因老年人多有久病留瘀、心神失养之象，故常加用桃仁活血润肠通便、柏子仁养心安神润肠通便。至于加用的麻子仁及番泻叶，则为陈老师治疗不同年龄段便秘患者的常用药物。鹿俗称为"仙兽"，乐于性，故有"鹿鹤同春"之论。鹿角补肾助阳益气之功甚著，《食疗本草》有"鹿角蜜炙研末酒服，轻身强固髓，补阳道"之论；传说彭祖长寿有"鹿角法"之应用。用于妇女，亦有温寒益气之功。陈可冀临床体会鹿角并有活血消肿之作用。所谓鹿之头常向尾，善通督脉，其精华在首，鹿角功效似更胜于其胶。温肾强筋骨，治疗腰脊冷痛，常喜用之。（《陈可冀学术思想及医案实录》）

（三）四逆汤加味治愈高龄足心发热如焚（2例）

[例1]

张存悌治袁某，男，80岁，2010年1月29日初诊：足心发热如焚，午后加重，已经半年。耳聋，脉右浮滑尺弱，左弦浮寸弱，舌淡赤胖润有痕，判为高年阳虚，阴火从肾经下泻。处方：

炙甘草60g，干姜30g，附子30g，砂仁10g，黄柏15g，龟甲10g。7剂。

复诊：服药第3天，足热即消失。再服7剂巩固。（《关东火神张存悌医案医话选》）

[例2]

张存悌治史某，女，85岁。2010年9月13日初诊：足热如焚半年。眩晕，乏力，嗜困，纳差，畏冷，9月份已着衣4件，无汗。舌淡胖润，苔薄，脉浮滑寸弱。结肠癌改道术后14个月，糖尿病8年。判为虚阳下泄，兼见表邪，处以四逆汤加味治之：

干姜30g，附子30g，炙甘草60g，麻黄10g，细辛10g，砂仁10g。5剂。

服药即效，足热迄未反复。

按语：以上2例皆八旬老者，俗医但以阴虚目之，没个治好。余统以四逆汤主治，史案因见畏冷着衣，脉浮，认作夹带表邪，因加麻黄、细辛解表。（《关东火神张存悌医案医话选》）

（四）"火腿"一案心悟

1973年冬，张某告余（陆鸿滨）曰，其母八旬高龄，尝患右下肢冷痛数十年，1966年遇一针灸游医，为其针刺，一针之后冷痛即失，该医告其母曰，3日之后必来打"解针"其母谓数十年来患肢从未如此温暖舒适，决心"不解"，此后即觉该肢一日热甚一日，往寻该医，已不知去向矣，迄今七八载；夜间热如火灼，实难忍耐，求余诊治。余觉此案奇特，亲往病家诊视，时值隆冬，患者尚出外游玩，呼之归来，见其装束，甚觉可笑，特制棉裤，裁去右侧裤脚，右下肢裸露于外，着一浅口布鞋，左侧则棉裤棉鞋，患肢皮色不变，温度稍高，患者神态正常。

余心中暗叹：神哉！岐黄针术！窃思此病起于针刺，恐只能针解，遂谢绝为其用药。1980年余读湖北朱曾柏先生按痰热瘀阻经络治愈一侧下肢发热8年1例（见《辽宁中医杂志》1980年4～7期连载《论中医痰病学说》），余猛省其理，拍案叫绝，盖针灸之妙用在于"得气"，气至则血至，荣卫亦至矣，是以一针之下，即不再冷痛；然"得气"而"不解"，岂非形成"营卫不清，气血浊败，熏蒸津液，痰乃生焉"（见《证治汇补》）乎？余悟此理，速至病家，张母已归西矣！憾哉！读岐黄之书，贵在心悟，余当引之为训。（《南方医话》）

［评析］

本章收载高龄老人睡眠障碍、抑郁症及自主神经功能失调11例，其中睡眠障碍3例，抑郁症3例，自主神经功能失调5例。

睡眠障碍，指影响入睡和/或保持睡眠的能力，包括失眠、睡眠过多与睡眠中发生的异常行为。人到老年期后，睡眠障碍以失眠最为常见，高龄患者睡眠总量减少，睡眠常被打断，缺少深睡眠，是较为常见的现象。西药镇静、安定剂有不少副作用，因此许多高龄患者求治于中医药。若操心烦劳，思虑过多，以致睡眠甚浅，噩梦纷纭，或整夜不寐，精神萎靡，伴周身疼痛，痛无定处，唇舌淡红苔白，脉浮大无力。此属心脾两虚，气血流行不畅。治宜补脾养心，疏通气血。方选归脾汤加制首乌、枸杞子、威灵仙、老桑枝、怀牛膝。若肝虚不能藏魂，彻夜不眠，卧则身游于外，或如蟾蜍爬满全身，消渴善饥，嗳气嘈杂，下利。舌绛少苔，脉弦劲如刃。病在厥阴，治宜平肝潜阳，酸收柔敛。方选三甲复脉汤去生地黄，加酸枣仁、山萸肉、乌梅、五味子。若长久失眠，用中西药物疗效欠佳，应当考虑存在抑郁症。

高龄抑郁症的主要表现是情绪低落，其兼症多样，常伴有食欲不振，睡眠障碍，体重降低，甚者出现自杀倾向，是临床治疗较为棘手的疾病。若情志不畅，初患抑郁，以呃逆为主要表现，伴纳少心烦，胸胁满闷，舌质略红苔白腻，脉象沉弦。属肝胃失和、胃气不降，治宜调肝理气，和胃降逆，方选越鞠丸加丁香，柿蒂。若思虑伤脾，痰气郁结，症见身热吐痰、妄言昏愦，右关脉沉涩微滑，治先用化痰开结以治其标，方选二陈汤加瓜蒌；后用补益心脾，升清降浊以治其本，方选归脾汤加神曲、半夏、升麻、柴胡。大凡抑郁症虽然病状变化多端，但常有其致郁之因，若能劝慰解除其病因，再辅以药疗，效果常很显著。如吴桥所遇陈龙之病即属此类。

自主神经包括交感神经和副交感神经，分布在心血管、胃肠道、泌尿生殖、瞳孔、汗腺、泪腺、唾液腺等处。高龄自主神经系统疾病，西医除对症处理之外，没有很好的治疗手段。中医在这方面，可以用药物或针灸作为补充治疗，有时疗效还很显著。例如，高龄自汗盗汗，汗出肤冷，汗量多如水洗，腰腿遇冷即痛，舌红苔黄，脉弦而迟。证属肾阳不足，骨髓空虚，心肺郁热，以致腠理不固，导致汗漏。治宜扶阳固表，养阴清热，方选《金匮要略》桂枝附子汤合玉屏风散，加生地黄、麦冬、黄芩、桑白皮、地骨皮。若背部走窜样疼痛伴有冷感，劳累受凉后加重，伴失眠，便秘，不耐劳累。舌质黯苔黄干腻，脉弦滑。证属阴阳两虚，督脉之阳气不能外达。治宜调补阴阳，温壮督脉。方选桂附地黄丸去泽泻，加破故纸、肉苁蓉、柏子仁。若高龄足心发热如焚，午后加重，伴疲乏纳差，眩晕畏冷，舌淡胖润。证属肾阳不足，阴火从肾经下泻。治宜壮肾阳，扶脾阳，潜浮阳。方选四逆汤，加龟甲、黄柏。畏冷着衣，脉浮者，为有表邪，可加麻黄，细辛。若高龄下肢长期发热，呈火腿状，夜间热如火灼，甚至隆冬亦须裸露。证属痰热瘀阻经络，治从清化痰热，疏通经络投药或配合针灸治疗。

主要参考文献

[1] 董建华. 中国现代名中医医案精华（一）[M]. 北京：北京出版社，1990.

[2] 李士懋，田淑霄. 中医临证一得集 [M]. 北京：人民卫生出版社，2008.

[3] 张存悌. 关东火神张存悌医案医话选 [M]. 沈阳：辽宁科学技术出版社，2015.

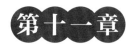

高龄老人消化系统常见疾病

第一节　呃逆

（一）高龄久病发呃逆连声难治

寿山李铎《医案偶存》治黄某，年八十，高年久病反复，本属可虑，今忽呃逆连声，实是恶候。投参、附、丁、沉、姜、桂、苓、半以治下焦虚寒。阳气竭而为呃，揆之于理，与病无远，何至罔效。心歉然未决，与谢先生筹议，从丹溪肝肾阴虚之呃条，云：其气必从脐下直冲上出于口，是由相火炎上夹其冲气，乃能逆上为呃。用大补阴丸，峻补真阴，承制相火。谢先生曰：依理极是，但虑高年元阳已竭，难进纯阴，酌以参、附、丁、沉香、滋肾丸，兼顾阴阳，而制相火，亦无效。续投景岳归气饮，及以硫黄、乳香烧烟，令鼻闻其气，皆治呃忒之大法，卒不能疗。症之不治，虽费尽心力綦难。

久病发呃，脾肾之气垂绝。

（二）旋覆代赭汤加减治愈高龄顽固性呃逆

裴正学应邀赴兰医一院会诊，病者江某，男，81岁，1周前因感冒导致高烧、咳嗽、胸痛，在该院住院治疗，经X线检查确诊为"大叶性肺炎"。经用广谱抗生素输注4天后烧退，咳嗽、胸痛、气短亦缓解。2天来患者频频呃逆，经服用多潘立酮（吗丁啉）、甲氧氯普胺（胃复安），输注氯丙嗪（冬眠灵）、异丙嗪（非那根）等无效；亦曾用阿托品做足三里封闭亦未见效。患者年老体衰，如此严重之呃逆，日以继夜，不能停息，非但影响休息、饮食，肺部之感染又有复发之趋向。家属前来求余往诊，余视之，患者疲惫面容，频频呃逆，自谓痛苦不堪。诊其脉弦滑无力，关脉独旺，舌胖淡，苔黄厚腻，询问得知大便已一周未解矣！断以中焦湿热，胃气不降、脾气不升，故见胃气上逆，大便干结，年老体弱又逢高热初退，气阴两伤。治宜降逆通腑、清热燥湿，兼以补气扶正之品。方用：黄连6g，黄芪10g，大黄10g，干姜6g，半夏6g，旋覆花10g，生赭石20g，党参10g，丁香6g，柿蒂6个，甘草6g，生姜6g，大枣4枚，灶心黄土180g（先煎取水）。以灶心土加水煎10分钟，取水煎药，一日1剂。服1剂小效，服2剂后呃逆停止，再未发作。上方熔半夏泻心汤、旋覆代赭汤、丁香柿蒂汤、小半夏汤、三黄泻心汤、生姜泻心汤、甘草泻心汤于一炉，集中药降逆和胃诸方之大成，各方共奏降逆和胃，清热燥湿之任。方中之灶心黄土又称伏龙肝也，纯柴炉灶中心之焦土块即是。目下人民生活水平提高，城乡之内纯用柴草做饭者断然绝迹，本方所用之灶心黄土来自兰州市荟萃堂药店。该店老板范俊玲女士为取得纯柴火之灶心黄土，曾遍访榆中县马衔山后之贫困山村，最后找到一户特困农民之家，出大价购得灶心黄土200余千克，一时在兰州市中药界传为美谈。（《裴正学医话医案集》）

第二节　急、慢性胃炎及胃肠炎

（一）消导清凉法治愈高龄暴吐

王三尊《医权初编》治杨寿明令堂，年将九旬，素健。忽暴吐。脉滑数有力，治以消导清凉而愈。是知有病则病受之，不可因年高而遂废消导一法也，但中病则止，不必尽剂耳。（《二续名医类案》）

（二）旋覆代赭汤加减治愈高龄吐酸

王绵之治刘某，女，80岁，北京人，已婚，1994年8月30日初诊。

因胆囊炎发作入院，近1周出现胃酸多，时呕吐酸水，食欲不振，汗多，大便干燥，小便热而不畅。舌黯苔白不厚，脉弦滑而左寸小且不匀。既往有 2 型糖尿病、肾炎、心肌供血不足等病。中医辨为心虚胆怯，痰热内扰。治宜利胆宁心，化痰降逆。

处方：党参 20g，麦冬 12g，五味子 3g，清半夏 12g，煅瓦楞子 15g，旋覆花^{（包煎）}12g，赭石^{（先煎）}12g，竹茹 12g，当归 18g，丹参 15g，怀牛膝 10g，桃仁 9g，炒枳壳 9g，白茅根 18g。

3 剂，水煎服，日 1 剂。

二诊（9 月 2 日），症状减轻，尤其胃酸减轻明显，二便畅。但不慎感冒，自服感冒药后，汗出过多，心慌气短。舌上津复，苔白，脉不数但不匀。

处方：党参 20g，麦冬 12g，五味子 3g，清半夏 12g，煅瓦楞 15g，竹茹 12g，当归 18g，丹参 15g，桃仁 9g，炒枳壳 9g，炒白术 12g，制香附 12g，砂仁^{（后入）}5g，苏叶 6g，茯苓 18g。

4 剂，水煎服，日 1 剂。

按语：吐酸是指胃中酸水上泛，若随即咽下称为泛酸，若随即吐出称为吐酸。《素问·至真要大论》曰："诸呕吐酸，暴注下迫，皆属于热。"本案热在胃与胆，由于胆胃被痰热内扰，失其清净和降，故作泛酸。本案以清半夏、竹茹理气化痰，清热利胆和胃，旋覆花、赭石降逆止呕，煅瓦楞子和胃止酸，生脉散益气养阴治疗心悸气短，桃仁、当归、丹参、怀牛膝养血活血祛瘀，服三剂后症状减轻。二诊时恰适感冒，自服感冒药后汗出过多，心悸气短明显，《伤寒论·辨太阳病脉证并治》中"发汗过多，其人叉手自冒心"，盖过汗损伤心气。故仍用生脉散益气养阴，并减清热降逆之品，加香附、砂仁、苏叶、茯苓以调理脾胃为主善后。此案患者年事已高，先生治疗用药注意到老人的特点，药性平和，重视脾胃。这也是先生一贯"用药遵循王道"的学术宗旨。（《王绵之临床医案存真》）

（三）参附汤加味治愈高龄急性胃肠炎

雷丰《时病论》治施秉罗某之父，大耋高年，素来羸铄，忽于孟秋之初，霍乱吐泻，肢痛肢凉。差人来请丰诊，其脉迟细，神识模糊。曰：此中阴寒之证也，急以挽正回阳法治之。至日晡腹痛益甚，汗出淋漓；逆冷益深，倏然昏倒，大众惊慌，复来邀诊。诊得六脉全无，不语如尸，呼吸微绝。思丹溪有云：仓卒中寒，病发而暴，难分经络，温补自解。忽记其家有真参宝藏，速取一钱，合野山高丽参五钱，淡附片四钱，浓煎渗下，次煎继之。约一时许，忽长叹一声，渐有呼吸。五更时分，身体稍温。次日清晨，又邀复诊，按其脉象，沉细如丝，舌淡无荣，苔白而润，四肢转暖，人事亦清，吐泻腹痛均减，今当温补脾阳，兼养心营。仍用二参、附片，加入姜炭、芪、甘、归、神、柏、枣，服下又中病机，一候遂全瘥矣。（《二续名医类案》）

第三节　纳呆、不食与消化不良

（一）沙参麦冬汤加减治愈高龄不饥、不食、不饮

何绍奇治梁某，男，90 岁，退休教师。1996 年 3 月 20 日初诊。

不饥、不食、不饮已经 3 个月，始则住院治疗，继而返家由医院派人上门输液，全家子女轮班守护。也请教过中医。脉象细弱，骨瘦如柴，颧红，舌质红，无苔。而前医处方于益气养血中，尚有黑附子 9g，不知其用意何在。证属脾胃阴虚，拟沙参麦冬汤加减：

北沙参 15g，麦冬 12g，扁豆 10g，玉竹 12g，炙甘草 6g，山药 15g，莲子 10g，谷芽 10g，鸡内金 6g，生枇杷叶 10g，桑叶 6g。10 剂，每日 1 剂。另西洋参 6g，煎汤代茶。

药后，无动静。药证相符，无疗效者，阴虚无骤复之理也。复诊仍用原方，加砂仁 3g 醒脾，使处方静中有动。服至 27 剂，始知饥饿，开始进食。随诊多年，此人体健。

按语：大抵甘药皆入脾胃，胃为阳土，喜润，故甘寒、甘润之品补胃阴；脾为阴土，喜燥，故甘淡、甘平之品补脾阴。然"脏腑之阴，默相渗灌"（喻昌），故脾胃之阴，似不可截然强为划分。

慢性病要有方有守，以"王道无近功"也。生枇杷叶有醒脾开胃之功，见《太平惠民和剂局方》嘉禾散。（《读书析疑与临证得失（增订版）》）

（二）高龄无寒热而胸迷闷不食，需从痰治

王中阳《养生主论》治李媪年八十余，卧病日久，心烦，喜怒无常，胸闭不能进食，迷闷辗转不安，并无寒热别证（病无寒热而胸迷闷，痰也）。令亲人求治，王曰：彼疾久治不瘥，吾除滚痰丸之外，无法可施，况其年高不食，岂其宜乎？吾固知其可服，但不可多，试以十丸投之。一服，逐败痰三五片，如水浸阿胶，顿觉安好；再与三十丸，作三服，即安；更制龙脑膏一料，令其每夜噙睡。无恙，五载而终。（《二续名医类案》）

（三）清热和胃法治愈高龄久不欲食

郭中元治贾某，男，81 岁。

初诊：1973 年 8 月 30 日。

主诉及病史：平素体质健壮，四十多天前因高烧住入某医院，诊断为"肺炎"。经用抗生素等数日后，体温、X 线肺部拍片、血常规均转正常，但总感头晕、欲呕、不食。后检查肝功能，因谷丙转氨酶稍高于正常，疑为肝病，遂转来我院治疗。

诊查：精神疲惫，终日卧床不起，不思饮食（每日仅勉强进 50～100g 食物），时觉头晕、恶心欲吐，大便干结已 5 日未解。舌燥乏津，脉弦长。肝功能检查各值正常。

辨证：热病后余热未清，肠胃郁热，邪热伤津，胃失和降。

治法：清热和胃。

处方：竹茹 12g，陈皮 10g，栀子 10g，清半夏 6g，枳实 6g，大黄 10g，党参 10g，鸡内金 10g，甘草 10g。3 剂。

二诊：9 月 3 日。服上方药后，大便行，恶心轻，遂于原方减大黄，加石斛 15g、麦冬 12g 以养胃阴。3 剂。

三诊：9 月 6 日。头晕、恶心欲呕消失，思进饮食，继服原方。

以后按原方稍予加减，食量逐渐增多，竟至每日能食 500 多克食粮，体力亦随之日渐恢复，于 9 月下旬痊愈出院。

按语：本案系由温病郁热未清，郁于肠胃、胃失和降所致；因气机不利，胃气上逆，故恶心欲呕而不欲食；年迈病久，正气虚弱，故精神疲惫；

热伤津液，故舌燥乏津。大便燥结，按常理年老久病大便燥结者，似以养阴增液润肠法较为稳妥。但大便一日不行，肠道郁热不去，胃气一日难以和降，故本急则治标之意，先以大黄泻热通便。为防泻后虚脱，又仿新加黄龙汤意，佐以党参以扶正气。待便通后，改用增液养阴之法，使胃热得清，气机得畅，患者得康。(《中国现代名中医医案精粹（第4集）》)

（四）养阴和中、平肝解郁法治疗高龄纳呆

姜良铎治任某，女，81岁。2000年3月3日初诊。

纳差2周，食洋葱后腹胀，打嗝，口干，偶泛酸，食硬物后加重，大便不成形，右胁隐痛，血压不稳。舌嫩苔剥，脉弦滑。原有糖尿病史。

处方：百合15g，佛手10g，谷麦芽各15g，竹茹10g，象贝母12g，海螵蛸12g，川楝子10g，扁豆10g，郁金10g，石斛10g，芦根15g，香橼皮10g，苏梗15g。3剂，水煎服。

2000年3月7日二诊：药后纳食转佳，现仍打嗝，纳可，晨起自觉头发空感，尿糖正常。舌嫩红，苔渐生，脉弦滑。上方加北沙参15g，茜草炭10g。5剂，水煎服。(《姜良铎医案选》)

第四节　痞满

（一）附子理中汤加味治愈高龄胃胀

张存悌治曹某，男，80岁。

胃胀八九年，食后尤甚，久治不愈。纳少化艰，大便涩滞而黏，夜尿较频，口干不渴，痰多而黏，手足偏凉。胃镜示：胃壁糜烂。舌淡胖润，脉弦。此脾胃虚寒引致，从温补脾胃着眼，方以附子理中汤为主，少佐理气化痰为治：

附子15g，干姜15g，党参20g，白术15g，丁香10g，郁金20g，半夏15g，陈皮10g，肉苁蓉30g，麦芽30g，肉桂10g，炙甘草10g。

3剂后胃胀显减，大便已畅，守方调理而痊。

按语：此案胃胀八九年，并非气滞之实胀。由纳少化艰，大便涩滞及舌脉可知，此系脾胃虚寒，经云"脏寒生满病"是也。该证也可称之为"假胀"，即余所谓中医四大假证之一。俗医不识，见胀治胀，按实证治疗，用药无非行气消滞类套药，南辕北辙，犯了"虚者虚之"之戒，难怪久治不愈矣。近年所治胀病，大都属于此类证情，皆以温中稍兼消导之法治好。（《关东火神张存悌医案医话选》）

（二）半夏泻心汤治疗高龄慢性胃炎

岳沛芬治骆某，女，80 岁，干部。2004 年 7 月 22 日就诊。

患者主诉：胃脘不适 1 周。1 周来胃脘灼热，口苦，口淡乏味，食后腹胀泛酸，纳食欠佳，大便不畅。有慢性胃炎、冠心病、高脂血症病史，否认肝炎等传染病史。体格检查：T 36.2℃，P 65 次 /min，R 18 次 /min，BP 130/80mmHg。神清，合作。颈软，心肺（-），肝脾未及，腹软，无明显压痛反跳痛，双下肢不肿。舌质淡苔黄腻，脉濡。

诊断：胃脘痛（西医诊断：慢性胃炎）。

辨证治则：证属肝胃不和，湿热内蕴。治宜清热化湿，和胃理气。

处方：以半夏泻心汤加减。

党参 10g，黄芩 10g，黄连 5g，干姜 3g，甘草 10g，焦槟榔 10g，大枣 4 枚。

7 剂。

水煎服，日一剂，分两次服用。忌生冷油腻。患者服药 7 剂病愈。

按语：湿热中阻、脾胃升降失和者，半夏泻心汤主之。（《岳沛芬临床经验集》）

（三）补气健脾、开胃助纳、佐以缓肝法治疗高龄痞满

赵智强治刘某某，女，80 岁，江苏省南京市退休工人。2009 年 3 月 5 日初诊。

食后脘胀，入晚尤剧，噫气不适，纳谷量少，腹痛欲便，下肢轻度水肿。3 年前曾患"腔梗"病，肢体活动尚利，血压基本正常。2008 年 11 月

24 日查血生化大致正常范围，但血小板偏低，为 $78×10^9/L$。苔薄，舌质黯，脉濡滑。

辨证：脾胃虚弱，纳运失健，肝木乘侮。

治法：补气健脾，开胃助纳，佐以缓肝。

处方：炙黄芪 12g，炒白术 12g，茯苓 12g，陈皮 10g，砂仁（后下）4g，炒楂曲各 12g，炙鸡内金 12g，大白芍 10g，苏梗 10g，香附 10g，鸡血藤 12g，防己 10g。7 剂，每日 1 剂，水煎，分两次温服。

2009 年 3 月 12 日二诊：代诉：脘胀、嗳气及腹痛等大减，纳谷稍增，但咽中痰滞，腰酸；下肢水肿，活动不利。苔薄，舌质黯，脉濡滑。

处方：初诊方，去炒山楂、炒六曲、炙鸡内金、苏梗；加天仙藤 12g，路路通 10g，制丹参 15g，怀牛膝 10g，炙僵蚕 10g。7 剂，每日 1 剂，水煎，分两次温服。

2009 年 3 月 19 日三诊：足踝部轻度肿胀，腰痛，左下肢红斑，指关节轻度变形，关节痛数年。苔白厚，舌尖红，脉濡。

处方：3 月 5 日初诊方，去炙鸡内金、苏梗、炒山楂、炒六曲；加天仙藤 12g，路路通 10g，制丹参 15g，炙僵蚕 10g，秦艽 10g，赤芍 10g。7 剂，每日 1 剂，水煎，分两次温服。

2009 年 11 月 5 日四诊：代诉，近查血常规示"全血细胞偏低"，左小腿外后侧红赤缓解，未见新发，余无特殊。苔薄，舌质黯，脉濡滑。治宜补养气血，理气和中。

处方：党参 12g，炒怀山药 12g，制黄精 12g，当归 10g，鸡血藤 12g，茜根炭 12g，炮姜 4g，陈皮 10g，砂仁（后下）4g，牡丹皮 10g，秦艽 10g，生黄芪 12g，防风 10g。14 剂，每日 1 剂，水煎，分两次温服。

2009 年 11 月 19 日五诊：代诉：稍有口干，余无特殊。

处方：原方加天花粉 15g。14 剂，每日 1 剂，水煎，分两次温服。

2009 年 12 月 3 日六诊：代诉：近日查血常规；白细胞计数：$3.09×10^9/L$，中性粒细胞计数：$1.57×10^9/L$；红细胞计数：$3.41×10^{12}/L$；血小板计数：$90×10^9/L$。

处方：11 月 5 日方加菟丝子 12g、肉桂 1.5g。7 剂：每日 1 剂，水煎，分两次温服。

2009 年 12 月 24 日七诊：代诉：一切尚可，唯咽干痰滞。

处方：11 月 5 日方加天花粉 15g、挂金灯 6g、菟丝子 12g。14 剂，每日 1 剂，水煎，分两次温服。

按语：

（1）本案现有临床表现不多，辨证尚属简单，食后脘胀，入夜尤剧，嗳气不适，纳谷量少，腹痛欲便，下肢轻度水肿等，为脾虚不运、肝木乘侮、脾胃失和。而 3 年前曾患"腔梗"、血小板偏低等。其中医证候较为复杂，因非所急，可暂缓考虑，辨证以目前不适为主。

（2）初诊方用黄芪补气健脾；白术、茯苓、陈皮等健脾助运；砂仁、炒山楂、炒六曲、炙鸡内金消食开胃助纳；香附、大白芍疏缓肝木，以遏其乘侮；苏梗理气降逆；鸡血藤养血活血，防己利水消肿，兼治下肢轻度水肿。

（3）二诊时脘胀、嗳气及腹痛等大减，纳谷稍增，故去炒山楂、炒六曲、炙鸡内金、苏梗之理气消食；但下肢水肿，活动不利，腰酸，咽中痰滞等，故加天仙藤、路路通、制丹参理气活血、通络消肿，怀牛膝强壮腰膝，炙僵蚕化痰利咽。三诊时因左下肢红斑，指关节变形疼痛等，故方中再加秦艽、赤芍清热活血止痛。四诊后因"全血细胞偏低"，故加入党参、炒怀山药、制黄精、菟丝子、当归、肉桂等，加强益肾健脾、补养气血。（《200 例疑难病症诊治实录》）

第五节 腹痛

（一）木香槟榔丸加减治疗高龄手术后肠粘连腹痛

李春生治王某某，男，89 岁，内蒙古呼伦贝尔市铁路退休职工。2013 年 9 月 2 日初诊。

主诉：2012 年 2 月，因尿血经某医院检查诊断为"左肾癌，大肠息肉"，摘除了左肾及一段肠管。手术后小便仍呈酱油色，脐下阵发疼痛为游走性，伴腹胀，疼痛发作即欲排便，排大便后疼痛缓解；使用湿毛巾热敷，亦可缓解疼痛；走动时疼痛减轻，躺卧时疼痛加重；服用止痛西药亦可暂时止痛。大便呈条状，1日2次或隔日1次。食欲大减，体重下降18kg。既往抽烟，偶尔咳嗽。

检查：身高165cm，体重52kg，血压120/70mmHg，体温37℃。重病容，面目清癯，舌体肥大，舌质红紫，舌边有齿痕，舌苔白黄厚腻。两寸脉弦细，关尺细紧附骨。桶状胸，右肺下界在第6肋间隙下缘，两肺呼吸音低。心脏听诊未见异常。左侧腰区可见斜行手术瘢痕。上腹肌肉紧张板硬，触之灼热，有明显压痛，但无反跳痛。脐下气海穴有压痛，未扪到包块，肠鸣音弱，双下肢Ⅱ°凹陷性水肿。

诊断：左肾癌及大肠息肉手术后肠粘连；慢性支气管炎合并肺气肿。

辨证治则：证属体虚邪实，胃肠积热，气机不通。治宜扶正祛邪，行气消积，清热止痛。

处方：木香槟榔丸加减。

党参10g，当归10g，木香6g，焦槟榔10g，黄柏6g，莪术4g，焦三仙15g，元胡8g，青陈皮各5g，枳壳6g，香附6g，黄连6g，肉桂3g，生姜5g。

14剂，水煎，每日1剂，分2次服。

2014年1月4日，二诊。

服上方13剂，腹部疼痛缓解。饮食较前增加，但腹部仍有气窜感，大便转溏。近日水肿加重，乃改用他方调治。

疗效评定为临床控制。

按语：高年之人，体质衰弱，危若风烛，百疾易攻，治疗宜在顾护正气的基础上，针对病之所在进行处理。此例患者腹部阵发剧痛，不祛邪难以止痛，故用木香槟榔丸加减行气消积清热为主，佐以温药取效，但应中病即止。方中药物用成人量之一半，也能很好缓解病情。

（二）大建中汤加味治愈高龄单纯性肠梗阻

章柏年称，肠梗阻发病多暴且急，病家每求西医诊治。余常苦思冥索，中医于此，岂真束手无策乎？欲求一方，以解患者之痛苦。温习《金匮要略》时，见"腹满寒疝宿食病证治篇"中有如此形象之描述："心胸中大寒痛，呕而不能饮食，腹中寒，上冲皮起，出见有头足，上下痛而不可触近，大建中汤主之。"其证颇似本病，深思该条文，有证有方，方证出于仲景之手，当无差误可言，后验证于临床，果得佳效。

近治患者张宝芹，年81岁，症见腹部阵痛3天，呕吐便秘，某医院诊断为"单纯性肠梗阻"，收住入院。因年高体弱，无法手术治疗，故以胃肠减压、灌肠等保守疗法，治疗无效而出院。势已濒危，家属一边准备后事，一边寄一线之望邀余往诊，见全腹硬满，高凸不平，形如头足，剧痛拒按，便秘7天，食入即吐，杂有粪水，脉沉细无力，舌淡红苔白，边尖紫癜隐隐。此为高年气虚，寒气入腹之危证，若不急予温里攻下，断难复起，仿大建中汤法加减：西洋参15g，川花椒3g，干姜3g，白蜜30g，玄明粉（冲）20g，2剂。药后泻下数次，呕止。素食，腹中块状物全消，继用六君调理中州而收功。

老年阳气日衰，致肠梗阻者，临床屡见不鲜。因阳虚气寒，寒气入腹，凝塞气机，便闭不通，则腹痛阵作；胃气上逆则呕吐，故本病以"痛、胀、呕、闭"四大症状为主要特征。六腑以通为顺，本案80岁高龄，虚实互见，正如"无粮之师利在速战"，只宜急攻其邪，后图调理，方能冰融雪化，转危为安。故肠梗阻虽属急症、重症，只要辨证得法，用药得宜，中药何尝不能力挽狂澜？（《南方医话》）

（三）代抵当汤加减治疗高龄中风后遗症腹痛尿血

李春生治苏某某，男，83岁，香港人。2009年6月2日初诊。

主诉：腹痛腹胀2天，伴纳少、尿血。腹胀，脐周疼痛，每于躺下及侧身时加重。尿血，无尿痛。疲乏，纳少，睡眠及二便可。2002年中风后，左侧半身不遂。1983年胆囊切除。2002年腹膜炎行手术及大肠肿瘤切除史。

检查：左侧鼻唇沟变浅，面部向右歪斜。脐周腹部微压痛，反跳痛（-），上腹部发凉。腹部中央有1条长8cm纵行手术瘢痕，膀胱区压痛，下肢I°水肿。舌红有裂纹，活动自如，无偏斜，苔黄薄，脉象紧滑。

中医诊断：腹痛；尿血。

西医诊断：胆囊切除术后，腹膜炎术后，大肠肿瘤切除术后肠粘连。

辨证治则：中下焦积滞瘀血，气机不通。治宜温经化瘀，消积止血。

处方：代抵当丸汤加减。

地黄 8g，当归 6g，桃仁 6g，肉桂^{（焗）}3g，白芍 12g，甘草 6g，牛膝 8g，三七粉^{（冲）}3g，大黄^{（后下）}5g，牡丹皮 6g，血余炭 8g。

3 剂，水煎服，每天服 2 次。

2009 年 6 月 4 日，二诊。

药后腹胀止，腹痛减，纳食量改善；尿血止，仍疲乏，睡眠及二便可。脐周无压痛，上下腹部触诊有凉感，其他体检同上。舌红有裂纹，苔黄薄，脉弦滑。

处方：上方去地黄、血余炭，加山楂 9g，当归增至 9g，肉桂增至 5g。

2 剂，水煎服，每天 2 次。

临床评定为显效，尿血为临床控制。

按语：本例的临床特点，为绕脐疼痛，腹胀尿血，是肠间瘀滞不通的表现。故采用化瘀通腑的代抵当汤（生地黄，归尾，桃仁，炮山甲，肉桂，大黄，芒硝）加减，收到显著效果。鉴于患者年事已高，因此用量减半，并加入扶正之西洋参。

（四）乌梅丸加味治愈高龄腹痛

李春生治关某，男，83 岁，香港人。2009 年 8 月 11 日初诊。

主诉：反复左下腹抽痛，甚则痛至昏倒，已 30～40 年。近一年发作 3 次，泻后痛缓，食冷及油腻品即发。大便稀溏，1 日行 2～3 次。1996 年诊为大肠溃疡。2008 年内窥镜示大肠无异常。2009 年 1 月，诊为不明原因贫血。

检查：BP 94/51mmHg，降结肠无压痛，无触及包块，肠鸣音亢进，下肢 I° 水肿。舌红，活动自如，无偏斜，苔黄薄，脉象沉紧。

中医诊断：腹痛。

西医诊断：降结肠痉挛。

辨证治则：寒热错杂，肠间小络引急作痛。治宜散寒清热止痛。

处方：乌梅丸加味。

乌梅 9g，细辛 2g，干姜 5g，黄连 4g，当归 6g，制附子^(先煎)5g，川花椒 5g，桂枝 4g，人参 5g，黄柏 6g，木香 3g，槟榔 5g。

3 剂，水煎服。每天 1 剂，服 2 次。

2009 年 8 月 15 日，二诊。

服药后腹泻，疼痛如前。体检结果同上。脉革缓，舌红苔黄薄。

处方：继用上方，加白术 5g。

4 剂，水煎服。每天 1 剂，服 3 次。

2009 年 8 月 20 日，三诊。

药后大便次数减，腹痛止，现有口疮。脉革缓，舌红苔黄薄。

处方：继用上方，加黄柏增至 9g，加麦冬 6g。

4 剂，水煎服。每天 1 剂，服 2 次。

腹痛评定为临床痊愈，泄泻评定为显效。

按语：乌梅丸是《伤寒论》厥阴病篇的主方，其适应证为以腹痛、呕泻为特点的寒热错杂证或胆道蛔虫病。本例以痛、泻为特点，舌黄为邪热，脉沉紧乃寒甚，久泻存在脾虚，因此用乌梅丸加白术取得了显著疗效。

（五）巧用桂枝加芍药汤治疗高龄腹痛

王幸福治原氏，女，97 岁。

近两三个月，少腹隐隐作痛，常向其儿诉说痛楚，未引起重视，以为是慢性结肠炎，经用抗生素无效。后于某医院检查诊断为"肠易激综合征"，给予西药调整治疗，仍然腹痛。于是求治中医。

刻诊：人不胖，很精神，特别是两目炯炯有神，完全不像是一个老态龙钟的耄耋老人，且已近百岁。老人一见面就指着小肚子说痛。舌淡红，苔薄白，脉双关微滑有力；问吃饭如何？答尚可；但大便很少，不溏。腹诊，少腹左侧有不大的肠型鼓出，按之不痛。又聊了一会儿之前的事，老人神志清晰，侃侃而谈，一点都不糊涂。真是令人羡慕。

看到这里我说此病好治，老人无大恙，此乃脾虚，肠中津少，便结不通，《伤寒论》中的脾约证，中医谓不通则痛，通则不痛，桂枝加芍药汤也。处方：桂枝 15g，生白芍 60g，当归 60g，炙甘草 30g，生姜 6 片，大枣

12 枚，煎好加蜂蜜水当茶饮。每日 1 剂，共开了 3 剂。

其子看后问，去掉姜枣就这么简单几味药行不行？我笑了笑，说吃了再看。3 天后，其子来告之，第 1 天吃后，大便解出二三粒羊屎蛋样便，第 2 天又解出大量，约一小盆粪便，小腹一下轻松多了，肚子也不痛了，老人很高兴。3 剂药吃完了，看还吃不吃了，我说不用了，常给老人吃些香蕉，喝些蜂蜜水就行。

按语：近百岁的老人，几个月的腹痛，就这么几剂小药就解决了，看起来很轻松。实际上这个病治疗完全得益于张仲景的《伤寒论》。只要熟悉经方，走汤方辨证的思路，此证处理起来并不复杂。少腹痛无其他证，虚则桂枝汤加芍药；实则桂枝汤加大黄，就这么简单，且芍药专主腹痛，此《伤寒论》明言也。此证需要注意的是，芍药用量要大，轻则不起作用。桂枝汤不但外可调和营卫，而且内可调和脾胃，此为正治。芍药即可缓痛又可润下，起到益脾调中除满痛，是为用阴和阳法，不可不知。再加大量当归和红枣养血润肠，增水行舟，安全妥当，不用担心老人虚羸。此法我常用于老人和虚者，无有不奏效的。(《杏林求真：跟诊王幸福老师嫡传手记实录》)

（六）补肺平肝法治愈高龄腹痛呕吐

翟竹亭《湖岳村叟医案》治邑西门内李玉松，年八十二岁。患腹痛十余日，呕吐不止。延余诊治，肝脉弦紧，乃木克土之证。况肝性最急，急则易于作痛，能制肝木者肺金也，补肺以平肝木，则腹自不疼矣。方用百合补肺汤：百合 60g，白术 10g，五味子 6g，炙百部 10g，薏苡仁 12g，炙黄芪 15g，广木香 6g，炙马兜铃 7g，辽沙参 15g，炙紫菀 12g，山药 12g。水煎服，三帖而瘳。(《二续名医类案》)

（七）三仁汤合泻白散加减治愈高龄腹痛

李英杰治刘某，男，86 岁。2009 年 12 月 31 日初诊。

主诉：腹痛 2 个月。

患者于 2 个月前，因饮食不慎后，出现腹痛，腹胀，下坠，多方诊治无效。既往史：高血压病史 20 余年；糖尿病史 10 余年。体格检查：血压

140/85mmHg，腹部柔软，无压痛、反跳痛。胃镜示；浅表性胃炎。B超示：肝囊肿。舌黯红，苔黄腻，脉弦滑。

辨证分析：章虚谷云："胃为戊土属阳，脾是己土属阴。湿土之气，同类相召，故湿热之邪，始虽外受，终归脾胃"。湿热相搏，干扰肠胃，气机阻滞而腹痛腹胀。

中医诊断：腹痛（湿热内蕴）。

治法：清热燥湿。

方药：三仁汤合泻白散加减。

炒薏苡仁30g，炒白芍15g，厚朴15g，元胡15g，枳壳10g，生白术20g，清半夏10g，木香10g，苍术10g，乌药10g，杏仁10g，桑白皮10g，地骨皮10g，炙甘草10g。

7剂，水煎服。

二诊（2010年1月7日）：腹痛基本缓解，腹胀嗳气减轻，舌黯红，苔黄薄腻，脉弦小滑。

12月31日方加苏梗10g；炒莱菔子6g。7剂，水煎服。

三诊（2010年1月18日）：腹胀明显减轻：舌黯稍红，苔薄黄微腻，脉弦稍细。

1月7日方加黄连6g。10剂；水煎服。

按语：欲清其热，应化其湿，欲化其湿，当宣通气机。本方旨在苦寒与辛温并进，芳香与燥湿并施；因热为阳邪，非苦寒不能解其热；湿为阴邪，非辛温不能宣通。故辛开湿滞，苦泄热壅。李老教示：临床中务必掌握清与化之分寸，只有清化合度，方能湿去热孤，热除湿化。但要以顾护胃气为先，组方宜灵动，防壅滞，宜精简、忌庞杂。（《李英杰医案》）

第六节　上消化道出血

加减理中汤治愈高龄上消化道出血

林沛湘治唐某某，女，81岁，1989年3月2日初诊。

胃脘疼痛伴解黑便1个月余。患者于1个多月前无明显诱因下出现胃隐隐胀痛、满闷不舒，大便色黑，病后在某医院住院，经用西咪替丁和止血药物治疗，病情改善不明显，且出现白细胞减少现象，已停用西咪替丁注射液，特邀林老诊治。现症见胃脘隐痛，大便1～2日1行，成形而量少色黑，纳呆。诊见精神不振，面色淡晦无华，胃脘疼痛拒按，舌淡黯，苔白，脉结代而弱。Hb 73g/L，RBC 2.54×10^{12}/L，大便隐血（+++）。因患者年高，有重度心肌缺血及房颤，未能做胃镜检查。证属气虚血瘀，治宜温经益气、活血止血。

炮姜10g，红参10g，蒲黄炭10g，田七6g

5剂，水煎服，每日1剂。

1989年3月7日二诊，上药服1剂后胃痛减少，精神好转，第3天起大便转为黄色，大便隐血（今日）阴性。舌淡黯，舌苔薄白，脉结代而弱。守上方，加强健脾益气之功。

黄芪17g，红参7g，白术10g，茯苓15g，法半夏12g，当归7g，蒲黄炭10g，炮姜7g，田七5g，海螵蛸10g。5剂。再用该方为主加减，继续治疗半个月，病情稳定，血红蛋白、红细胞、白细胞均有回升。此后又治疗其心脏疾患半年余，其间胃脘痛及便血未见反复。

按语：本例的证候为气虚血瘀。从病机上分析，气虚不足以行血，以致血行滞涩，气虚失摄，血溢脉外，成为离经之血而致瘀。所以在治疗上以益气温经、祛瘀止血为主。就慢性胃病瘀血证的活血药物运用来看，林老认为应以药性平和之物为主，如蒲黄、田七、桃仁、红花等，还应根据脾胃病燥湿升降逆乱的病机特点，酌情辅以行气化湿之法。不宜用过于峻猛的药物，以免伤中气。然活血必动血，虽然上述活血之药较为平和，仍有可能耗及脾胃之气血，并对胃有不同程度的刺激，在治疗时要仔细观察，并且注意中病即止。（《林沛湘学术经验集》）

第七节　便秘

（一）生白术通高龄便秘确有效验

申海明说，便秘一证临床多见，或虚或实，常用润肠通便之法，多能取效，人皆知矣。余于临证也遇有用常法而不获效者；或徒用峻泻攻下，仅能痛快一时，多用常用反致为害。亦有用外导法通便，久则病家犹觉不便。至于用上法轻则有效，重则无效，暂用有效，久则无效之情态，诚属"大便难"哉。病家深感所苦，医无良法为治。欲施仁术以尽己任，故特加意寻法。曾阅及北京名老中医魏龙骧氏有"白术通便秘"之说，深感奇异，经试用，果有效验。

于1981年曾重用生白术加于复方中，经治各种病证伴有便秘的患者25例，有效者23例（占92%），无效者2例（占8%）。有一老翁年82岁，素体健壮，向有习惯性便秘，每数日一行，因周身奇痒，皮肤起苔藓样丘疹2年，经中西药及温泉洗浴等多方治疗不愈而来就诊。患者舌质龟裂，色黯红夹有瘀斑，无苔，脉沉滑。证属风毒血燥，血瘀津亏之候，予养血润燥，祛风解毒之剂，重用生白术以运脾行津，冀通其便。处方：当归、首乌、白蒺藜、白鲜皮、地肤子、土茯苓、白花蛇舌草、赤小豆、蚤休、陈皮、生甘草各10g，乌蛇肉5g，生白术30g。日一剂，水煎分两次服。服三剂，大便已不干秘，服至六剂每日排便一次，通顺如常。续服1个月，另配熏洗方，其皮肤痒疹依然。唯独便秘获效，以后亦未复发。

观历代本草，多谓白术健脾燥湿止泻，临床医家多用其止泻，而避用于便秘证。仲景书虽早有治"大便硬"，"加白术"之法，而后世医家多疑其文为错简，颇感费解而难释其义。余考《名医别录》言白术"益津液"。张元素谓白术有"除胃中热""和胃生津液"之功。《本草求真》指出：白术"能缓脾生津"。《本草正义》更加肯定地认为"愚谓术本多脂，万无伤阴之虑"。

综观上述，今验之临床，知魏老"白术通便秘"之说非欺我软！余以为白术通便秘之理，在于其有运脾，健脾之力，脾健则能为胃行其津液，津液得行，则肠枯便燥之势得缓，大便必通畅矣。（《燕山医话》）

（二）独参汤助下高龄便秘

吴桥治张邦达，谢邑归，年逾艾矣，其貌壮硕如昔，偶以信宿梦遗，早呼旨酒，进人参膏二匕，既而大便稍实，无他恙也。张所善者巴深，以为误饮而酿内热，不急下，且虞有他，既饮大黄汤不为动，犹以为热甚，至于再三，腹胀膨脝，骇骇石矣。旬日尸寝，不食不言。桥诊之，脉隐隐将绝，桥曰：肾司启闭，主二溲，脾居中制之，必关脾而后转运，胀者故中楛而下涩，误以助悍剂伐之，脉有死征不可为矣。众曰：否。即中气匮乏，遇下且如建瓴，何不为动？桥曰：公等信知脾虚不任寒凉，不知脾毙则寒凉无所用矣。诸子跪曰：诚得一剂借手，庶毋惄于人子之心？曰：进独参汤当下，其下亦薄，于治无裨。既得剂则肠鸣而溲，腹胀者亏三之一。张乃张目问状，人人以为更生。诸子问曰：大黄不行而人参行，何说？桥曰：否。中权废矣，即前茅安所受命哉。补中而建招摇，摧坚者始为之，用此亦人参用大黄，非自用而能下之也。顾病少间而脉不归，终于不治。深者复至，将攘为己功，大诟诸子曰：尔曹以不治治家大人，无人子礼。兹更一下而起，复何待乎？桥故避深，度复争之无益，适诸子问可否？乃徐应曰：等死尔，下则死疾，不下则死迟，公等自裁，桥何敢与。深诟愈急，卒复下之，不旋踵死矣。（《太函集》）

（三）补中益气汤治疗高龄便秘脱肛

《范文甫专辑》治洪岳福翁。八十外老翁，中气不足，食钝，大便不通，脱肛。

黄芪 30g，党参 12g，白术 9g，甘草 3g，当归 9g，陈皮 3g，柴胡 6g，升麻 6g，生姜 3g，红枣 6 枚，咸苁蓉 9g。

（四）补中益气汤治疗高龄便秘 3 例

[例 1]

张存悌治孙某，男，80 岁。2008 年 6 月 12 日初诊：便秘十三四年。大便三四天一行，先硬后软，腹胀，畏冷，头汗多，久用芦荟胶囊、果导片，不效。素有脑梗死、冠心病、抑郁症。舌淡赤胖润有齿痕，脉弦浮寸弱。高年阳虚，用济川煎加味1周，仅腹胀减轻，便秘未效。询知如3天不大便，则感小腹发胀，下坠，方悟此系中气不足，溲便为之变之症，改处补中益气汤加味：

附子30g，生黄芪30g，党参30g，白术120g，陈皮10g，升麻10g，柴胡15g，当归30g，枳实10g，川朴10g，肉苁蓉30g，紫菀30g，白芍15g，炙甘草10g。7剂。

药后自行排便2次，此为前所未见。1个月后告知便秘未再复发，以补中益气丸常服。（《关东火神张存悌医案医话选》）

[例2]

张存悌治丁某；女，84岁。2007年4月1日初诊：便秘多年，几天一排，近已1周未便，小腹凸出，一鼓包即腹痛，呕恶，矢气，纳可，不乏力。舌淡紫胖润，脉沉滑寸弱。处补中益气汤加味：

黄芪30g，党参20g，白术20g，炙甘草10g，升麻5g，柴胡10g，陈皮3g，当归30g，半夏10g，茯苓30g，芦荟20g，火麻仁20g，大黄5g，沉香5g。10剂。

服药3剂大便即通。10剂服完，排便正常。（《关东火神张存悌医案医话选》）

[例3]

张存悌治赵某，男，82岁。2006年11月29日首诊：大便艰涩半个月，质溏，日一二，腹无痛胀但有下坠感，肛门灼热，尿亦热感，尿频，不渴，口唇时肿，汗出，舌淡胖润，脉弦浮数寸弱。既往糖尿病史。处方补中益气汤加味：

黄芪30g，党参25g，白术30g，炙甘草10g，升麻10g，柴胡10g，陈皮10g，当归15g，茯苓30g，肉苁蓉25g，火麻仁20g，紫菀20g。6剂，日1剂，水煎服。

复诊：大便通畅，下坠感消失，仍溏软，矢气较多，舌淡赤胖，脉弦浮寸弱。守方调理，后电话告知大便已正常。

按语：排便困难与便秘并非一回事，便秘通常指便条偏于干硬，排泄自然困难；排便困难虽然亦是排泄困难，但便条并不干硬，甚至黏溏而软，两者区别在于便条性状。以本人经验，便秘或有由火热引起者，而排便困难绝大多数是因阳气虚弱引发，历来治愈甚多，本案即是例证。(《关东火神张存悌医案医话选》)

(五)加减补中益气汤用生白术治疗高龄顽固性便秘

李春生治患者李某某，女，80岁，住北京市丰台区，2019年2月22日来诊。

患者长期大便困难，曾服用搜风顺气丸加味略有改善，但仍有间断便秘，牙痛，腹略胀，不思饮食，夜尿每晚3~4次，眠差，盗汗，每日需服乳果糖通便。

查体：形体偏瘦，微显驼背，舌紫红，苔黄厚，脉细滑。

中医诊断：便秘。

西医诊断：顽固性便秘。

辨证治则：肺脾肾虚，肠道失蠕。治宜益气升阳，润肠通便。

处方：补中益气汤加味。

党参10g，生黄芪30g，生白术30g，当归10g，升麻8g，柴胡10g，陈皮10g，炙甘草10g，黄柏12g，草决明12g，枳实10g，郁李仁10g。

每日1剂，水煎分两次服，早晚各1次。

2021年3月15日，二诊。

服上方14剂，大便软、成形，每日1次，已停用乳果糖。仍头晕，疲乏无精神，下肢I°凹陷性水肿，黄厚之舌苔开始消退，脉左弦细，右虚缓。

处方：照上方去草决明，加党参2g，龙胆草8g。14剂，煎服法同上。

2021年4月5日，三诊。

服药后大便如香蕉样，排便畅，每日1次，牙齿不痛，舌苔黄厚。舌质紫，脉滑弱。

处方：照上方加龙胆草2g，21剂，煎服法同上。

2021年6月2日，四诊。

服药21剂后配合腹部顺时针按摩，多吃水果多喝水，大便通畅，每日1次，未再出现牙痛，心情很好，但疲乏无力。中药汤剂自行改为2~3天或 4~5 天服 1 煎。舌暗红，苔白厚腻，脉左弦缓，右虚缓。

处方：照上方 21 剂，作为善后调理。

疗效评定为临床控制。

按语：高龄患者元气亏损，肺气不能通达其外合之大肠，以致肠道松弛，蠕动无力而出现顽固便秘，浊热上熏而牙痛舌黄。治本之法宜补益元气，升提清气，使浊气下行，则大便自畅。大剂量生白术有助于通便，龙胆草可治牙痛。多吃水果多喝水，多做腹部按摩，对缓解便秘亦有益处。

（六）益气、养血、宣肺法治愈高龄便秘

赵恩俭治刘某，男，80 岁。

初诊：1991 年 3 月 9 日。

主诉及病史：便秘十几年之久，近 1 年来便秘加重。每需泻药方可大便，并初硬后软，但便后腹中不适，伴咳嗽、气短、乏力，饮食、小便正常。

诊查：面苍老不泽，无痛苦面容。舌质淡红而嫩，苔少，脉弦少力，三五不调（长期心房纤颤）。

辨证：血虚气弱所致。

治法：益气养血，宣肺润下。

处方：黄芪 30g，杭芍 20g，川朴 10g，枳壳 10g，丹参 20g，川芎 10g，麻仁 30g，寸芸 30g，当归 15g，红花 10g，桃仁 10g，首乌 20g。3 剂。

二诊：仍气短乏力，咳嗽，大便难下，脉舌同前。

于前方加生地黄 20g、桔梗 10g、紫菀 30g，3 剂。

三诊：咳嗽减轻，大便秘结较前为轻，便后腹中舒泰，气短减轻，脉弦较前柔缓，仍三五不调，舌质较前红润。

上方加寸冬 20g、太子参 30g、熟大黄 5g，连服 7 剂。

四诊：大便已润，隔日 1 次。高年之体大便隔日 1 行，腹中舒适，即为正常，不必要求每日必有大便。嘱继服原方药 3 剂，以巩固疗效。

按语：该患者高年体弱，气血已虚，脾肺之气不足，肺与大肠相表里，肺气虚则大肠传送无力，血虚则不能濡润大肠，即"无水舟停"之意。故本

方重用丹参、黄芪以益气，用当归、杭芍、苁蓉、生地黄、麦冬、首乌以养血滋阴，加熟大黄、桃仁、麻仁以润导，用红花、丹参以活血通滞，尤在重用紫菀一味，深寓其妙。紫菀本为温肺下气止嗽之药，赵老根据施彦执《北窗炙輠录》所载："蔡元长（即蔡京）苦大肠秘固，医不能通……市紫菀二十文末之以进，须臾遂通""大肠肺之传送，今之患无他，以肺气浊耳，紫菀清肺气，此所以通也"，用紫菀治嗽取其正，通便取其奇，奇正相生，故能取得良效。（《中国现代名中医医案精粹（第3集）》）

（七）首乌四物汤治疗高龄血虚便秘

王幸福治肖某，女，80岁，人干瘦，头晕，乏力，能食不长肉，舌瘦红，苔薄近无，大便干结，1周左右解1次，干涩难出，艰难无比。脉沉细无力。处方：生何首乌30g，生地黄、熟地黄各30g，当归100g，生白芍30g，川芎10g，炒莱菔子50g，桃仁、杏仁各10g，大枣10枚。用精乌汤。服药3剂后大便通畅，连服药1个月，逐渐正常，全身状况大为改善，面唇红色，精力充沛，头晕消失。大便每日1次，色黄易排。嘱常服浓缩当归丸善后。（《杏林求真：跟诊王幸福老师嫡传手记实录》）

[编著者按] 王幸福称此方为首乌四物汤，指出方中：生何首乌、生地黄、当归、生白芍、大枣补血养血以润燥；炒莱菔子、杏仁理气消食，助其下行，防其壅滞。尤其要重用当归，一般不得低于60g为宜。上述诸药合用，解血虚所致之肠燥便秘，常取佳效。编著者认为，方中生何首乌有肝毒性，大剂量应慎用。

（八）济川煎二仙汤加减治疗高龄阳虚便秘

王幸福治段某，男，86岁。人白胖，常头晕，怕冷，夜尿多，近因大便秘结多日，痛苦异常，遂来就诊，刻诊：面白浮胀，动作迟钝，言语艰涩，手常抱腹，诉手足冷，大便秘结，小便清长，舌淡苔薄白，脉微弱。处方：淫羊藿30g，仙茅10g，巴戟天15g，肉苁蓉100g，怀牛膝30g，当归15g，升麻6g，菟丝子30g，沙苑子30g，制附子6g，炒莱菔子50g。1剂肢温，3剂便通，原方去升麻、制附子，再加黄芪、桃仁、川芎等益气活血之药调治

15 天，诸症悉除。

按语：王幸福老师常用《景岳全书》之名方济川煎二仙汤加减治疗，以温补肾，润肠通便。方中重用肉苁蓉 60～150g，取其温而不燥，补肾通便之功。并常加菟丝子、沙苑子以为其佐，温阳润肠通便。阳虚甚者则加制附子，使肾阳复则大便通。(《杏林求真：跟诊王幸福老师嫡传手记实录》)

（九）增液汤加减治愈高龄阴虚便秘

王幸福治霍某，82 岁，离休老干部。平素有高血压、高血脂病史。嗜食辛辣之品，时有头晕面赤，口干舌燥，失眠多梦，大便十数日 1 次。舌光红无苔，脉细数，血压 180/100mmHg，血糖 18.2mmol/L。处方：生地黄300g，玄参 30g，天冬 30g，石斛 15g，知母 10g，决明子 30g，白芍 30g，肉桂 6g，炒莱菔子 50g。服 1 剂，大便即通，失眠好转，坚持服药 1 个月，大便通畅，头晕消失，口干舌燥已无，血压降至正常，血糖维持在 6.2mmol/L左右。嘱平素以一味生地黄水煎当茶饮，此后再无便秘之患。

按语：王幸福老师喜用增液汤加减治疗，以滋增液，润肠通便。俾使阴虚证除，津液复，便秘可解。方中玄参、麦冬、生地黄，滋肺、胃、肾之阴液，且可润肠。王老师强调其中的生地黄一定要大量，150～500g，量小效果不好，且生地黄大量无危险。(《杏林求真：跟诊王幸福老师嫡传手记实录》)

（十）黄龙汤治愈高龄肠结

王建孚治程某，男，82 岁。

主诉及病史：年高体弱，曾因肠梗阻 2 次手术，体质更为虚弱，近 7 日又未解大便。诊查：腹部胀痛拒按，恶心呕吐，矢气全无，无寒热及口干渴。血压 180/100mmHg，脉象弦动，苔黄厚燥少津，舌质黯红。

辨证：证属阳明腑实，热结肠阻。

治法：拟张氏医通之黄龙汤主之。

处方：党参 24g，当归 12g，枳实 12g，厚朴 12g，大黄^(后下)9g，玄明粉^(冲服)9g。

二诊：1剂药后大便即解，自觉症状完全消失。再以和中导化法调理善后。拟增液汤合保和丸化裁。

处方：沙参15g，寸冬9g，玄参15g，生地黄15g，枳壳9g，莱菔子9g，楂曲各9g，茯苓12g，法半夏9g，瓜蒌根12g。3剂。

按语：患者年逾八旬，曾因肠梗阻2次手术，此次复发，故取黄龙汤，即大承气汤加党参、当归二味；盖党参补气健脾且能振奋肠胃功能，当归补血活血润肠，一助气，一补血，气血双补寓于大承气之扫荡攻坚之中，因而既有无坚不摧之效，又适于年高体弱者服用。张子和曾说："有实邪当攻邪，邪去则复正"。又说："攻邪当就其近而驱之"。此乃张老之卓见。如墨守老年便秘只可润、不可攻之成规，安能取得事半功倍之效了。(《中国现代名中医医案精华（第2集）》)

（十一）益气阴、降胃浊法治疗高龄便秘

王绵之治刘某，女，81岁，1995年7月14日。

舌苔黄腻而干，脉细滑而缓，大便5～6天一行，恶心，纳呆，年事已高，素患心气不足。治当益气阴，降胃浊。

党参20g，炒白术12g，炒枳壳9g，瓜蒌皮18g，当归18g，桃仁9g，广木香3g，生地黄18g，火麻仁12g，酸枣仁12g，清半夏12g，焦三仙各10g，赤白芍各12g。

注：若气阴不足，胃失降浊，则表现为舌苔黄腻而干，大便不行，恶心，纳呆。患者因年事高，虽标实明显，治疗也宜兼顾扶正。方中用党参、炒白术健脾益气，生地黄、当归、赤白芍、桃仁滋养阴血，活血化瘀，广木香、清半夏、炒枳壳、瓜蒌皮理气化痰，桃仁、火麻仁润肠通便，炒酸枣仁宁心安神，焦三仙消食导滞。(《王绵之临床医案存真》)

（十二）大承气汤加味治愈高龄便秘腹痛

李春生治林某某，男，83岁，香港人。2007年7月4日初诊。

主诉：排便困难及大便变细，伴腹痛2周。2007年6月15日，因食鱼生粥后腹泻伴便血，其后排便困难，大便变细，数日1次，粪如羊屎，伴有

腹痛。现症状如前，大便无血，纳食少，右腿内侧转筋，尿急。近 2 周体重减轻约 6 磅（约 2.72kg）。右侧疝气，未行手术。

检查：BP 157/82mmHg，P 107 次 /min，BMI 19.4。腹部膨隆，叩诊呈鼓音，无压痛及反跳痛，肠鸣音亢进，心尖可闻及三级收缩期杂音，肺肝脾（－），下肢Ⅰ°水肿。舌淡红干，活动自如，无偏歪。苔黄质厚。脉象滑革数。

中医诊断：便秘，腹痛，狐疝。

西医诊断：便秘，结肠痉挛，右腹股沟直疝。

辨证治则：证属肠间燥热，气机壅滞，气血不足。治宜润肠通便，清热行气，补益气血。

处方：大承气汤加味。

大黄（后下）5g，厚朴 5g，枳实 5g，青皮 5g，栀子 6g，黄芩 6g，当归 9g，白芍 12g，玄明粉（后下）4g，西洋参 6g，炙甘草 3g。3 剂。每日 1 剂，水煎，每天服 2 次。

2007 年 7 月 7 日，二诊。

药后大便解，成形，纳增，腹痛减。体检结果同上。脉革数，舌紫红质干，苔黄薄。

处方：用上方，加桂枝 4g。

3 剂。每日 1 剂，水煎服，每天 2 次。

2007 年 7 月 10 日，三诊。

药后大便解，成形，纳增，腹痛止。脉革滑，舌紫红质干，苔黄薄。

处方：用上方，去厚朴、玄明粉，加火麻仁 9g、肉苁蓉 9g。

3 剂。每日 1 剂，水煎服，每天 2 次。

2007 年 7 月 23 日，七诊。第四诊至第六诊共服药 10 剂。

药后大便日 1 次，质硬量少。脉革滑，舌淡红质干，苔黄厚腻。

处方：用麻子仁丸加减善后。

火麻仁 15g，白芍 12g，枳实 6g，大黄（后下）6g，厚朴 6g，苦杏仁 9g，西洋参 6g，胡黄连 6g。4 剂。每日 1 剂，水煎服，每天 2 次。

疗效评定为临床控制。

按语：患者服鱼生粥后，因饮食不洁，脾胃受伤，津液与糟粕混杂而下，发为腹泻。因其有内热与饮食积滞于肠间，化燥化热，灼伤阴络，伴见便血。腹泻便血后津液大伤，肠间积热，气机不通，故见大便困难，大便变细，数天1次，粪如羊屎。腑气不通，不通则腹痛。脾胃受伤，则纳少，纳少则气血生化之源不足以养肌肉，故近2周患者体重下降。患者疝气、腹部膨隆、叩诊呈鼓音、肠鸣音亢进等，均为腹部气机不畅，气滞壅滞之表现。脉革，舌淡红，为气血不足之象。脉滑数，苔黄厚，提示内有积热。舌质干乃因津液受损，不能上承于口舌所致。根据以上症状，诊断为腹痛、便秘及狐疝病。病机为肠间燥热，气机壅滞，气血不足。选用大承气汤加味，以润肠通便，补益气血，清热行气。方中大黄苦寒泻热、祛瘀通便，合玄明粉可增强其峻下热结之功；枳实苦辛破结、导滞消痞，合厚朴可加强其行气导滞、消痞除满之力。加上青皮破气散结消痞，黄芩、栀子清热泻火，当归、白芍养血润肠，西洋参补气养阴，炙甘草补脾胃、缓和药力，防止泻下过峻伤及正气。因高龄体弱，故峻下药用量仅成人量之半。考南宋许叔微《伤寒九十论》阳明可下证病例，以大承气汤治一老年阳明证患者，效果颇佳。书中论曰："老壮者，形气也。寒热者，病邪也。脏有热毒，虽衰年亦可下。脏有寒邪，虽壮年亦可温。要之，与病相当耳。失此，是致速毙也。谨之。"但使用大黄时应从小剂量开始，根据患者药后反应渐渐加量。老年患者正气虚弱，则加入扶正之品，以达到祛邪而不伤正的目的。

（十三）高龄咯血后便秘治验

李春生患者秦某某，男，82岁，住北京中关村。2020年10月12日来诊。

自述有肺结核咯血史，曾于2014年8月27日至10月22日经我用大黄黄连泻心汤治愈。目前再次出现上火，耳鸣，口苦，口臭，大便干燥，右肩臂痛，抬高手臂时疼痛略减，不咳嗽。常需服用牛黄上清丸通便。

检查：形体偏瘦，舌红紫苔黄，舌中心有裂纹，脉沉迟无力。足冷，右足Ⅱ°、左足Ⅰ°凹陷性水肿。

中医诊断：便秘。

辨证治则：证属高龄火盛伤津，正气不足，肠道失濡，推送无力。治宜清泻大肠，益气生津为法。

处方：大黄黄连泻心汤合生脉散增益。

酒大黄 10g^{（后下）}，黄芩 10g，黄连 8g，党参 10g，麦冬 12g，五味子 4g，瓜蒌 15g，肉桂 5g。

每日 1 剂，水煎，早晚分二次服。原服之西药继续服用。

2020 年 10 月 19 日，二诊。

服 3 剂，大便畅，耳鸣减轻，肩臂疼痛如前。舌略红，苔白黄厚腻，脉细缓滑，两尺脉弱。

处方：照上方加秦艽、羌活各 10g。14 剂，煎服法如前。

2020 年 11 月 2 日，三诊。

服药后肩臂痛减轻，大便畅，胃口改善，但心电图出现有时停跳，怕冷怕热。舌暗红苔黄腻，脉微细。

处方：照上方去瓜蒌，加制附子 6g、黄精 10g、灵芝 10g。

14 剂，煎服法如前。

2020 年 12 月 28 日，四诊。

大便已正常，心慌改善，肩臂痛止。但仍口苦，口中有异味，下肢午后发凉，腹痛疲乏无力，头皮出小疖发痒。舌质红苔黄腻，脉左弦细结代，右微弱。

处方：照上方去羌活、秦艽，加苦参 10g、白鲜皮 10g，14 剂，煎服法如前。

疗效评定为临床控制。

按语：高龄患者不仅元气不足，阴阳亦发生偏颇。故常出现上热下寒、虚实夹杂之证。治疗之法，宜在顾护正气的基础上，热则寒之，寒则热之，实则泻之，阴阳偏颇则调之，以平为期。

（十四）利气行水润肠法治疗高龄便秘

清代周镇撰《周小农医案》载，苏国祥之尊翁，年已八旬。向来参、芪温补，大便不畅，润之则通。乙未四月下旬，小溲忽秘。西医外治已通，复秘，少腹高起二寸，疑外痈也。痈科以敷药涂治，不减。五月初二日乃延余诊。脉弦右濡，苔白底背。是高年运输失职，因事动气，水为之阻，恐其上冲而致喘变。厚朴、陈皮、薏仁、金铃子、鼠矢、乌药，二苓、泽泻、归身、苁蓉、甜杏仁、火麻仁、莱菔子、粟壳。另西血珀五分，麝香三厘，蝼蛄二对，黑丑三分，研末，砂仁汤下。外治用田螺、车前子、蒜肉、葱头、皮硝，打和烘热，敷脐上。又用葱斤许，切炒，布包，隔衣熨少腹，热盐亦可。

初三日复诊：已得小便，黄而不畅，略有矢气，五日未便，大腹之坚略软，中央尚高，湿为气阻显然。惟高年血液亦亏，故大便必三四日方解。膀胱气化不行，益以肠燥，症情夹杂，再拟通气化浊润肠。厚朴、半夏、陈皮、甜杏仁、紫菀、乌药、金铃子、鼠矢、苁蓉、归身、松子、莱菔子、莪术、玄明粉。另沉香四分，黑丑四分，血珀四分，蝼蛄一对，川贝母五分，研末，竹沥调服、溲通不畅、便解干燥，大腹之高满即退。辍药旬日，少腹之满复起。

十五日延诊：脉弦不敛，苔白根腻。此高年肾液不充，膀胱不利。如偏分利，阴液更亏，姑拟增液理，气化以通积水。大麦冬、大生地、元参、归身、鲜苁蓉、杞子、紫菀、蔻仁、牛膝、车前子、云苓、黑芝麻、鼠矢。另肥知母、黄柏、交趾桂，研末，米饮糊丸，烘干，空腹服。另嘱食菠菜、麻酱润肠之品。服后二便旋通，饮食起居如常。

越三月，饱餐后忽然作满，形如食厥，不及治而逝。

（十五）理气行滞法治愈高龄便秘腹痛

许学士治一人母年八十四，忽而腹痛头疼，恶心不食。招医数十，议皆用补脾进食、治风清利头目等药，数日难愈，全不入食，其家忧惶。许辨说：前药皆误矣，此证正是老人风秘。脏腑壅滞，聚于胸中，则腹胀恶心，不思饮食。又上至于巅则头痛，神不清也。若脏腑流畅，诸疾悉去矣。乃用紫苏子、大麻子各半合，洗净研细，取汁一盏，分二次煮粥。两啜而气滞先（行），下结粪如胡椒者数十枚，后渐得通利，不用药而愈矣。（《二续名医类案》）

（十六）皂角治风秘（便闭）

攒宫有一老人患风秘，八九日不通。有木匠授以此方，只一服见效。用不蛀皂角；当中取一寸许，去黑皮，以沸汤半盏泡，上用盏盖定，候温服之，先备少粥，通后即食。（《续名医类案》引《是斋方》）

按语：便后啜粥，以助胃气，法甚好。一般医者用巴豆泻后，啜冷粥；用大黄泻后，啜热粥，用以助胃气，与此同意。此方想适宜于酒肉、痰湿之体，肠胃间油腻，痰垢充斥，"去宛陈莝"，故可以皂角荡涤。毕竟这是峻剂，虚老人没有上述原因者，不可妄试。又老人风秘，即老年性大便闭结。其实并因风而秘，由于老人气虚不能努撑的原因也极多。（《历代无名医家验案》）

（十七）清火通下法治愈高龄腹胀便秘

沈东屏，年逾八秩，患腹胀便秘。孟英诊曰：耄年脉实，天异独厚，证属阳结，法宜清火。与西洋参、石膏、白芍、知母、花粉、桑皮、杏仁、橘皮、枳壳、甘草，送更衣丸。四剂而愈。设投别药，势必迁延而败。人亦谓其天年之得尽，断不料其药治之误也。后四年始殁。夏间汪湘筠明府，因食肉病胀，医谓老年气弱火衰，辄投温补，直至腹如抱瓮，始延孟英视之。弥留已极，不可救药矣。（《王孟英医案（第3版）》）

（十八）食血脏葵羹、油渫菠薐菜可治高龄便秘

张子和曰：顷有老人年八十岁，脏腑涩滞，数日不便。每临便时，头目昏眩，鼻塞腰痛，积渐食减，纵得食，便结燥如弹。一日，友人命食血脏葵羹，油渫菠薐菜，遂顿食之，日日不乏，前后皆利，食进神清。年九十岁无疾而终。《图经》云：菠薐寒，利肠胃，芝麻油炒而食之利大便，葵宽肠，利小便。年老之人，大小便不利，最为急切，此亦偶得泻法耳。（《续名医类案》）

第八节　泄泻及大便失禁

（一）真武汤合桃花汤治愈高龄重症泄泻

李春生治患者王某，男性，85 岁，国家干部，住广州。1992 年 12 月 22 日初诊。

患者曾经做过胆囊切除和部分胃肠切除术，1992 年 12 月中旬突然发生泄泻，每日泻下达 20 余次，粪便呈水样，完谷不化。西药用遍不能止泻，中药用参苓白术散加减亦无效，全身脱水，病情危重。于是急忙通知时任西苑医院呼吸科副主任的李春生，赴广州参加会诊医疗。通过检查发现，患者手足冰冷，下肢水肿，舌淡胖，舌苔白滑，脉象微细而迟。显系脾肾阳气极虚，命门火衰，土不制水，水液泛滥。治宜温肾健脾，涩肠止泻。乃采用《伤寒论》真武汤合桃花汤。处方：云茯苓 10g，酒白芍 10g，焦白术 12g，制附子 8g，鲜生姜 10g，炮姜炭 10g，粳米 30g，赤石脂 10g。水煎频服。只饮一剂，泄泻戛然而止。同时给予静脉补液，使患者较快得以康复。

（二）五苓散加味愈高龄腹泻腹痛

张存悌治魏某，男，80 岁，形胖。1986 年 12 月 6 日初诊：腹泻腹痛 3 天，日 10 余次，腹痛即泻，泻如稀水，无尿，纳呆口和，小腹凉感，精神萎靡，服呋喃唑酮（痢特灵）等抗生素等无效。舌淡胖，苔白润，脉弦无力。此案泄泻有两大特点，其一水泻；其二无尿。因思此必膀胱气化不利，水湿并于大肠而成水泻，前人有"利小便即所以实大便"之旨，因投五苓散试治：

茯苓 30g，猪苓 15g，泽泻 15g，桂枝 10g，白术 15g，白芍 25g，陈皮 10g，防风 10g，乌药 10g，山药 30g，甘草 10g。3 剂。

按语：此系早年病例，患者为兄长岳丈，以此法取效如此迅速，颇觉意外。后阅郑钦安一案，与本案可说异曲同工："一人病患咳嗽，发呕欲吐，头眩腹胀，小便不利，余意膀胱气机不降而返上，以五苓散倍桂，一剂小便通，而诸症立失。"（《关东火神张存悌医案医话选》）

（三）鸡子入猪肪有治疗高龄泄泻之效

李炳《李翁医记》载，有老人，年八十，病泄泻。他医用止泻药。翁诊之曰：非泻也，止泻则死。令以鸡子入猪肪，煮之，服一百日。服至三十日，泻益甚。他医治其泻，泻止而食不能下。歙县金殿辅之为老人之戚，奇翁之方，仍令如翁言，复能食，又百日而泻自减。（《二续名医类案》）

（四）连理汤合半夏厚朴汤加减治疗高龄肠易激综合征

何绍奇治郭某，女，80岁，干部。1992年8月27日腹泻（约1日3次），腹痛腹胀，当天排便后即觉舒服，但次日又复如故。几个月来，体重明显减轻，食减，乏力。1993年4月10~15日在协和医院做全消化道造影，未见异常，诊断为"肠易激综合征"，并谓目前国内外均无有效治疗方法。诊脉沉弦，舌中心红，苔白腻，胃腹喜热按，足凉。证属中气虚寒，夹积滞之象，拟温中，健脾，行滞，用连理汤合半夏厚朴汤加减，处方：

党参10g，炒白术10g，干姜6g，黄连6g，炙甘草3g，法半夏10g，厚朴10g，大枣10g，木香6g，砂仁$^{(后下)}$6g。每日1剂。

至9月16日，诸恙悉平。改用资生丸加减调理：党参、白术、茯苓、陈皮、炒扁豆、炒山药、莲子、焦三仙、半夏、砂仁、炒薏苡仁、桔梗、干姜、炙甘草。（《读书析疑与临证得失（增订版）》）

（五）补中益气汤治疗高龄滑泻和久泻

陈典周治梁某，男，81岁。初诊：1957年9月。

主诉及病史：患气促咳嗽，住某医院治疗，不知如何又患泄泻，多方检查不明原因，住院五十多天，病情日趋严重。

诊查：患者身体消瘦，面色萎黄，神态疲倦，不能动作，泻下不计其数。检视：肛门张开，粪便直流而出。声音低沉，懒于讲话。胃纳极差，舌淡，苔白，脉沉弱。

辨证：此人年老体弱，舌淡脉弱，当然是气脾两虚无疑。其泻下滑流，前人谓之滑泻。根据前人滑者涩之之义，治法：益气健脾，涩肠固脱。

处方：党参30g，白术10g，茯苓12g，甘草6g，诃子10g，赤石脂

10g，干姜 3g，怀山药 15g，木香 10g。

二诊：上方药连服 2 剂，泻下稍为缓慢；因思滑泻日久，中气必然下陷，乃改用补中益气汤加减。升阳益气，健脾固涩。

处方：黄芪 25g，党参 25g，白术 10g，炙甘草 6g，陈皮 10g，升麻 10g，柴胡 10g，故纸 12g，诃子 10g。

方中用黄芪、党参、炙甘草益气补中，白术健脾，陈皮理气，升麻、柴胡升举清阳，故纸、诃子涩肠固脱。

上方药服下，泄泻大大减少，神气大振；连服多剂，完全恢复健康。再为调理善后，痊愈出院。（《中国现代名中医医案精粹（第 3 集）》）

（六）补中益气汤合四神丸加减治疗高龄大便失禁

贾素兰在肛肠科临诊中，偶遇老叟自诉大便失禁一年，时而流出，自己不知，臭气熏人。患者及家属十分苦恼，百医不效，无可奈何而来求治。经问而知，曾患高血压 10 年，脑血栓 3 年。一年前开始大便失禁，滑泄难止，完谷不化，小腹坠胀，面色无华，形体消瘦，四肢不温，右半身不遂，舌淡苔白，脉沉细无力。

大便失禁一证，病因大都为肾阳虚衰所致。因肾司二便，故历代医家均从温补肾阳入手。而老叟大便失禁，完谷不化，小腹坠胀，形体消瘦，四肢不温，乃是脾虚之证。脾胃虚弱，脾气不升发，以致完谷不化，脾主四肢；又主肌肉，脾虚则四肢不温，形体消瘦，肛门肌肉无力，病久则气虚下陷，小腹坠胀，肛门不收，大便失禁。气血不足，故而面色无华，舌淡苔白，脉沉细无力。半身不遂，乃中风（脑血栓）后遗之证。患中风两年后，大便失禁，虽亦有气血亏虚，但并非中风后遗之证。故按脾虚不健、清阳下陷、其治在脾的理论，用补中益气汤，酌加五味子、补骨脂、吴茱萸温阳固涩之品。方中黄芪、党参、甘草补脾益气而和中，白术、陈皮理气健脾，使补中益气之功更胜一筹。当归补血，升麻以升阳明之清气，右旋而复本位。柴胡以升少阳之清气，左旋而上行，使阳升则万物生，清阳升则浊气降。总之，具有补中益气、升阳举陷健脾之功能。中气得健，升阳举陷则肛门肌肉收摄有力，故二便有常而得摄，体力日增而获愈。（《北方医话》）

（七）补中益气汤增损治疗高龄泻下稀水自肛门时时流出而不能自禁

步玉如治李某某，女，86 岁。

初诊：1985 年 9 月 20 日。

主诉：素有外痔，大便燥秘，三日未解，用"甘油"通下后，大便稀溏，后重颇甚，排便不畅，复有稀水自肛门时时流出而不能自禁，纳物尚好。

诊查：脉弦小，舌净。

辨证：证属食滞郁热，阻于下焦，攻下之后，中气下陷。

治法：拟清热导滞，益气升阳。

处方：太子参 15g，炙升麻 3g，川柴胡 6g，白术 10g，当归 20g，陈皮 10g，炙甘草 8g，木香 10g，槟榔 10g，莱菔子 10g，生槐实 10g，生地榆 10g。

二诊：9 月 24 日。上方药服 4 剂，大便稀溏已缓，能够自禁，后重已除；痔疮稍收，只是胃中偶有烧灼。舌脉同前。得效不再更张，上方加尾连 5g、吴萸 6g，续进以资巩固。

按语：此患者年迈，素有便秘，乃脾胃两弱、运化乏力、食滞内停所致。本当益气助运、消导理气，反施以通下润导之剂，故糟粕未行而正气已陷，稀水时下不能自禁乃正虚下陷，后重而排便不畅又显属食滞气阻。清升浊降，胃纳脾化本为脾胃自然之理。虽有分工而又相互为用，故食滞浊阻者则水谷不为精微，反成积滞，终使脾虚难运、清气不升而脾虚运化乏力，每致饮食迟化，积滞内停。方以补中益气汤，去黄芪之甘温壅补以益气升清；复以木香、槟榔、莱菔子消食导滞、理气通降，槐实、地榆以清热凉血。寓通于补，寓升于降，升降两用而相反相成，故效宏功彰。（《中国现代名中医医案精华（一）》）

（八）健脾补肾法治愈久泻

吴鹤洲母年八十六，素有痰火，大便日三四行，一夜两起，肠鸣，脐腹膨胀，脉三四至一止，或七八至一止。医以苦寒，入平胃散投之，克伐太过，因致腹疼，且谓年高而脉歇至，是为凶兆，辞不治。孙（文垣）诊之曰：脉缓而止曰结，数而止曰促，此乃结脉，非凶脉也。由寒湿之痰凝滞所致，法当补温下元，俾火得以生土，所谓虚则补其母是也。吴问：寿算何如？曰：两尺迢迢有神，寿征也。以补骨脂、白术各三钱为君，杜仲二钱为臣，茯苓、泽泻、陈皮、甘草各一钱为佐，肉豆蔻、益智仁各五分为使，四贴，大便实。惟肠鸣未止，减肉果、加炮姜五分而安，寿至九十有八。（《续名医类案》）

（九）温补脾肾法治愈高龄菌群失调泄泻

赵冠英治王某，男，82岁。初诊：1981年11月11日。

主诉及病史：腹泻日十余次。患者年高体虚，久病缠身，宿患慢性气管炎、肺气肿。近日因外感并发肺炎。因应用多种抗生素，肺炎得以控制，但腹泻不止。西医诊为菌种失调。

诊查：大便日行十余次，如稀水样，伴少量黏液、腹胀、肠鸣辘辘，口淡乏味，神疲乏力，少气懒言，形寒肢冷。大便细菌培养，进行菌群分析，大肠埃希菌30%～40%，肠球菌25%～30%，产气杆菌20%～25%。舌质稍黯，苔薄白，脉沉细。

辨证：脾肾阳虚，温煦乏力，寒从内生，固涩无权而致泄泻。

治法：温补脾肾。方宗附子理中汤合四神丸增损；并考虑泻下有日，气散不收，统摄无能，佐以涩肠之品。

处方：生晒参^{（另煎兑服）}6g，党参10g，炒白术10g，云茯苓10g，肉豆蔻9g，炮姜3g，炙甘草9g，莲子肉10g，怀山药12g，煨葛根10g，川附子6g，补骨脂10g，诃子肉3g。

二诊：上方药服2剂，腹泻已止，日行一次，但大便仍稍溏。体力有增，胃纳好转。舌苔薄白，脉细弱。治效不更方，续进药2剂，大便已调，成形软便，日行一次；诸症已解，精神、食纳正常，查大便常规及培养均在正常范围。病告痊愈。

按语：本案患者年高病久，新病痼疾兼有，且反复发作，长期交替使用多种抗生素，致使肠道菌种失调，大便腹泻日十余次等症状。中医学虽无此病名，但从临床表现属泄泻中的"飧泄""濡泄"范围。根据《素问·脏气法时论》"脾病者……虚则腹满肠鸣，飧泄食不化"。叶桂谓："久泻必从脾肾主治"的理论。本案辨证立足于脾肾，主要矛盾在脾肾阳气虚衰，故治法施用温补脾肾。方中生晒参、党参、白术、茯苓、山药、莲子肉、炙甘草温中健脾固其本，以复脾之阳气；附子、炮姜、补骨脂、肉豆蔻补命门火以温阳；诃子肉酸敛以固涩；葛根鼓舞胃气以升脾气，脾肾阳气来复，则元气得固，胃气升腾则泄泻可止。由于辨证准确，用药贴切，仅服药4剂而奏效。（《中国现代名中医医案精粹（第4集）》）

（十）高龄久泻使用通下法案例

凡治病必察虚实，无盛盛，无虚虚，疏其血气，令其调达而致和平。此《素问》审治之义也。今之医士，每遇年老之人，辄投温补。而补之一字，又为人所乐闻。不知老人脾气既衰，饮食入胃，输化不清，蒸变为痰，气机阻遏，气有余即是火。故治老人，略同幼稚，当以清通为主，是即经旨六腑传化不藏，以通为用也。徐灵胎曰：千年之木，往往自焚，盖阴尽火炎，物理然也。余谓积秽沟渠，必多拥塞。人能味此，老人之疾，非纯以温补为法矣。昔金坛王肯堂，年逾八旬，患脾泄，经年不愈，经投温补而转剧。延我邑李士材诊之，用巴豆霜下痰涎数升而愈。此非李之明于辨证不能用，非王之知医，亦不敢服耳。（清代毛祥麟《对山医话》卷一）

按语：古有治病必察虚实。老人脾虚，肠道必多拥塞，愈补愈滞，应以迅利药荡涤之为宜。积滞既去，因虚再补。所谓良工先治实后治虚。文中所引徐灵胎语，为对老年病证治心得之谈，读者可仔细体味。（《中国传统老年医学文献精华（第2版）》）

（十一）附子理中汤加味治疗高龄心房纤颤腹泻

李春生治患者余某某，女，82岁，住北京亚运村，2021年9月2日来诊。

子代述患者原有高血压、抑郁症9年，心房纤颤植入起搏器7年。半月前在北京医院确诊为营养不良、肌少症。曾服中药及醋酸甲地孕酮1/4片，每日1次，饮食有所增加，至接近正常。但近两天来腹泻呈水样，一日4次，心慌不发热，口不苦，喜热食，夜间思饮水，吃药泻下药丸，手足不凉，下肢无力，有Iº凹陷性水肿。

检查：脸色苍白，形瘦骨立，舌淡紫苔白，脉结代。

诊断：泄泻；心房纤颤；肌少症。

辨证治则：证属脾肾阳虚，不能腐熟水谷而成泄泻。治宜温补脾肾以止泻。

处方：附子理中汤加味。

党参 10g，焦白术 10g，炮姜 10g，炙甘草 10g，制附子 6g，炒山药 20g，炒薏苡仁 15g，莲子 15g，砂仁 6g，泽泻 10g。

每日 1 剂，水煎，早晚饭后分两次服。

2021 年 9 月 9 日，二诊。

服上方 7 剂，心房纤颤发作间隔时间延长，心悸显著改善，泄泻停止，胃口纳食增加，后背不冷，无疲乏，下肢已不肿。舌质紫，苔白黄而腻，脉象左沉结，右迟弱。治守前法。

处方：照上方 14 剂，煎服法同前。

2021 年 9 月 23 日，三诊。

服药后精神好，饮食饮水增加，腹不胀，大便正常，每日 1 次。下肢不肿，但夜尿多，每晚 8～10 次。下肢无力，舌略红苔白滑，脉沉迟而规则。患者自述心房纤颤未发作，无心悸。

处方：照上方减泽泻 4g，加益智仁 6g。

14 剂，煎服法同前。

疗效评定为临床控制。

按语：此病辨证的着眼点在于"吃药泻下药丸"。说明脾阳大衰，火不生土。故采用附子理中汤加味益火之源，以消阴翳，从而取得良效。

第九节　胆囊疾病及胁痛

（一）承气汤加味治愈胁痛

橘泉翁（明初医家祝仲宁之别号）治一老，八十余，左胁大痛肿起如覆杯，手不可近（实证）。医以为滞冷，投香、桂、姜黄推气之剂，小腹急胀痛益甚。翁曰：此内有伏热，瘀血在脾中耳。经所谓有形之肿也（有形之肿宜以削之）。然痛随利减，与承气汤加当归、芍药、柴胡、黄连、黄柏下之，得黑瘀血二升，立愈。（《二续名医类案》）

（二）疏肝解郁、和胃降逆，佐以肃肺法治愈高龄郁证两胁及腰背部有气游走性攻撑作乱

路志正治刘某，女，85岁，家住北京市东四礼士胡同23号，2006年8月初诊。

主因两胁及腰背部有气游走性攻撑作乱2个月余。2个月前因家事生气，情志不舒出现两胁及腰背部有气游走性攻撑作乱，平卧位缓解，先后2次住院治疗，效果欠佳。经检查未查出阳性体征，纳可，寐安，二便调，胸膈疼闷，阵发性挛急。既往有慢性气管炎20余年。舌质红，苔薄白脉沉弦小滑。

辨证：肝郁气滞，胃失和降。

治则：疏肝解郁、和胃降逆，佐以肃肺法。

处方：橘叶15g，素馨花12g，瓜蒌18g，郁金12g，桃仁9g，杏仁9g，半夏10g，黄连6g，厚朴12g，覆花（包）10g，生麦芽20g，生谷芽20g，当归12g，炒白芍12g，杷叶15g，炒苏子12g，焦楂曲各12g，炒枳壳15g，佛手10g，预知子12g，甘草8g。7剂。

结合针刺，主选穴位：足临泣、太冲、阳陵、三里、外关、肝俞、膈俞。

二诊：针后气窜止，腰能直立而行。药后诸症好转，仍胸膺憋闷，纳眠正常，二便调，自觉咽部有痰，但无力咳出，舌红苔薄白，脉沉弦小滑。既见效机，上方加减。上方去橘叶、苏子、预知子，加西洋参（先煎）8g、麦冬12g、桔梗10g。14剂。药后症状消失，诸症愈。

按语：本案因情志不舒致气机郁结，影响胃之和降，故出现两胁，胸膈挛急疼闷，因有气管炎病史，故以疏肝和胃降肺法治疗，药后情志得畅，气机以顺，诸症得到缓解。（《路志正——中国中医科学院著名中医药专家学术经验传承实录》）

（三）大柴胡汤加味治疗高龄胆囊炎

张存悌治李某，男，83 岁。2008 年 8 月 6 日初诊：右胁疼痛，如针扎样，喘气都痛，已 20 天。B 超示：胆结石 0.3cm。纳呆，便干如羊矢，久服芦荟胶囊。咽干口苦，头痛，夜尿频 1 小时 1 次。舌淡紫胖润，脉右弦浮，左弦寸弱。此肝胆瘀滞，大柴胡汤主之：

柴胡 20g，黄芩 10g，干姜 15g，生半夏 20g，炙甘草 10g，大黄 15g，枳实 10g，白芍 20g，川楝子 15g，延胡索 15g，海金沙 30g，鸡内金 15g，郁金 20g，7 剂。

复诊，胁痛已止，仍便干，夜尿仍频。上方出入再服。（《关东火神张存悌医案医话选》）

（四）金铃子散加味治愈高龄胆囊炎

刘静波、刘志敏治赵某某，男，80 岁，离休干部。因右胁胀满刺痛 1 个月，于 1994 年 8 月 31 日 9 时入院，住院号 1078。

入院时症见：右胁胀满刺痛，以夜间为甚，口干苦喜饮，纳呆，厌油腻，倦怠乏力，小便黄，大便干，夜寐欠安。舌质紫黯，苔薄黄，脉沉弦。查体：巩膜无黄染，腹平软，墨菲征阳性，肝区叩击痛。化验：血、尿、便常规，肝功能，乙肝两对半，血糖、血脂、血沉、蛋白比值均未见异常。B 超：胆囊内清晰，胆囊壁增厚，不光滑。CT：胆囊稍增大，边缘不清。

中医诊断：胁痛（气郁化火，瘀血内阻）。西医诊断：慢性胆囊炎。治以疏肝泻火通络，活血柔肝利胆，佐以开胃法。拟方如下：

川楝子 18g，柴胡 6g，郁金 12g，黄芩 10g，虎杖 10g，丝瓜络 30g，赤芍 10g，元胡 10g，当归 10g，白芍 18g，甘草 6g，内金 10g。水煎服。

服药 3 剂后，右胁胀满症状大减，余症未除。上方加云苓 15g、白术 10g、姜黄 6g，以健脾化瘀。又进 3 剂，右胁胀满，口苦症状消失，大便调。仍口干喜饮，倦怠乏力，纳食好转，疼痛未减。守方又进 3 剂，出现右胁痛向右下腹放射。考虑为脉络欲通之征，又进 2 剂，诸症若失，精神好转。舌质淡红，苔薄白，脉缓。查体：墨菲征阴性。复查 B 超：胆囊内清晰，胆囊壁整齐，无明显增厚。痊愈出院。

按语：胆囊炎，多属中医的胁痛范畴。胆附于肝，其经脉络肝，内藏"精汁"，《灵枢·本输》称它为"中精之府"。精汁即胆汁，味苦色黄，来源于肝，受肝之余气而成，疏泄下行，注入肠中以助消化饮食物。肝主疏泄，性喜条达，以血为本，以气为用。肝的疏泄作用，主要是促进胆汁分泌与排泄，协助脾胃消化，疏畅气血，调节情志。故此治胆多以肝论治，胆病源于肝。若肝失疏泄，肝气郁结，气滞血瘀；或血不养肝，使肝脉阻滞，则胆受肝之余气者少，亦随之而疏泄不利，导致胆病的发生，出现胁痛等症。另一方面，胆性刚直，在病理情况下，多表现火旺之征。因此，治胆必疏肝，治胆必泻火通络，方是正治。同时注意调和脾胃功能，减轻胆的排泄负担，使胆汁疏泄有序，以利康复。病程久的患者，要注意顾护脾胃阳气，在治疗时勿使脾胃受损。要注意情志及饮食方面的调护，勿劳累，以避免和消除加重本病的诱发因素。

据此，笔者在临床中以疏肝泻火通络为主，佐以柔肝利胆和血，健脾开胃为宗旨进行组方施治，选用柴胡、川楝子、郁金、元胡、赤芍、虎杖、黄芩、大黄、胆草、丝瓜络等疏肝泻火通络之品，配以柔肝之当归、白芍等，健脾开胃以党参、太子参、云苓、白术、甘草、陈皮、内金、三仙等，瘀血明显者加用姜黄，获得满意疗效。（《医林蒐雅》）

第十节　肝硬化腹水

（一）内外同治治愈高龄肝硬化腹水

何承志治张某，男性，86 岁。初诊日期：1991 年 9 月 5 日。

患者 1 个月来，畏寒发热。胃纳减退，腹胀小便量少，近 10 天，腹胀明显，全身水肿伴皮肤抓痒，小便量少，色深黄，便溏次多。查体：体温 37.2℃，脉搏 92 次/min，血压 130/90mmHg，神志清，面色灰黯，巩膜皮肤黄疸，两肺呼吸音清晰，心尖区可闻及收缩期杂音 2 级，肝剑突下三指，质硬，脾大一指，腹水征（++）。腹围 94cm，下肢水肿，脉沉数，苔薄黄，舌尖红而黯。实验室检查：肝功能，总胆红素 57.1μmol/L，谷丙转氨酶

（GPT）90IU/L，白球比倒置，"两对半"阴性。B超提示"肝硬化腹水"。

中医辨证：气阴两虚，水湿内盛，瘀热发黄，证属阴虚湿热之"膨胀""阴黄"。

治法：淡渗利水退黄。先治其标，仿茵陈五苓散加减。

处方：桂皮5g，茵陈30g，赤猪苓各15g，鸡内金10g，金钱草30g，蟾皮10g，焦车前30g，白术、白芍各10g，大腹皮10g，生薏苡仁30g，蒲公英20g。水煎服。

二诊：9月9日。

药后小便较多，水肿消退，面目一身尽黄，纳差，便行不畅，口干引饮，脉沉数，苔薄，舌略色黯。湿热未清，阴分已损，运化无权。因年事已高，症颇棘手，注意变化。

处方：茵陈30g，制军10g，桑白皮10g，山栀10g，赤猪苓各15g，黄芩10g，马鞭草15g，白术、芍各10g，怀牛膝10g，丹皮10g，鸭跖草20g，车前子^{（包）}20g。

三诊：9月16日。

服药十余帖，水肿不退，下肢尤甚，一身尽黄，脘腹膨胀，脉沉数，舌稍红，苔薄。肝脾肾俱病。因年事已高，图治不易。再拟疏肝清化，泻肺利水，今拟内外同治。

处方：①制大黄10g，生白术10g，茵陈15g，片姜黄10g，赤猪苓各15g，鸡内金10g，焦车前20g，甜葶苈10g，桑白皮10g，川椒目6g，炒川柏10g，生熟薏苡仁各20g，大腹皮10g。水煎服。②千金子10g，煨甘遂、白胡椒各10g；共研粉末，分二次面粉调和，敷脐部。每6~8小时观察一次，注意有无皮肤过敏。

四诊：9月18日。

服上药兼用外敷，小便增多，水肿好转，大便不多，脉沉，苔薄。再予上法进行。

处方：①生白术10g，川桂枝5g，赤白芍各10g，连皮苓15g，鸡内金10g，葫芦壳20g，焦车前30g，泽泻10g，制川军10g，鸭跖草30g，大腹皮10g，木通6g，甜葶苈10g。②千金子20g，肉桂20g，甘遂20g，黑丑

20g；共研粉末，分6次和面粉调和，敷于脐部。每日1次。

五诊：9月23日。

药后诸恙均减，水肿显著消退。囤便尚可。肝脾肾同病。B超复查，肝硬化腹水基本消失。总胆红素12.6μmol/L，谷丙转氨酶正常。症已见效，再予健脾护肝、活血软坚之剂，以善其后。

处方：白术、芍各10g，茯苓15g，黄芪20g，丹参15g，鳖甲10g，牡蛎20g，鸡内金10g，青皮10g，制军10g，半夏10g，甘草5g，大腹皮10g。

按语：臌胀是内科常见病，在中医属疑难之病，而合并高度黄疸，在治疗上愈加困难。又加年事已高，病情更重，实为危疾之症。以急则治其标，缓则治其本的原则。开始以淡渗利水退黄，仿茵陈五苓散加减，但效果不甚满意。三诊后除参用上法并应用内病外治，敷贴脐部，收到较好的疗效，小便增多，水肿显减，黄疸基本消失。B超复查"肝硬化，腹水基本消失。"最后以健脾护肝、活血软坚之剂，以善其后。本例重点是采用外治后取得较好的效果，对顽固性疾病，何承志善于使用外治法。（《上海市名中医学术经验集》）

（二）凉血解毒治愈高龄肝硬化腹水

陈祖康治刘某，男，83岁。初诊：1981年3月15日。

主诉及病史：小便少，肚腹胀，血压高，嘴唇麻，不能行走。

诊查：肝肿肋下五指，硬度中上，有中高度腹水。舌红苔少而剥，脉细弦动。

辨证：血分热毒，瘀积成癥，血瘀水结。

治法：凉血解毒，逐水祛瘀。

处方：蜈蚣4条，壁虎4条，土茯苓9g，商陆9g，槐米12g，丹皮9g，蒲公英9g，威灵仙9g。

二诊：3月30日。肝肿在消退，向正常变化。

处方：蜈蚣4条，壁虎4条，土茯苓9g，商陆9g，地龙6g，槐米9g，丹皮9g，地丁9g，威灵仙9g，皂角刺6g，白芥子6g，冬瓜子9g。

三诊；4月15日，肝肿退化明显。

处方：千金子 9g，蜈蚣 4 条，壁虎 4 条，土茯苓 9g，汉防己 9g，刘寄奴 9g，丹皮 9g，凤仙子 9g，威灵仙 9g，萆薢 9g，皂角刺 6g，白芥子 6g。

四诊：4 月 30 日。小便畅通，食欲很好。腹水已退尽，肝已完全软化。

处方：穿山甲 9g，汉防己 9g，刘寄奴 9g，广郁金 6g，川芎 6g，威灵仙 9g，土茯苓 9g，丹皮 9g，蒲公英 9g，皂角刺 9g，白芥子 6g，石菖蒲 6g。

五诊：5 月 15 日。大小便正常，食欲很好。肝脏完全恢复正常。

处方：制大黄 12g，黄芩 6g，茵陈 9g，地骨皮 9g，桑白皮 9g，煅针砂 9g，六曲 9g，麦芽 9g，丹皮 9g，茯苓 9g。

嘱患者五诊后，可停止服药。

按语：本例肝硬化腹水，正虚邪实。治疗以攻邪为主，再以扶正祛邪，标本兼顾。疗程为 2 个月。第 1 个月用攻坚破瘀法，解毒为主，用药较为峻猛；然"有故无殒亦无殒"，加之有土茯苓、蒲公英、槐米等解毒药的运用，使其恰到好处。峻猛之药毕竟为有毒之品，不宜久服，取效之后，则以活血化瘀、解毒及滋阴健脾之法调理，最终得以向愈。（《中国现代名中医医案精粹（第 3 集）》）

（三）疏肝健脾，活血化瘀，利水消肿法治疗肝硬化腹水

赵智强治陈某某，男，80 岁，离休干部。

2011 年 10 月 8 日初诊。

因"肝硬化腹水"，于 2011 年 8 月在某县人民医院住院治疗。查腹部 CT 示：肝硬化，脾大，腹腔积液，肝脏多发囊肿，右肾囊肿，腹水找脱落细胞阴性。CEA、AFP 正常范围，CA19-9 36.0U/ml。胸部 CT：两侧胸腔积液，左上肺钙化灶，两下肺压缩性改变。乙肝两对半：小三阳。血常规：RBC 2.79×10^{12}/L，WBC 3.4×10^9/L，Hb 111g/L，PLT 68×10^9/L。总胆红素：26.5μmol/L。刻诊：消瘦明显，体力稍差，纳谷欠馨，腹部膨隆，肤色轻黄，尿量一般。苔薄黄，舌质红，脉弦滑。

辨证：脾虚肝郁，水停大腹。

治法：疏肝健脾，活血化瘀，利水消肿。

处方：柴胡 5g，赤芍 10g，泽兰 12g，泽泻 20g，大腹皮 12g，水红花子

12g，鸡血藤 12g，天仙藤 12g，路路通 10g，防己 12g，炒葶苈子 12g，车前子^{（包煎）}12g，萆薢 12g，生薏苡仁 15g，郁李仁 12g，炒白术 12g，陈皮 12g，猪苓 15g，川桂枝 5g。14 剂，每日 1 剂，水煎，分两次温服。

2011 年 10 月 22 日二诊：药后诸症均缓，纳谷有增，肤黄减退，但腹部仍觉膨隆，但势较前稍缓。苔薄，舌质淡红，脉弦缓。

处方：初诊方，加陈败瓢 25g，川厚朴 6g。14 剂，每日 1 剂，水煎，分两次温服。

2011 年 11 月 12 日三诊：11 月 9 日腹部 B 超：腹水与 8 月 26 相比，明显减少，但最宽处仍有 41mm，肝脏多发囊肿，右肾囊肿。刻诊：腹胀不显，纳谷尚可，体力稍差。苔薄，舌质稍红，脉弦滑。

处方：初诊方，加滑石^{（包煎）}12g，炮山甲^{（先煎）}10g，陈败葫芦瓢 30g。煎汤代水 14 剂。每日 1 剂，水煎，分两次温服。

2011 年 11 月 26 日四诊：11 月 24 日再查腹部 B 超：腹腔内积液不显，仅见极少量腹水。查体腹部膨隆已消。自觉腹胀已除，纳谷尚可；体力渐复，已能持续散步达一小时。苔薄，舌质稍红，脉弦滑。

处方：原方，14 剂，每日 1 剂，水煎，分两次温服。

按语：

（1）臌胀之水臌，常因饮食不节、情志不畅、药食不当、虫毒感染等所致，属"风、痨、臌、膈"四大难症之一。患者久患肝病，邪毒内郁，损伤肝络，瘀滞肝体，致使肝失疏泄，横犯脾土，而致肝脾失调，脾失运化，水液留滞腹中而为水臌。

（2）治疗以疏肝运脾，活血化瘀，利湿消肿为主法。初诊方以柴胡、赤芍疏肝活血，气血双调，气为血之帅，气行则血行，况肝为多气多血之脏；泽泻、车前子、萆薢、猪苓利湿去浊，使湿浊去、中焦运而臌胀除；大腹皮、天仙藤、路路通行气消胀，通利水道，使水道通利而阴浊自散；泽兰、水红花子、鸡血藤活血利水，使瘀去脉通，而脉通则水利；郁李仁通利二便，分消湿浊；防己、葶苈子外宣内泻，畅通水之上源，兼治悬饮（胸腔积液）；生薏苡仁、炒白术、陈皮健运中焦，运化水湿；川桂枝合白术、茯苓、猪苓、泽泻，为五苓散，可通阳化气、利湿泄浊。

（3）二诊时加入陈败葫芦瓢、川厚朴，意在加强利水而消除腹胀；三诊时加入滑石，意在清利水湿，伍入炮山甲，能活血消癥，瘀去湿化，巩固疗效。（《200例疑难病症诊治实录》）

第十一节　黄疸

（一）补益法治疗高龄黄疸（2例）

章柏年曾治一患者，80岁高龄，病黄疸，经余诊时，家属已环绕病榻，商议后事，症见全身浮肿如泥，前医曾用利水退黄药多剂，黄疸如故，神志不清，脾肾大亏之候，仿张介宾法，急进大剂熟地黄、人参、黄芪、枸杞子等温肾实脾之味一剂，翌日，神志转清，浮肿见退，黄白厚燥之苔亦化。原法调治，不数日已能起坐，谈笑自若。

又治一中年妇女，因建造住宅，忧思劳伤过度，发为黄疸，面目色黄，悉身浮肿，不思饮食，精神困顿异常，舌红光如镜，脉细少神，脾胃之阴大伤。西医诊断为急性传染性黄疸型肝炎。此时若用渗利，必当伤阴坏病，乃投大剂益气生津，养胃清热之品。连服7剂，黄疸浮肿消退大半，舌红转淡，苔光稍复，渐思饮食，以原法增损数剂而愈。

上两案虽方药不同，一从养胃生津，一从调理脾肾，然均为补法治黄，能获如此之效，益信补法于黄疸，确大有用武之地。本文意为阐明黄疸发病，非热一端，补法实可佐渗利之不足，而神明于规矩之外也。即苏子云："善师者不陈，得鱼者忘筌，得心应手，不违乎法而不拘于法也。"（《南方医话》）

（二）温化除湿法治愈高龄黄疸

陈忠仁治患者某媪，82岁。卧床不起，全身黄疸，巩膜黄染。已诊治多次，服药不少。其子亦说："中医治黄，疗效非凡，但我母黄疸7个月不退，恐属难医也。"陈诊之，脉弦，舌苔黄腻，质红，黄疸，腰痛不能转侧，腹胀不思饮食，溲黄，因食少不大便。西医B型超声检查为肝管内沙样结石。

拟以温化除湿之法。药用柴胡、草果、干姜、石菖蒲、漏芦、当归、丹参、太子参、白术、云茯苓、薏苡仁、石韦、茵陈等药3剂。3日后又来邀诊，进药后黄疸渐退，已能进食，腹胀大减，欲下床，惟腰痛甚，原方加续断、台乌药2味，再进3剂。6剂药后黄疸大退，腰痛大减，患者已能下床活动，举家大喜。其子云，家中备有金钱草很多，可用否？家母欲食油，肉可否？余曰："但用不妨。"三诊给以参苓白术散加减。进药后病情大减，已能食排骨汤及瘦肉等，且能上街一游，高兴万分。四诊时黄疸退尽，睡眠、食欲正常，唯觉有些疲劳，给予补中益气汤3剂，诸症消失。患者仅觉腰部时有疼痛，给以四物汤加狗脊片、苦参，全病治愈。（《南方医话》）

（三）茵陈术附汤合达原饮加减治愈高龄黄疸

田春礼治患者武某某，男，81岁，孝义市柱濮镇胡家窑村人。患者于6天前无明显诱因出现上腹两侧胀痛、恶心、呕吐，呕吐物为胃内容物；无烧心、泛酸、头晕、头痛。家人发现其巩膜、皮肤颜色逐渐变黄，在当地服用中药方剂，未见明显效果。患者于一天前出现上述症状加重，伴寒战、发热，体温高达38.7℃，无咳嗽咽痛，无尿频尿急。肌内注射柴胡注射液4ml后，体温下降。患者为进一步诊治来我院，门诊以"黄疸"收入我科。现症：上腹两侧胀痛，恶心呕吐，巩膜、皮肤黄染，精神、食欲差，大便已解，小便正常。

患者9年前在山西省汾阳医院诊断为胆结石，并做胆囊切除术，术后左侧腰背部间断性疼痛。于8年前因恶心呕吐，巩膜、皮肤黄染就诊于省级医院，未明确诊断，服用中药15剂后症状消失。患者患高血压8年，不规则服用复方利血平氨苯蝶啶，血压控制情况不详。否认输血史。

体格检查：体温：36.4℃，脉搏：70次/min，呼吸：20次/min，血压18.7/10.7kPa。发育正常，形体肥胖，神志清楚，言语流利，自动体位，扶入病房，查体合作。全身皮肤黏膜黄染，浅表淋巴结未触及肿大。头颅外形正常，眼睑无水肿，巩膜黄染，双瞳孔等大等圆，对光反射灵敏，耳郭无畸形，乳突区无压痛，鼻中隔无偏曲，鼻窦区无压痛，鼻腔无异常分泌物。唇红无发绀，伸舌居中，甲状腺不大。颈静脉充盈不明显，颈动脉无异常搏动。胸廓对称无畸形，心前区无异常搏动，双肺叩诊呈过清音，呼吸音低，心界不清，心率 70 次 /min，律齐，各瓣膜听诊区未闻及病理性杂音。腹部膨隆，无蠕动波，右侧肋弓处压痛明显，无反跳痛。肝脾肋下未触及，肠鸣音 3 次 /min。脊柱四肢无畸形，双下肢无水肿。舌红苔厚腻微黄，脉濡缓。

辅助检查：腹部 CT 示肝右叶钙化灶，胆囊切除术后，胆总管未见异常改变。血常规示白细胞 14.9×10^9/L，淋巴细胞 24.3%，中间细胞 3.3%，粒细胞 72.4%。尿常规示尿蛋白（±），胆红素尿（+），尿胆原（+）。肝功能示总胆红素 173μmol/L，谷丙转氨酶 185U/L，谷草转氨酶 182U/L。

病程记录：

1992 年 2 月 18 日。今日田老查房：患者诉自觉发热恶寒，两胁胀痛，不欲饮食，口干，口苦，身目发黄，色略晦暗。查患者舌黯、苔黄腻、脉濡缓。田老根据症、舌、脉分析，患者为湿阻中焦，脾胃升降功能失常，影响肝胆的疏泄，以致胆液不循常道，渗入血液，溢于肌肤、黏膜，故身目黄染；寒湿属阴邪，则畏寒肢冷；阳被遏，运化失司，则脘闷腹胀，不欲饮食；湿邪横逆募原，与卫气相争，则发为恶寒发热。综上所述，辨病为黄疸，阴黄，证属寒湿阻遏。治法予以温中化湿，健脾和胃，佐以和解。方选：茵陈术附汤合达原饮加减。

方药：茵陈 6g，蜜附子 15g，焦术 20g，干姜 10g，云苓 30g，金钱草 30g，石见穿 30g，草果仁（去皮）15g，砂仁 10g，川厚朴 15g，焦槟榔 15g，枳壳 10g，焦山楂 40g，炒麦芽 15g，炒神曲 15g，炒鸡内金 30g，酒军 10g，丝瓜络 10g，通草 10g，炮甲珠 10g，木香 10g，半夏 10g，竹茹 10g，生姜 3 片，大枣 3 枚。一剂，早、晚空腹服。

1992 年 2 月 19 日。今日查房，患者诉：上腹两侧胀痛略减轻，服药后未再恶心、呕吐，大便已解，为棕色；小便量正常，为浓黄色。检查：血压 18.0/10.7kPa，全身皮肤、巩膜黄染，双肺呼吸音低，心界不清，心音遥远，心率 72 次 /min，律齐。

1992 年 2 月 25 日。今日田老查房：患者诉背冷，自觉发热减轻，身颤抖，身目发黄减轻，脉缓，舌黯苔黄。治法：温中化湿，健脾和胃，佐以和解。方选：茵陈术附汤合达原饮加减。

方药：茵陈30g，蜜附子10g，焦术30g，干姜10g，白茯苓30g，赤茯苓30g，茯苓皮30g，金钱草30g，石见穿30g，砂仁10g，川厚朴10g，草果仁（去皮）12g，槟榔15g，炒鸡内金30g，酒军15g，丝瓜络10g，通草10g，木香10g，半夏10g，竹茹10g，枳实10g，栀子10g。三剂，早、晚空腹服。

三剂后黄退热清，寒热不作，呕吐止，脘腹胀满顿消，始能进饮食。继服原方五剂，小便清，饮食如常，肝功能恢复正常。一月后随访，一切如常。

按语：田老言，"膜原外通肌肉，内近胃腑，为三焦之门户，实一身半表半里。患者久患胆病，又有手术史，此为邪伏膜原致阴黄之证明。所以茵陈术附汤不退黄，又病更甚，值此之际，开达膜原甚为重要，合以达原饮便收效立竿见影。"田老的话提示了临床按病因、病性、病位变化辨证用药的同时，辨病之所用药，是提高中医中药疗效不可忽视的一环。（《田春礼临床经验集》）

［评析］

本章收集高龄患者呃逆2例，急慢性胃炎及胃肠炎3例，纳呆、不食与消化不良4例，痞满3例，腹痛7例，上消化道出血1例，便秘19例，泄泻及大便失禁10例，胆囊疾病及胁痛4例，肝硬化腹水3例，黄疸4例，总计60例。其中以便秘最多，与中华老年医学杂志近期的报道相符合。

呃逆，若出现在高龄久病，属脾肾之气绝，古称"恶候"，治颇为棘手。但在肺炎喘嗽高热之后，大便干结数日未行，频频呃逆，舌苔黄而厚腻，脉象弦滑无力者，为气阴两伤，中焦湿热，胃气不降，脾气不升。可用旋覆代赭汤、生姜泻心汤、三黄泻心肠、丁香柿蒂汤合方，加灶心黄土煎服，希冀取效。

急慢性胃炎及胃肠炎，属中医吐泻、吞酸、腹痛范畴。高龄呕吐，脉滑数有力，治宜消导清凉之剂，中病则止。方剂可试投苏叶黄连汤加焦楂、乌梅之属。高龄吐酸，为痰热内扰胆胃，治宜清镇和降，方选旋覆代赭汤加竹茹、煅瓦楞之类。高年初秋卒暴中寒，霍乱吐泻，肢疼肢凉，腹痛汗出，神识模糊，六脉迟细，此属阴寒之证，治宜温补脾肾，挽舟回阳。方选参附汤合四逆汤。待四肢转温，吐泻腹痛止，可加入益气血养心营之品，用当归补血汤增以酸枣仁、柏仁、茯神等善后。

纳呆、不食与消化不良，均属胃不受纳，脾不运化所致。纳呆，谓接受饮食物迟钝；不食，指不能进饮食。消化不良，乃指进入消化系统的食物在胃肠不能变成可以吸收的养料。其中纳呆较轻，消化不良次之，不食较重。对于高龄老人，"纳谷者昌，绝谷者亡"，出现上述症状都不可轻视。凡高热之后余热未清，津液受伤，呕恶，不思饮食，精神疲惫，大便干燥，舌燥乏津，脉象弦长，可投温胆汤加人参、麦冬、石斛、枳实、大黄。肝气郁结，脾弱不运。右肋隐痛，纳差泛酸，打嗝口干，舌嫩花剥，脉象弦滑，可投养阴和中，平肝解郁之剂，药用百合、佛手、谷麦芽、竹茹、象贝、川楝、郁金、扁豆、石斛、香橼皮、苏梗、芦根。久病伤及脾胃之阴，不饥、不食、不饮，骨瘦如柴，舌红少苔，脉象细弱、两颊红赤。治宜甘淡养阴，方用沙参麦冬汤，加山药、鸡内金、枇杷叶、炒谷芽。若病后痰留心膈，胸闭不食，喜怒无常，心烦不安，身无寒热。治宜清热化痰，行气通腑。方用礞石滚痰丸，中病即止后服。若中气虚弱，湿浊内蕴，脾胃俱病，不知饥饿，不思饮食，食后易饱，大便溏薄，苔腻脉弱，治宜健脾和胃、芳香化浊，方用香砂六君子汤，加神曲、佩兰。

痞满，指胸脘痞塞满闷、阻滞不舒，乃肺气不降，脾气不运，升降失司所致。形成痞满的原因，或湿热夹痰，或饮食阻滞，或脾胃虚寒，或痰气搏结，或暴怒忧郁，皆可形成本病。高龄老人之痞满，则以脾胃虚寒、湿热蕴结、脾胃不和为常见。脾胃虚寒者，症见胀满时轻时重，午后尤甚。口干不渴，痰多而黏，纳少化艰，手足偏凉，舌淡苔白润，脉弦。治宜温补脾胃、理气化痰。方用桂附理中汤加丁香、陈皮、麦芽、肉苁蓉。湿热蕴结者，症见胃脘灼热，食后腹胀泛酸，口苦乏味，大便不畅。舌淡苔黄腻，脉濡。治宜清化湿热、理气和中，方用半夏泻心汤加焦槟榔。肝胃不和者，症见食后脘胀，入夜尤剧，嗳气不适，纳谷量少，腹痛欲便，下肢微肿。舌质黯苔薄，脉濡滑。治宜补气健脾、开胃助纳，佐以缓肝，方用白术、白芍、茯苓、砂仁、苏梗、香附、鸡内金、炒楂曲之属。

腹痛，是指胃脘以下、脐及其四周、毛际以上部位的部位疼痛，有时疼痛也波及胃脘。高龄老人的腹痛应区分虚、实、寒、热、气、血。实证疼痛，痛有常所，伴腹胀，排大便则舒。若其病位呈游走性，拒按，腹部灼热，舌质红紫，苔黄厚腻，脉象细紧，证属胃肠积热，气机不通。治宜行气消积、清热止痛，方用木香槟榔丸。无便秘者去大黄、芒硝、牵牛子，气虚加人参。若腹中寒，上冲皮起，出见有头足，上下痛不可触近，食入即吐，大便燥结。舌淡苔白，脉象沉细无力。此属寒气入腹，虚实夹杂，可予大建中汤加芒硝治之。若脐腹胀痛，膀胱区压痛，小便下血，纳少神疲，上腹发凉，舌红苔黄，脉象紧滑，证属中下焦积滞瘀血，气机不通。治宜温经化瘀，消积止血，方用代抵当丸去芒硝、山甲，加白芍、丹皮、牛膝、血余炭、三七。若腹痛剧烈，甚至昏厥，大便稀溏，泻后痛缓，食冷及油腻即发，舌红苔黄薄，脉沉紧。证属病在厥阴，寒热错杂，可予乌梅丸加白术治之。若少腹隐隐作痛，大便燥结，腹部无压痛，舌淡红苔薄白，双关脉微滑有力。此属脾虚肝旺，肠络引急。治宜养血柔肝和脾，方用桂枝加芍药汤，重用当归、白芍治之。需要注意的是：腹痛与肝经关系最为密切，肝脉络阴器，抵少腹，夹胃，属肝络胆，上贯膈，布季胁。若腹痛久治不愈，是肝旺过甚，需调理肺金以平之，如翟竹亭治李玉松腹痛呕吐案所用的百合补肺汤（百合、白术、五味子、炙百部、薏苡仁、炙黄芪、广木香、炙兜铃、辽沙参、炙紫菀、山药），李英杰治刘某腹痛，腹胀、里急后重，舌黯红，苔黄腻，脉弦滑，采用三仁汤合泻白散，加木香、元胡、苍白术、乌药、枳壳以治之。此属治腹痛之变法，亦不可不知。

上消化道出血，指解剖学部位屈氏韧带以上的消化道，包括食管、胃、十二指肠及胆胰系统病变引起的出血，相当于中医学的吐血和便血。本病属于急危重疾病，应当中西医结合，积极救治，降低病死率。若属慢性出血，胃脘疼痛，大便黑色如沥青样，伴纳呆神疲，舌黯淡苔白，脉结代而弱，证属脾胃虚寒，不能摄血，气虚血瘀，治宜温经益气、活血止血，方用理中汤，加蒲黄炭、田七、海螵蛸（乌贼骨）。若气短心悸，夜寐短少，可用归脾汤加炮姜炭、阿胶、田七粉（冲）。待血止之后，抓紧进行身体检查，尽早明确诊断，以免延误疾病的进一步治疗。

便秘，自古至今在高龄老人慢性疾病治疗中，都占有重要地位。高龄老人进入衰晚之年，气血阴阳俱虚，肾之气化不足，肠道失去濡润，大便干结难以排出，或并见小便淋沥不畅。治疗之法，应当补益气血阴阳以治其本，行气导滞、润肠通腑以治其标。有火者，兼予清火；有寒者，兼予散寒。治疗高龄便秘的扶正方剂中，以补中益气汤用得最多，主治证以气短心悸，动则自汗，或动辄脱肛，舌体胖大苔白，舌边有齿痕，脉右虚大，倍于左脉。使用时，凡大便艰者，为津液亏损，可配以紫菀、白芍、火麻仁、肉苁蓉；大便硬者，为气机壅滞兼有热邪，可配以槟榔、枳实、厚朴、大黄、芒硝。除此之外，血虚便秘可用制首乌，气血两虚之便秘可用新加黄龙汤，阴虚便秘可用首乌四物汤、增液汤，阳虚便秘可用济川煎合二仙汤，脾虚便秘可用白术一味煎汤。凡肺脏有邪传于大肠，致大便干燥之"风秘"，可用苏子、大麻子煎服，或用皂角寸许煎汤啜粥亦效。行气、活血、利水及外用之药皆可随证选用。高龄老人急性便秘，形体壮实，腹痛胀满、头痛、舌苔黄厚，脉革滑数，为肠间燥热，气机壅滞，可投大承气汤，加扶正之西洋参、当归、白芍，待大便通畅，中病即止。对于高龄慢性便秘，常食猪血葵菜羹、麻油菠菜粥亦可改善大便。人参对气虚老人有帮助排便之效。白发病、湿疹、白癜风、骨关节病、银屑病、系统性红斑狼疮等与免疫相关的基础性疾病的患者，服用何首乌出现肝损伤的几率相对较高，临床使用时应予注意。

泄泻及大便失禁，大便稀溏，次数增多，称为泄泻。急性泄泻，多感受时令之气影响，夏秋之间湿热疫毒侵袭，非食之寒冷侵袭，过于饮食伤及肠胃，比较多见。慢性泄泻多见于脾肾不足之体，或泄泻日久致虚使然。高龄暴泻，肢肿脉迟，手足冰冷，治宜温中涩肠，可投真武汤合桃花汤。饮食不洁，急性泄泻，腹痛腹胀，可投连理汤合半夏厚朴汤；小便少者，用五苓散。高龄久泻，滑脱不禁，应从脾肾论治，可选补中益气汤、真人养脏汤或四神丸合方。下利清谷，吃啥拉啥，可用附子理中汤。若长年泄泻，用止泻药难止者，宜投少量巴豆霜通因通用，中病即停止。

胆囊疾病及胁痛，因肝胆经脉均布于胸胁，故而此类疾病常从肝论治。

胁痛当分左右，若左胁大痛肿起如覆杯，手不可近，伴小腹急胀痛，大便不畅。此属脾中伏热，兼有瘀血，应投承气汤加当归、白芍、柴胡、黄连、黄柏，化瘀清热。若因肝郁而致两胁及腰背部攻冲作乱，阵发性挛急痛闷，脉沉弦小滑，治当疏肝理气，和胃降逆，久患咳嗽者佐以肃肺。方用小陷胸汤加当归、白芍、焦三仙、佛手、预知子、素馨花、桃杏仁之属。高龄胆囊炎，以右胁胀满刺痛为常见，伴有口苦咽干，大便秘结或排便不爽，舌苔黄，脉沉弦，此属肝郁化火，腑气不通。治当疏肝清胆，方用大柴胡汤、金铃子散。舌质紫黯者为瘀血内阻，方中可加当归、郁金以化瘀；若胆囊中有结石，另加鸡内金、金钱草以排石。金铃子（川楝子）有一定毒性，中病即止，不宜久服。

肝硬化腹水，中医称为臌胀，即《灵枢·水胀》所谓："腹胀，身皆大，大与肤胀等也，色苍黄，腹筋起，此其候也。"此病虽有虚、实之分，但临床所见多为虚实夹杂，气滞、血瘀、湿浊、正虚互见，治疗颇为棘手。本章所载高龄肝硬化腹水 3 例，强调"急则治其标"。例 1 在使用茵陈五苓散加栀子、桑白皮、马鞭草、制大黄等清热利水通腑之剂，疗效不显著的情况下，用千金子、煨甘遂、白胡椒、肉桂、黑丑共研细末，加面粉敷脐而收效。例 2 治疗此病，采取峻猛之药如蜈蚣、壁虎、商陆、千金子，加清热利水、化痰解毒之品，如土茯苓、汉防己、蒲公英、地丁、白芥子、凤仙子、炮山甲、皂角刺以取效。例 3 以疏肝运脾、活血化瘀、利水消肿为主法，用五苓散加柴胡、赤芍、大腹皮、葶苈子、水红花子、陈败瓢、炮山甲等，使单腹胀得以治愈。需要注意的是，病情改善之后，应转向调理肝脾肾三脏，扶正祛邪，防止病症反复再发。

黄疸，以身黄、目黄、小便黄为主症，有阳黄与阴黄之分，治疗以清化或温化水湿为主。本章所载 4 例高龄黄疸的治法，均为正规治疗之外的变法。本节标题（一）下病例 1 为男性，黄疸不退，全身水肿如泥，神志不清，舌苔黄白厚燥，即所谓"至虚有盛候"也。投以大剂补益脾肾之熟地黄、人参、黄芪、枸杞而安。病例 2 为女性，忧思劳伤过度，面目色黄，悉身水肿，不思饮食，精神困顿，舌红光如镜，脉细少神，乃脾胃之阴大伤所致。投大剂益气生津（如生脉散）、养胃清热（如益胃汤）而愈。标题（二）

下病例患黄疸 7 个月不退，腹胀不思饮食，腰痛不可转侧，肝管内有泥沙样结石，舌红苔黄腻，脉弦。服药不少，不能退黄。乃改用温化除湿之法，投理中汤加草果、薏苡仁、菖蒲、当归、丹参、柴胡、茵陈、漏芦、石韦，使黄疸尽退，已能进食，腹胀大减。继服参苓白术散、补中益气汤而愈。标题（三）下病例为黄疸伴发热恶寒，两胁胀痛，脘闷腹胀，畏寒肢冷，口干口苦，舌黯苔黄腻，脉濡缓。诊为阴黄，邪伏募原，寒湿阻遏，投茵陈术附汤合达原饮，加干姜、炮甲珠、金钱草等治愈。以上说明治疗黄疸重在辨证，不可拘泥于清热利湿通腑，才能提高疗效。

主要参考文献

[1] 裴正学 . 裴正学医话医案集 [M]. 兰州：甘肃科学技术出版社，2008.

[2] 樊永平，王煦，张庆 . 王绵之临床医案存真 [M]. 北京：中国中医药出版社，2014.

[3] 董建华，王永炎 . 中国现代名中医医案精粹（第 3 集）[M]. 北京：人民卫生出版社，2010.

[4] 姜良铎 . 姜良铎医案选 [M]. 北京：中国中医药出版社，2011.

[5] 赵智强 . 200 例疑难病症诊治实录 [M]. 北京：人民卫生出版社，2013.

[6] 李中文，王幸福 . 杏林求真：跟诊王幸福老师嫡传手记实录 [M]. 北京：人民军医出版社，2014.

[7] 马艳东，曹清慧 . 李英杰医案 [M]. 北京：中医古籍出版社，2011.

[8] 张存悌 . 关东火神张存悌医案医话选 [M]. 沈阳：辽宁科学技术出版社，2015.

[9] 何时希 . 历代无名医家验案 [M]. 上海：上海中医药大学出版社，1996.

[10] 王士雄 . 王孟英医案 [M]. 3 版 . 北京：中国中医药出版社，2008.

[11] 陈可冀，周文泉，李春生 . 中国传统老年医学文献精华 [M]. 2 版 . 北京：科学技术文献出版社，2014.

[12] 苏凤哲 . 路志正——中国中医科学院著名中医药专家学术经验传承实录 [M]. 北京：中国医药科技出版社，2014.

[13] 林月樵，徐茂法 . 医林蒐雅 [M]. 北京：中国中医药出版社，1996.

[14] 夏翔，王庆其 . 上海市名中医学术经验集 [M]. 北京：人民卫生出版社，2006.

[15] 魏锦峰，田雨河 . 田春礼临床经验集 [M]. 太原：山西科学技术出版社，2011.

[16] 林寿宁 . 林沛湘学术经验集 [M]. 北京 : 科学出版社，2012.

[17] 何绍奇 . 读书析疑与临证得失（增订版）[M]. 北京：人民卫生出版社，2005.

[18] 董建华，王永炎 . 中国现代名中医医案精粹（第 4 集）[M]. 北京：人民卫生出版社，2010.

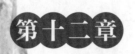

高龄老人泌尿生殖系统及水液代谢常见疾病

第一节　尿路感染

四逆散加味治疗高龄反复尿路感染

张存悌治潘某，女，91 岁，2008 年 7 月 3 日初诊。

反复尿路感染 1 个月，尿频，尿急，尿痛，尿色尚清，以前曾予消炎治疗即好，但这次无效。余无异常。舌淡胖润，脉缓尺沉。四逆散治之：

柴胡 15g，枳实 10g，白芍 15g，甘草 10g，茯苓 30g，桔梗 15g，黄芪 30g，5 剂。

服药后即愈。

按：选用四逆散治疗本病，在上面前列腺增生范案中已经讲过，这一招乃受范中林先生启发而得。仲景云："少阴病，四逆，其人或咳，或悸，或小便不利……四逆散主之。"提示小便不利为邪入少阴，阳为阴郁，气机阻滞引发。范氏倡用四逆散治之，以柴胡启达阳气，兼解郁滞；芍药调解肝脾；柴枳同用，一升一降，清浊分行。仲景原方注：小便不利加茯苓，范氏再加桔梗辛开苦降，与茯苓一升一降，形成相对固定的四逆散加味方，为治疗小便不利别开法门。范氏经验，凡尿频、尿急，欲出不尽，或闭塞不通，排尿涩痛；小腹、两胁、腰部或胀或痛或酸，上述诸症不必悉具，皆可以四逆散论治。（《关东火神张存悌医案医话选》）

第二节　泌尿系统结石

（一）《千金》小续命汤加减治愈高龄左输尿管结石、肾积水、慢性肾功能不全

彭培初治赵某，男，86岁。素有慢性膀胱炎及高血压、脑梗、低血钾、慢性肾功能不全病史，2004年5月4日因左输尿管结石、肾积水、右肾缩小，腰痛不能转侧1个月而来诊。患者1个月前，突发腰痛剧烈，不能转侧，B超检查示右肾77mm×33mm，左肾96mm×44mm，中盏占位光团8mm×7mm，集合系统分离17mm，左输尿管上段扩张8mm。提示右肾体积缩小，左肾积水，左肾结石，左输尿管上段扩张。血生化检查示BUN 11.7mmoI/L，Cr 280μmol/L，提示慢性肾功能不全。经他院中西医治疗1个月，左肾积水及结石未见明显好转。刻下患者腰痛；面色苍白，消瘦，神疲乏力，舌淡，苔白，脉沉弦细。诊为石淋，湿热久结，膀胱气机阻滞不通，经脉拘急。急则治标，当以排石为先。《千金》小续命汤加减：羌、独活各9g，防风、己各12g，当归9g，川芎9g，白术12g，茯苓12g，麻黄9g，附片15g，三棱30g，莪术30g，制军40g，肉苁蓉15g，锁阳15g，藏红花1g，朴硝30g，冬葵子24g，石韦24g。

2004年5月18日复诊，第3天服药后约1小时，疼痛突然减轻，当夜疼痛基本消失。今B超提示肾积水消失，左输尿管结石已无，尿检WBC 40～50个/HP，舌苔薄腻，脉细缓。结石已去，湿热尚存，拟清化为主：川连9g，淡芩12g，川柏12g，白头翁9g，秦皮12g，肉苁蓉24g，锁阳24g，石韦24g，冬葵子24g，半枝莲15g，蒲公英15g，车前子12g。2004年5月25日复诊，尿检WBC 5～9个/HP，B超见右肾82mm×35mm，左肾87mm×36mm，提示右肾萎缩减轻，左肾大小基本恢复正常。前方每日剂量减半，续服7天，随访3个月，病情平稳。

按语：尿路结石多有尿路炎症基础，本例旧有慢性膀胱炎病史，左侧输尿管结石，伴左侧肾积水，说明尿液排泄不通畅。在右侧肾脏已经缩小、肾功能已经失代偿的情况下，进一步发展就会进一步损害肾功能，甚至危及生

命，因此迅速解除左输尿管梗阻显得十分迫切。患者已经 86 岁高龄，手术风险很大，且右肾功能已衰竭，保全左肾功能显得至关重要，切除尤为不宜。彭教授主张保守治疗，采用羌活、独活、防风、防己等大量祛风通络，以缓解输尿管痉挛；白术、茯苓消肿胀；三棱、莪术活血软化输尿管僵硬；苁蓉、锁阳，补肾增加输尿管节律蠕动力量。仅 3 天即收效，不可谓不快。方中皆温柔平和之药，而使结石立下，收四两拨千斤之效，寓神奇之功于平淡药中。结石既除，清化湿热以善其后。（《上海市名中医学术经验集》）

（二）小柴胡汤加味治疗高龄肾结石、肺部和尿路感染、慢性肾功能不全

李春生治患者关某某，女，86 岁，住北京市明光村四道口。2017 年 5 月 16 日初诊。

主诉：间断性尿急、尿黄 1 年，咽干，经常咳嗽，无痰。胃纳尚可，自觉心口堵，心慌，不发热，不出汗，夜尿 3～5 次，尿不净，大便干燥，2～3 天排便 1 次，午后脚下发胀、水肿。既往有高血压、慢性胆囊炎病史。

检查：血压 136/70mmHg，体温 36.3℃。精神萎靡，两眼发直，舌红舌黄，脉革缓。心率 68 次 /min，两肺下界正常，两腋下肺底部可闻局限性细湿啰音，肝脾（-）剑突下压痛（+），肝颈静脉反流征（-），腹部膨隆，叩诊呈鼓音，双肾、两侧输尿管点及膀胱区无压痛和叩击痛，双下肢Ⅱ°凹陷性水肿。血化验：红细胞压积（为血细胞比容的旧称）33.60%（<35%）；尿 WBC 417.80/HPF（>22.24），白细胞计数 2 321.20/μl（>12.47）。B 超示：①左肾体积缩小，实质回声增强，左肾结石；②膀胱残余尿约 10ml，肾集合系统内可见 2～3 个强回声，大者 0.4cm，后半弱声影。

诊断：梗阻性肾病，肾结石合并尿路感染；肺部感染；慢性胆囊、胆总管炎；感染性贫血。

辨证治则：证属阴阳失调，痰火结聚上焦，热邪郁积下焦，炼成沙石，三焦气化失常。治宜清利三焦，化痰通淋。

处方：小柴胡汤加味。

柴胡 12g，黄芩 12g，半夏 10g，党参 10g，炙甘草 6g，瓜蒌 18g，桑白皮 10g，浙贝 10g，枳实 10g，土茯苓 20g，金钱草 15g，海金沙 10g。

每日 1 剂，每剂煎 3 袋，8 小时服 1 次。

2017 年 5 月 23 日，二诊。

服上方 7 剂，下肢水肿减轻，身已出汗，咳嗽止，有时发喘，腹不胀，夜间上腹部有吃辣椒之"热乎乎"感。大便正常，小便仍有发热感，夜尿 4 次。

检查：舌质变淡，舌苔白，脉弦缓。剑突下压痛（-），两腋下肺底部湿啰音消失。尿 WBC 3 500 个 /μl（参考值：阴性）。

处方：照上方加沙苑子 10g、蒲公英 20g、党参 2g。

每日 1 剂，煎服法同上。

2017 年 5 月 30 日，三诊。

服上方 7 剂，右下肢水肿消失，手心发热减，上腹部"热糊糊"感觉减轻，小便已不热，但食欲差，大便成条，每日 1 次，夜尿 3 次。舌红变淡，苔黄，脉弦细缓滑。北大人民医院 5 月 25 日 CT 示：左肾萎缩，肾上极形态欠规整，局部膨隆突出，左肾盏内可见结节状致密阴影（肾结石），左侧肾盂、输尿管管壁增厚，左侧腹膜后多发小淋巴结；慢性胆囊炎。尿检：WBC 125 个 /μl，隐血（-）。

处方：照上方加鸡内金 10g、金钱草 5g、冬葵子 12g。每日 1 剂，煎服法同上。

2017 年 6 月 20 日，四诊。

服上方 20 剂，下肢水肿全消。夜尿由 3~5 次，减为 2~3 次。小便清，无尿热。大便不干，1~2 日 1 次。饮食增加，腹软，腹热感改善。不咳嗽，饮食增加。舌质略红苔薄黄，脉弦缓。

处方：照上方去半夏，加地肤子 12g、知母 10g、海金沙 2g。

每日 1 剂，煎服法同上。

2017 年 7 月 4 日，五诊。

服上方 14 剂，头脑较前清醒。有时仍有头晕、头痒，不疲乏，不咳嗽，小便不热，夜尿 6 次。口中黏液多，血肌酐 150μmol/L（>84），同型半胱氨酸 63.56μmol/L（>15），尿微量蛋白 43mg/L（>30）。BP 149/87mmHg，舌质紫苔白，脉弦迟。提示存在肾损伤和高同型半胱氨酸血症。

处方：

（1）汤剂：照上方去柴胡、黄芩、瓜蒌，加山萸 12g、枸杞 10g、覆盆子 10g、山楂 15g，每日 1 剂，煎服法同上。

（2）西药：①叶酸 10mg，3 次 /d×30 天。②维生素 B_6 10mg，3 次 /d×30 天。

2017 年 7 月 18 日，六诊。

服上方 14 剂，已无头晕、头痒，但耳内痒，口中黏液多，偶尔两手麻，走路不稳，背酸，进食后思睡，夜尿 3 次，小便热，大便不干，每日 1~2 次，尿中有黏液，尿红细胞 3 500/μl，亚硝酸盐（＋）。舌赤，有留心黄苔，脉象弦缓。

处方：

（1）汤剂：照上方去山萸、枸杞、覆盆子、枳实、山楂、桑白皮，加生地黄 10g、黄柏 10g、金银花 30g、苦参 10g、川木通 5g、三七粉（冲）3g、甘草 6g。每日 1 剂，煎服法同上。

（2）原有降同型半胱氨酸西药继续服用。

2017 年 8 月 1 日，七诊。

服上方 14 剂，精神体力改善，面部变得有光泽，饮食增加，口腔内黏液减少，头顶已不痒，但两鬓仍发痒，迎风流泪，偶有腰痛，每夜排尿 4~5 次，色不黄不热，下午足胀，有时足肿，舌质红苔黄，脉弦缓。

处方：照上方去三七粉，加当归 10g、木瓜 10g。

医嘱：除服汤药之外，每天早晚各服胡桃 1 枚。

2017 年 8 月 15 日，八诊。

因患者儿子去九寨沟旅游遇到地震，受惊吓后头晕眼黑耳鸣，约数秒钟而止，只能躺在床上，鼻眼发干，腹微胀，大便正常，夜尿 4 次，足肿，小便不热，但憋不住，夜间腰痛酸。舌红苔黄，脉左弦缓，右虚缓。BP 140/60mmHg，下肢水肿（±）尿白细胞（++），余（-）。

处方：照上方加黄芪 15g、肉桂 3g。

每日 1 剂，水煎、服法同上。

2017 年 8 月 22 日，九诊。

服上方 7 剂，夜尿 1 次 / 晚，吃油条后胃痛，上腹痛胀，乏力，大便正常，舌红苔黄，脉弦滑缓。血肌酐，尿酸均已正常，尿量正常。尿检：白细胞（++），微量蛋白 40mg/L（>30）。血纤维蛋白原 3.65g/L（>3.5），同型半胱氨酸 62.35mmol/L（>15）。B 型超声波示：右肾形态大小正常，包膜光滑，实质回声分布均匀，双肾集合系统未见明显扩张，左肾大小 62mm×22mm×14mm，肾实质回声增强，皮质厚约 4mm。CDFI：左肾血供稀。诊断：慢性胆囊炎，高同型半胱氨酸血症，左肾萎缩。

处理：①汤药照上方继续服。

②加味保和丸 5g，每日 3 次；胆宁片（略）按说明书服。

③叶酸、维生素 B_6，如前继续服。

2017 年 9 月 5 日，十诊。

服上方 14 剂，病人自述气色好转，食欲增加，腰部和腿部变得有力。但两耳内发痒，鼻干。吃两根油条后偶尔感到胆囊区疼痛、气短，不能吃硬物，大便正常，小便不黄、不热、不痛。舌质红紫苔白黄，舌中心厚，脉弦细缓滑，剑突右下方有压痛，2017 年 8 月 27 日 B 超示：左肾 6.1cm×2.7cm，轮廓不清，实质 0.5cm，内部结构紊乱，可见强回声钙化，提示：左肾弥漫性病变伴肾萎缩。

处方：肝脾双理方加味。

柴胡 10g，白芍 10g，枳实 10g，甘草 10g，茯苓 10g，白术 10g，鸡内金 10g，金钱草 20g，海金沙 10g，草决明 10g，丹参 15g，三七粉（冲）3g。

每日 1 剂，水煎、服法同上。

2017 年 9 月 12 日，十一诊。

服上方 7 剂，右上腹痛愈，胃口好，但仍有头晕、憋气，头皮发痒，流泪，肠鸣，大便正常，小便量多色黄，但无尿热。尿常规：白细胞（++）。BP120/60mmHg，舌质红苔黄薄，脉象左虚缓，右脉弦缓。

处方：照上方加熟地黄 12g，山萸肉 10g。

每日 1 剂，煎服法同上。

2017 年 9 月 26 日，十二诊。

服上方 14 剂，头晕及右侧上腹部隐痛明显好转，胃口好，能够外出行走将近 2km，大便不干，每日 1 次，小便不热，但仍有足肿，干活时觉得累。检查：血压 132/60mmHg，面色黄而有光泽。血液生化：ALT 16U/L，AST 20 U/L，UREA 5.80mmol/L，Cr 87μmol/L，以上 4 项均在正常范围内。尿常规：白细胞（+++），蛋白（+），隐血（±）。唇紫，舌淡紫苔白，脉革缓，下肢水肿（±）。

处方：照上方去枳实、鸡内金、熟地黄、金钱草，加黄柏 10g。

每日 1 剂，煎服法同上。原有西药继续服用。

2017 年 10 月 17 日，十三诊。

服上方 14 剂，在此期间曾去内蒙古乌兰布统爬山，去河北省昌黎旅游一周。吃肉类和海鲜后胃部不痛，下肢不肿。但回京后微咳，咽干，偶尔夜尿频，下肢微肿。舌质红苔白，脉弦细缓，咽红，肺（-），下肢水肿（±）。

处方：照上方加桔梗 10g、荆芥 10g。

每日 1 剂，煎服法同上。原有西药继续服用。

2017 年 10 月 24 日，十四诊。

服上方 7 剂，咳嗽愈，不出汗。早晨起床头晕重，夜间腹胀，大便不干，但量少，每日 1 次。小便不热，夜间尿频，3～4 次 / 晚。血压 150/70mmHg，舌同前，脉弦缓。尿检：比重 1.020，白细胞（-），蛋白质（-），葡萄糖（-），隐血（-）。血同型半胱氨酸 19.50μmol/L（<20）。

处方：照上方去金银花、海金沙、荆芥，加防风 10g。

每日 1 剂，煎服法同上。

疗效评定：梗阻性肾病、肾结石、肺部感染、尿路感染、慢性肾功能不全均为临床痊愈，高同型半胱酸血症为显效。

按语：患者为高龄女性，初诊时有肺部和尿路感染，左侧梗阻性肾病、肾萎缩、肾结石，并一度出现肾功能不全，病情危重。经过使用中药小柴胡汤加味，燮理三焦、化痰通淋，病情逐渐改善，最后达到痊愈。高同型半胱氨酸血症在使用西药的情况下得到改善。虽有左肾萎缩，也可带病生存。5 年后随访，患者仍健在。说明中西医结合，能够促进患者疾病康复；也证实小柴胡汤可调治三焦疾病。

第三节　肾衰竭

（一）六味地黄汤加减治疗慢性肾衰竭

岳沛芬治患者殷某某，男，80岁，干部。

2004年7月26日来中医科就诊。

主诉：腰酸、乏力1年余，加重2个月。患者2003年9月体检发现血 BUN 8.36mmol/L，Cr 130µmol/L，UA 565µmol/L，诊断为"肾功能不全"，考虑为血压控制不理想引起，予百令胶囊、保肾康口服治疗。2004年5月查血 BUN 8.42mmol/L，Cr 130µmol/L，UA 565µmol/L，腰酸乏力加重。自觉血压控制尚可，在120~140/70~90mmHg范围。刻下症见：口干，腰酸乏力，夜尿频而少，心悸阵发，大便调。既往有高血压病史30余年，冠心病史30余年，否认糖尿病史，否认药敏史。

体格检查：P 67次/min，BP 130/75mmHg。神清，精神差。双下肢不肿。舌黯苔白，脉弦。实验室检查：ESR 39mm/h，血常规：WBC 5.4×10^9/L，Hb 125g/L。B超示左肾囊肿，肾柱肥大；心电图示窦性心律，T波改变。

诊断：虚劳，胸痹（西医诊断：高血压Ⅱ期，慢性肾功能不全，冠心病）。

治则：以补肾解毒为主。

处方：

生黄芪20g，陈皮10g，生地黄15g，生大黄（后下）3g，丹皮10g，泽泻10g，车前草30g，马鞭草30g，萹蓄20g，云茯苓10g，山萸肉15g，徐长卿10g，山药20g，杜仲10g，女贞子15g，白茅根20g，丹参20g。7剂水煎服。

注意控制血压，忌食肥甘厚味。

2004年10月14日二诊。

自述未间断服药至今。自觉口干、腰酸、乏力减轻，感觉良好。服药2个月时，于9月底查血：BUN 8.47mmol/L，Cr 109µmol/L，UA 421µmol/L，血压稳定，诸症好转。继服上方治疗。随访至今，肾功指标一直正常。

岳按：此例肾功受损属早期，治疗效果明显。患者坚持服药治疗亦是关键。（《岳沛芬临床经验集》）

（二）滋水清肝饮加味治疗高龄慢性肾功能不全、慢性胆囊炎

李春生治王某某，女，82岁，住内蒙古呼伦贝尔市海拉尔区。2013年5月30日初诊。

自述腰痛50余年，右季肋部疼痛20余天。不恶心，乏力，不怕冷，小便多泡沫，夜尿6～7次，足底发凉。原有慢性肾炎及肝炎病史。

检查：形体消瘦，舌质略紫苔白，脉革迟。肺（-），心率50次/min，心律不齐，1分钟可闻3次停顿。肝脾（-），胆囊区墨菲征（+），腹软无压痛，双肾区叩击痛（+），双下肢无可凹水肿。血检：红细胞$3.48×10^{12}$/L（正常值$3.55×10^{12}$/L），尿素15.71mmol/L（正常值2.5～6.5mmol/L），肌酐260.8μmol/L（正常值50～120μmol/L）。

诊断：慢性肾功能不全；慢性胆囊炎；肾结石待排除。

辨证治则：证属肾水不足，血虚胆热。治宜滋肾养血，清胆利水。

处方：滋水清肝饮加味。

熟地黄15g，山茱萸8g，怀山药8g，牡丹皮6g，茯苓6g，泽泻6g，当归8g，白芍8g，柴胡8g，破故纸6g，肉桂3g，金钱草12g。

每日1剂，水煎，早晚饭后各服150ml。

2013年6月29日，二诊。

服上方28剂，尿中泡沫较前减少，小便量不少，色黄红，夜尿仍多，腰痛减轻，右季肋部疼痛止。但足部、肚脐怕冷，虽入夏季，仍需穿毛裤棉鞋。不恶心，头汗多，下肢水肿。检查：身高162cm，体重62kg，血压120/70mmHg，体温35.8℃。舌淡红苔白，脉沉细弦迟。辅助检查：红细胞$3.39×10^{12}$/L，尿素12.08mmol/L，肌酐238.9μmol/L，较治疗前均有所降低。双下肢Ⅰ°凹陷性水肿。

处方：照上方加沙苑子10g、制附子8g。

每日1剂，煎服法同上。

疗效评定为显效。

按语：患者此后采用参芪麦味地黄汤加当归、白芍、丹参、益母草、土鳖虫、制附子、肉桂、牛膝等，先后服药 565 剂，并于 2014 年 12 月 18 日、2015 年 6 月 28 日、2015 年 12 月 25 日、2016 年 1 月 23 日、2016 年 5 月 1 日，五次复诊，最末 1 次体重为 63kg，血压 130/70mmHg，体温 36℃，舌质红苔黄，脉革滑缓。血 RBC 2.62×10^{12}/L，尿素 18.43mmol/L，肌酐 387.2μmol/L。小便较前减少，仍怕冷，疲乏。患者儿子说，母亲服用中药 3 年，血肌酐维持在 400μmol/L 以下，没有做肾透析，生活尚能自理。和她患相同疾病的几个患者都去世了，她仍然活着，对此十分满意。

第四节　前列腺肥大、尿频、尿失禁和癃闭

（一）浮小麦煎汤乃治疗前列腺肥大的良茶

徐阳孙认为，老年男性易患前列腺肥大，虽可手术，弱者难施。多数患者的病情，虚实夹杂，难解难分。观其形体，多数为虚，可尿涩窘痛，证又属实。常常是反复发作，久而不愈，竟使多数患者老年不得安逸。

曾记老前辈传我一方，是治疗该病的良策。即：用浮小麦一味，初用四两，微炒，煎汤频饮。1982 年 5 月我遇一亲属，患本病多年，初起症状较轻，常因上呼吸道感染或情绪波动而诱发此病，医生经常给予己烯雌酚治疗，一度有效。但年长月久，加之胃气本弱，况又逐渐增加药量，其后竟至呕恶不能进食，无奈只能停而不用。患者再度复发之际，又出现排尿淋沥，疼痛难已，憋闭不堪，坐卧难安，只能靠导尿维持，又恐感染，殊难调理。索治于我，我恨无良策之急，偶然想起，予以浮小麦斤许，令其煎汤频频饮之，真乃切中病机，瞬时即出现别开生机之局面，患者尿畅食增，神态怡然。

自此以后，每逢此病，均授予本方，令其长期代茶频饮，有时还加入少许炒糊米或神曲，颇具健胃消食之优。患者赞许简便易行，容易坚持，能防能治。（《南方医话》）

（二）遗尿良方老少咸宜

李仲稻谓，遗尿证，老少均可发生。多因肾气虚弱，不能摄纳固藏，兼因膀胱虚寒，禀赋虚弱，失去肾的纳气作用，不能控制水道之故。或因病后体质虚弱所致。

肾主闭藏，开窍于二阴，职司二便，与膀胱互为表里。肾气不固，失其封藏、固摄之权，致使气化功能失职，发生遗尿。治以培元补肾之法，拟用桑螵蛸合剂（桑螵蛸、熟地黄、益智仁、覆盆子、枸杞子、菟丝子、补骨脂），曾治多例，不论老少均取效。如黎某某，男，83岁，遗尿3个月，每晚皆遗，甚为苦恼，始以尿多急不可忍，后遗尿无衣更换，怕羞不与人言，家人发觉，领来就诊。辨为肾气虚寒，给桑螵蛸合剂，1剂遗尿停止，一枕天明。患者在烦恼中得到解除，难言之感，喜出望外。又尹某某，女，9岁。在2岁时麻疹后泄泻。纳食减少，身体消瘦，入夜汗出，遗尿7年。每晚如是，有时叫醒起来小便，仍复遗尿。根据脉证辨为肾气虚，给桑螵蛸合剂，6剂后遗尿停止。相隔一段时间复发，先后服药30剂而愈。1年后随访，未再遗尿。（《南方医话》）

（三）五子衍宗丸加减治疗高龄夜尿频多

李春生治患者严某，男，83岁，国家地震局技术干部，2018年10月29日初诊。

自述夜尿频多5年，每晚排尿4次，影响睡眠，排尿时有尿等待，排尿慢，排尿无力，会阴胀痛，经检查为前列腺增生，既往服药排尿次数未减，饮食大便正常。

检查：营养发育中等，舌质略红苔薄黄，脉弦缓。

诊断：前列腺增生，夜尿频多。

辨证治则：证属肾气肾精亏虚，不能制约小便，治宜补肾缩尿。

处方：五子衍宗丸加减。

覆盆子15g，菟丝子12g，五味子5g，枸杞子12g，益智仁10g，台乌药10g，云茯苓10g，冬瓜子15g。

每日1剂，水煎，早晚饭后各服200ml。

2018 年 11 月 26 日，二诊。

服上方 28 剂，会阴胀痛消失，夜尿减为 2 次，睡眠改善。但排尿仍显无力，足冷。舌质红苔黄，脉弦略数。

处方：照上方加黄柏 10g，肉桂 5g。

30 剂，煎服法同上。

疗效评定为显效。

按语：《素问·宣明五气》指出，膀胱"不约为遗溺"。膀胱不约的原因，在于肾气不充和肾精亏虚，故而补益肾气肾精成为治疗夜尿频多的重要原则。小便不畅，亦有尿道湿浊阻塞所致。此例患者应用五子衍宗丸去车前子补益肾之精气，加益智乌药温肾缩尿，茯苓安神，冬瓜子化浊，虚实兼顾，因此取得显著疗效。先贤曾认为此病乃下元不固，应于安神方内加入桑螵蛸、覆盆子、五味子等。从这个病例来看，高龄患者夜间多溺，重点补肾固精，也许更为合理。

（四）补中益气汤合缩泉丸加减治愈高龄尿频

李寿彭治陈某某，男，85 岁，家住万里城墙。2014 年 2 月 7 日初诊。

患者 1 年前开始出现夜间口干甚，欲饮，夜尿多，每晚 5～8 次，每次尿量尚可。无尿等待，无尿不尽，无尿急、尿痛、血尿。2014 年 1 月 8 日查血糖正常，肾功能正常，小便常规正常。腹部彩超示前列腺轻度增大。舌淡嫩，脉细。中医诊断尿频，证属气阴两虚，开阖失常，治以益气养阴，缩泉固尿。以补中益气汤合缩泉丸加减。

处方：太子参 15g，麦冬 10g，石斛 10g，玉竹 10g，益智仁 12g，台乌药 10g，覆盆子 12g，桑螵蛸 12g，黄芪 20g，白术 10g，升麻 10g，柴胡 10g，当归 10g，陈皮 10g。

2014 年 2 月 14 日二诊。

服药 3 剂后口干多饮症状好转，夜尿仍多，每晚 5 次。舌红少苔。原方加山茱萸 10g。

2014 年 2 月 21 日三诊。

服药五剂后夜尿次数较前减少，口干减轻，偶肛门坠胀，动则易汗出。

舌淡红苔薄白，脉无力。辨证同前，加重黄芪量益气升阳举陷，加麻黄根敛汗。药用：太子参 15g，麦冬 10g，石斛 10g，玉竹 10g，黄芪 30g，白术 10g，升麻 10g，柴胡 10g，当归 10g，陈皮 10g，麻黄根 10g，益智仁 10g，覆盆子 10g，桑螵蛸 10g，山茱萸 10g。

2014 年 2 月 28 日四诊。

上次服药后夜尿次数减少，3 次 / 晚，肛门坠胀明显减轻，无汗出。舌淡苔薄白。服药有效，继续前方 5 剂。随访 1 个月，夜尿 1 次 / 晚。

按语；老年男性患者，气阴渐衰。李老认为此患者属气阴两虚，开阖失常，治以益气养阴，缩泉固尿。方中太子参、黄芪、白术、升麻、柴胡补中健脾益气、升阳举陷，当归养血和营，陈皮理气和胃，使诸药补而不滞；麦冬、石斛、玉竹养阴生津，益智仁、覆盆子、桑螵蛸温补脾肾、收涩小便。加乌药理气散寒、助膀胱气化，使下焦得温而寒去。诸药合用则益气养阴，缩泉固尿，肾与膀胱功能恢复则尿频自愈。（《李寿彭医案精选》）

（五）补中益气汤治愈高龄淋秘

朱丹溪治一人年八旬，小便短涩。分利太过，致涓滴不出。盖饮食过伤，其胃气陷于下焦。用补中益气汤，一服即通（升法。琇按此当入淋秘）。（魏之琇《续名医类案》）

（六）加减生脉饮治愈高龄癃闭

林沛湘治林某，男，82 岁，1982 年 2 月 23 日初诊。

尿闭半个月。患者于半个月前开始无法自行排出小便，伴小腹胀痛，依赖导尿管进行排尿。在某医院诊断为"前列腺肥大"。经治疗后，稍有好转。现虽已 6 天不插导尿管，在小便时仅可排少许，故易中医治疗。诊得舌淡红，右脉微弱，左脉稍弦。辨证为肺气、肺阴两虚，无力通调水道，下输膀胱。治宜两益肺气肺阴，佐以宣肺利尿。

红参 10g（另炖），麦冬 13g，银耳 5g（另炖），淡豆豉 10g，桑白皮 10g，茯苓 20g，牛膝 10g。2 剂。

服药 1 剂则小便畅通，服至第 2 剂而告愈。后以上方减量间断服用。随访到 1982 年 10 月，未见复发。

按语：本案在于年老肺气阴两虚，不能通调水道，下输膀胱。故以红参、麦冬、银耳峻补心肺气阴，同时利用淡豆豉宣肺气、醒肾痹，牛膝引药下行，桑白皮下肺气利水，茯苓运中焦而行湿。林老体会淡豆豉、牛膝有治癃闭之功。盖淡豆豉既宣发肺气，而能通利水道，又醒肾气痹着，且能通络。牛膝通利尿道而活血。配合成方则补气而不辛燥，滋阴而不滞腻，遂收相辅相成之效。（《林沛湘学术经验集》）

（七）济生肾气汤加减治疗高龄前列腺肥大尿频便结

蒲辅周治张某，男，86 岁，干部，住某医院，1960 年 4 月 25 日会诊。

患者腰背酸痛，足冷，小便短而频，不畅利，大便难，口干口苦，饮水不解，舌淡少津无苔，脉象右洪无力，左沉细无力。

辨证：阴阳两虚，水火皆不足。

治法：温肾阳，滋肾阴。

处方：八味地黄丸加减。

熟地黄 9g，茯苓 6g，山药 6g，泽泻 4.5g，熟附子 4.5g，肉桂 1.5g（去粗皮盐水微炒），牛膝 60g，杜仲 9g（盐水炒），破故纸 9g。水煎取汁，加蜂蜜 1 两兑服，连服 3 剂。

复诊：服前方，腰背酸痛，口干口苦俱减，足冷欠温，大便畅，小便正常，舌无变化，脉略缓和，原方再服 2 剂。

三诊：因卧床日久未活动腰仍微痛，小便仍频，西医诊断为前列腺肥大，其余无不适感觉，腰部痛虽减，但仍无力，宜继续健强肾气，以丸剂缓服。

处方：熟地黄 90g，山茱萸 30g，茯苓 60g，山药 60g，泽泻 30g，熟附子 30g，肉桂 9g，牛膝 30g，破故纸 60g，杜仲 60g，菟丝子（炒）60g，巴戟天 60g。共研为细末，和匀，炼蜜为丸，每丸重 9g，每晚服 1 丸，并每天早起服桑椹膏一汤匙，开水冲服，连服两料而恢复健康，至今五年多未复发。

按语："肾者主水，受五脏六腑之精而藏之。"命门居肾中，统司水火，为人身生命之本。所以命门之火谓之元气，命门之水谓之元精。五液充则形体赖以强壮，五气治则营卫赖以和调。今以高龄之人，真阴本亏，元阳亦微，津涸气馁不能传送，致成尿频便结，阳虚阴结征象。用桂附八味丸去丹皮凉血之品，加牛膝、杜仲、破故纸、菟丝子、巴戟天补肝肾，强筋骨之药，既育阴以滋干涸，复温化以培阳气，俾肾中水火渐充，而形体得健，营卫以和，故腰疼足冷，尿闭便难均能平复。（《海内外中医药专家临证经验集成》）

（八）肾气丸治癃闭案

郑攀治武某，男，92 岁。尿闭不出已 14 天。14 天前因尿闭以"尿潴留"住院治疗。经导尿、静脉补液、抗生素应用，中药五苓散、八正散、六味地黄汤等治疗，仍不能自主排尿而邀余会诊。证见：体质消瘦，畏寒怕冷，腰膝酸软，身倦乏力，气短懒言，纳少便溏，舌淡苔白，脉沉迟。靠导尿管定时排尿，子女心急如焚。血常规（－），尿常规：白细胞（+++）。辨证：脾肾阳虚，气化不利。治宜：温补脾肾，化气行水。投肾气丸合补中益气汤：肉桂 10g，制附子 15g，熟地黄 15g，山药 15g，泽泻 10g，茯苓 15g，山萸肉 10g，黄芪 30g，党参 15g，白术 15g，陈皮 10g，升麻 6g，柴胡 6g，炙甘草 10g，生姜 5 片，大枣 5 枚。2 剂，日 1 剂，水煎，分 2 次服。因老人拒绝输液，停用西药。

服上药第 2 剂，自行排尿而把导尿管冲出，诸证均见减轻。其子为一领导干部，喜怨曰："郑大夫，你有这方为什么不早给用？"余唯一笑付之。原方再进 3 剂，诸证消失，排尿自如，查尿常规（－），痊愈出院。2 年后即 94 岁又病癃闭如前，再用上方 3 剂获愈。至 96 岁寿终而未再发。

按语："膀胱者，州都之官，气化则能出矣"。本案年老肾衰，中气不足，膀胱气化无力而生癃闭，取仲景肾气丸补肾温阳，合补中益气汤补气升阳，肾阳得温，中气得补，膀胱气化得行其尿自出矣。可见癃闭有虚实之分，"治病必求于本"。（《光明中医》）

（九）真武汤合四逆散加味治疗高龄前列腺增生

张存悌治范某，男，82 岁。患前列腺增生 2 年，排尿慢，尿等待，夜尿三四次，晨起口黏口苦口干，腰酸痛。形胖，舌淡胖润，脉左弦浮寸弱，右弦数。此肾虚阳用衰减，气化不利所致，当予温肾以助气化，少佐疏肝。真武汤合四逆散加味：

附子25g，茯苓30g，白术15g，白芍30g，淫羊藿25g，牛膝30g，乳香5g，炮姜30g，柴胡15g，枳实10g，炙甘草10g，桔梗10g，生姜10片。7剂。

药后鼻流清涕较多，此为阳药运行，寒湿从上窍化去之象，乃祛病吉兆，果见尿已大为顺畅，腰酸痛已止，口黏口苦口干消失。上方附子加至30g，另加桂枝20g，再服7剂，基本告愈。

按语：患者高龄，排尿慢，尿等待，脉证俱属阳衰，用真武汤扶阳以利气化，当为正选。之所以合用四逆散方，乃本《伤寒论》条文之意："少阴病，四逆，其人或咳，或悸，或小便不利，或腹中痛，或泄利下重者，四逆散主之。"所谓"小便不利"，即含尿不畅快，"憋得慌"之症，不意竟收佳效。（《关东火神张存悌医案医话选》）

（十）三黄苦参汤治愈癃闭1例追访纪实

鲍友麟始独立行医，一日邻居介绍黑某某前来诊治癃闭症。该患者男性，年已八旬，小便不通月余，经北大医院检查，确诊为"老年性前列腺肥大症"，给予导尿，未施其他疗法，家属念在老人年高，不耐长期导尿，故请中医求治。患者体质尚健，惟小便不下，自谓少腹胀满作痛，妨碍饮食，不能活动，诊时插有导尿管；表情痛苦，舌苔白厚，脉弦滑有力。鲍友麟因初步医林，经验有限，对治疗老年性前列腺肥大影响之小便不通之症，尤感棘手，故开了以八正散为主的加减方两剂，并嘱家人如无效请另找他医，不要贻误病情。

事经多日，邻居来鲍友麟诊所看病。问及患者病情，言服药无效，又请附近一老中医杨大夫治疗3次，病已痊愈。因要求将杨大夫所开之方取来学习，次日其即将治疗之方全部拿来。展观之下，第一次方只有4味药：苦参12g、黄连12g、黄柏12g、黄芩12g，水煎服2剂。二诊案云："药后病情好转，效不更方，又服2剂。"三诊仍为原方，另外加了西黄丸6g，并嘱该法继服 2 剂如愈停药。俟后共服药不到 10 剂，小便畅通告愈。俟后鲍友麟以求知的精神追访 5 年，未见患者尿闭复发。事过三十多年，记忆犹新。多年来每当临床见有患高年体壮尿不利（西医诊断为老年性前列腺肥大）患者时采用其法加减治疗，都收到明显效果。（《南方医话》）

（十一）清热逐瘀攻下法治疗高龄前列腺肥大小便点滴不通

张敏治何某，男，84 岁，农民，1982 年 6 月 2 日入院。

患者因小便点滴不通急诊入院。诊断为"前列腺肥大"。因导尿管插入尿道受阻，致用膀胱穿刺以排尿，并使用尿道消炎药类。至第二日病情无好转，遂改用中药治疗。舌红赤无苔，脉弦细数。患者既往尿多，尿后余沥不尽，肾气不固可知；又舌红，无苔，脉弦细数，证属高龄肾虚，气化无权，治当补肾益气，利尿。方用滋肾通关丸加牛膝、泽泻 1 剂。翌日复诊，小便未解，仍经穿刺排尿。审其脉证，腹胀按之疼痛，舌红无苔。

辨证：属血热搏结，阻塞尿道，正气不能升降所致。

治法：清热逐瘀攻下。

方药：大黄（另包后下）12g，蜈蚣 1 条，桂枝 6g，䗪虫 6g，红花 9g，黄柏 10g，牛膝 10g，知母 10g。另用鲜地龙 40g 洗净煎水，少量频服。

服上方 1 剂后，小便点滴而出，但尿道窘迫疼痛，续进 1 剂，小便仍淋沥不畅。宗前方去桂枝，加生地黄 15g、甘草梢 6g、女贞子 10g，以增滋阴清热之力。

2 剂后，尿频急灼痛大减，排尿通畅，大便正常。嘱以知柏地黄丸长期服用，并忌辛辣厚味之品。出院后，随访半年，未见复发。（《海内外中医药专家临证经验集成》）

（十二）《医学汇海》通关法治愈高龄小便不通

方鸣谦治石某，八旬，初患小便不通。当地医院用导尿法及八正散等均无效。后经某医院诊为"前列腺肥大"，建议手术治疗。因年老恐不胜负担，即来北京诊治。住院观察 1 周，认为前诊正确，仍须手术。当前之计，插管排尿，乃应急耳。老人与余，相契多年，乃携其女径来吾家。诊得六脉尚匀和，略有大意。现唯排尿不得，急耳。再望其面色，神色不败，即谋诸验方，择孙德润氏《医学汇海》小便不通门通关法，由其著笔抄之，如法施行。急返医院病房后，翁躺床上，其女如法操持，术将全已，而腹不耐，觅容器时，尿已大排。翁就此时，索性大尿为快，一鼓作气，插管亦自脱而出。翌晨出院，至吾家称谢而归。逾一年，信函往来，每述其现状，了无他恙，或服药物，亦不过补中益气与六味地黄丸（成药）交替而已。（《方鸣谦临证实录》）

第五节　水肿

（一）防己黄芪汤合五皮饮治愈高龄下肢水肿

李春生治满某，女，86 岁，北京市人。2013 年 8 月 19 日初诊。

自述双下肢水肿 6 年。疲乏，动则汗出，小便正常，夜尿两次，胃纳一般，口不渴，无腹胀，大便不干，每日 1 次。无寒热及头晕。既往有高血压病史 20 年，长期服用钙离子拮抗剂苯磺酸氨氯地平，其水肿曾采用多法治疗未愈，此期间停用苯磺酸氨氯地平亦肿。

检查：形体略胖，舌淡胖，舌边有齿痕，苔白滑，脉缓弱。血压140/90mmHg，双下肢Ⅱ°凹陷性水肿。

诊断：皮水。

辨证治则：证属脾胃水湿泛滥所致，治宜健脾行水为主。

处方：防己黄芪汤合五皮饮加减。

汉防己 10g，生黄芪 12g，白术 10g，甘草 5g，桑白皮 12g，陈皮 10g，大腹皮 10g，南五加皮 10g，生姜皮 5g，红枣 12g。

水煎，每日 1 剂，服 7 剂。

医嘱：停用苯磺酸氨氯地平，给予牛黄降压丸每次服 6g，2 次 /d。

2013 年 8 月 26 日，二诊。

自述服药后，下肢水肿减轻，疲乏感亦减，出汗减少。但胃纳欠佳，大便正常。舌体胖苔白滑，脉缓弱，下肢水肿变为Ⅰ°。

处方：汤药守上方加炒山药 12g、鸡内金 8g。

水煎服，7 剂。

中成药仍用牛黄降压丸，用法用量同前。

2013 年 9 月 9 日，三诊。

自述下肢水肿较前改善。血浆纤维蛋白原测定阳性，舌质略紫脉同前。

处方：汤药在上方基础上加丹皮 10g、肉桂 3g。继服 7 剂。牛黄降压丸继续服。

2013 年 9 月 16 日，四诊。

自述两下肢水肿消失。但发觉左侧肢体较弱，舌脉同前，双下肢无凹陷性水肿，巴氏征（-）。惑疑小中风，嘱查头颅 CT。

处方：汤药改用补阳还五汤加丹皮、栀子、全蝎、焦三仙、陈皮，作为进一步调理之用。

疗效评定水肿为临床控制。

按语：下肢水肿为高龄老人之常见病。据我本人所见，80 岁以上的老人大多数都有下肢水肿，只有少部分高龄老人无水肿。此属脾肺气虚，土不制水，肺之通调水道功能失常，水邪因而聚集下肢成肿。治宜用防己黄芪汤补益脾肺，五皮饮通调三焦水道，使脾肺复健，三焦通利，则水肿自消。

（二）真武汤加味治疗高龄水肿

张存悌治韩某，男，80 岁。2007 年 6 月 15 日初诊：下肢水肿 2 个月，颜面亦肿，肢沉，尿频色黄，有汗，夜尿 5 次，腹胀，便干，右手麻。舌淡紫胖润，脉弦，左寸弱。高年阳虚，气化失调，水湿泛溢。真武汤为的对之方：附子 15g，白术 30g，炮姜 15g，茯苓 30g，白芍 20g，淫羊藿 25g，肉苁蓉 30g，益智仁 25g，防己 25g，桂枝 15g，白豆蔻 10g，砂仁 10g，泽泻 15g。7 剂。

复诊：面肢肿消，余症亦减，继续调理。（《关东火神张存悌医案医话选》）

第六节　阴囊、睾丸疾病

（一）外敷、内服药物治愈高龄阴囊肿亮、昏不知人

徐大椿治姻戚殷之晋，年近八旬，素有肠红证。病大发，饮食不进，小腹高起，阴囊肿亮，昏不知人。余（徐大椿）因新年贺岁，候之，正办后事。余诊其脉，洪大有力。先以灶灰、石灰作布袋置于阴囊上，袋湿而囊肿消；饮以知母、黄柏泻肾之品。越三日，余饮于周氏，周与至戚相近半里，忽有叩门声，启视之，则其子扶病者至，在座无不惊喜。同问余曰：何以用伐肾之药而愈？余曰：此所谓欲女子而不得也。众以为戏言，君真神人也！"我向者馆谷京师，患亦相似，主人以为无生理也，遂送我归，归旬日即痊。今妻妾尽亡，独处十余年，贫不能蓄妾，又耻为苟且之事，故病至此。既不可以告人，亦无人能知之者"。言毕，凄然泪下。又阅五年而卒。盖人之气禀各殊，亢阳之害与纵欲同，非通于六经之理与岐黄之奥者，不足与言也。（《洄溪医案》）

（二）立安丸合芍药甘草附子汤加味治疗高龄睾丸疼痛小便自遗

李春生治邵某某，男，82岁，内蒙古呼伦贝尔市海拉尔区人。2017年3月15日初诊。

主诉：右侧睾丸下坠疼痛，经常小便自遗三年。心慌气短，口苦，腿脚痛，两膝酸软，膝以下发凉，腿颤，有时下肢水肿。食欲尚可，食冷易泻，每日3～4次。既往心跳忽快忽慢，安装心脏起搏器6年。右侧小肠疝气，已做手术。有性功能减退及胃出血手术切除史。

检查：身高167cm，体重63kg，血压140/80mmHg，体温36.2℃，面色紫褐，舌质淡红苔白滑，脉结代。

诊断：疝气；虚劳。

辨证治则：证属肾阳不足，肝经气滞，心阳亦虚，寒热错杂。治宜补肝肾，温心阳，清虚热，行滞气。

处方：立安丸合芍药甘草附子汤加味。

杜仲 12g，川断 10g，牛膝 10g，天麻 10g，小茴香 6g，黄柏 8g，补骨脂 8g，黄精 12g，柏子仁 10g，白芍 12g，制附子 6g，炙甘草 10g。

每日 1 剂，水煎，早晚饭后各服 150ml。

2017 年 4 月 14 日，二诊。

服上方 30 剂，右侧睾丸已无下坠及疼痛，小便自遗亦愈。但双下肢仍冷，大便溏如前。其夫人较患者小 10 岁，有性的要求。检查：体重 62kg，血压 140/90mmHg，体温 36.℃。面色红紫，舌质红苔黄，脉象沉弦迟。依据患者所述，乃以上方为基础，加制附子 6g，淫羊藿 10g，鹿茸粉 3g（冲）。每日 1 剂，煎服法如前。

疗效评定为右睾丸疼痛、小便自遗为临床痊愈。

按语：古人云："腰膝以下，肝肾主之"。本例上热下寒，病在肝肾，故以温补肝肾，通达滞气之法治之而取效。患者两腿颤抖，是"筋将惫矣"之象，恐不易治愈。

［评析］

本章列举了高龄老人泌尿生殖系统及水液代谢常见疾病医案医话 21 例。其中尿路感染 1 例，泌尿系结石 2 例，肾衰竭 2 例，前列腺肥大、尿频、尿失禁和癃闭 12 例，水肿 2 例，阴囊和睾丸疾病 2 例。从病例积累上看，临床上以前列腺肥大及其所导致的疾病最为常见。

尿路感染，中医称为热淋病，以小便频数短涩，滴沥刺痛，欲出未尽，小腹拘急，痛引脐中，尿道不利为主要表现。病机多责之肾虚而膀胱郁热，常用方剂为知柏地黄丸、八正散。若高龄阳气郁遇于里，不能透达于外而致小便不利，反复出现尿急、尿频、尿痛，舌淡白腻，脉缓、尺沉者，可用四逆散加茯苓治之，气虚增黄芪、桔梗。

泌尿系结石，中医称为石淋病。以腰部剧痛，尿中有时夹有砂石，小便排出困难，甚或尿中带血为主要表现。治疗应急则治标，缓则标本兼治。治标应重用金钱草、石韦、冬葵子、车前子、牛膝、大黄等药物或石韦散、八正散。高龄老人病情复杂，有腔隙性脑梗死、咳嗽、恶寒，脉浮滑者，可配合小续命汤。口苦咽干，咳嗽无痰，胸胁苦满，排尿不净，脉见革缓，属邪在三焦，宜用小柴胡汤加利水通淋之药，如土茯苓、金钱草、海金沙治之。病久肾虚血瘀，宜增锁阳、肉苁蓉、三棱、莪术，补肾阳、破瘀血。

慢性肾衰竭，又称慢性肾功能不全，是指各种原因造成的慢性进行性肾实质损害，致使肾脏不能维持其基本功能，诸如排泄和代谢废物，调节水盐和酸碱平衡，分泌和调节各种激素代谢等，从而呈现氮质血症、代谢紊乱和各系统受累等，一系列临床症状的综合征，预后很差。中医将此病列入关格和虚劳范围。病由久损致虚，特别以肾气、肾阴、肾阳虚损为重，致三焦气化失常，水液代谢难以维持。治疗首重补益肾之阴阳，其次应补益元气阴血，稍佐化瘀祛浊之品，临床常获疗效。方剂以地黄丸类如：六味地黄丸、金匮肾气丸、济生肾气丸为首选，已故著名中医学家方药中教授，在上方中增入党参、黄芪、麦冬、五味子，长期服用，疗效颇佳。岳沛芬主任医师和作者本人，以六味地黄丸加减用之，也取得了较好疗效，值得深入研究。

前列腺肥大、尿频、尿失禁和癃闭，是男性高龄老人最常患的疾病。癃、闭作为中医两个病名，前者指小便不畅，点滴而下，病势较缓；后者指小便欲解不得解，下腹部胀急难通，病势较急。由于男性高龄老人前列腺肥大的程度不同，膀胱中尿液的多少不同，其间还会出现尿频、遗尿和潴留性尿失禁现象。临床所见，"观其形体，多数为虚。可尿涩窘痛，证又属实。常常是反复发作，久而不愈。"治疗方法，若高龄老人已确诊前列腺肥大，平素应取浮小麦每天30g，煎汤代茶。若夜尿频多，气短自汗，肛门坠胀，脉右虚大倍于左脉，此属气虚下陷，可投补中益气汤合缩泉丸。若夜间尿频，排尿无力，会阴胀痛，舌红苔黄，脉象弦缓，此属肾气、肾精亏损，可投五子衍宗丸；遗尿者，给予桑螵蛸合剂。若患者腰背酸痛，足冷，排出小便不畅利，舌淡无苔少津，属阴阳两虚，可予济生肾气丸加杜仲、破故纸；脉弦者，宜稍佐疏肝，投真武汤合四逆散加淫羊藿、牛膝。若小便不通，小腹胀痛，舌淡红，右脉微弱，为肺气肺阴双虚，无力通调水道。可予益气阴、宣肺利尿，用生脉饮去五味子，加银耳、淡豆豉、桑白皮、茯苓、牛膝。尿闭而舌苔白厚，脉弦滑有力者，为膀胱积热，可服三黄汤（黄芩、黄连、黄柏）加苦参，冲下西黄丸；若舌红无苔，脉象细数，服滋肾通关丸无效，是血热搏结，阻塞尿路，应逐瘀攻下。方用滋肾通关丸去木通，加地龙、蜈蚣、䗪虫、桂枝、红花、大黄。若尿闭而畏寒怕冷，腰膝酸软，身倦乏力，气短懒言，舌淡白，脉沉迟，长期靠导尿管排尿，此属脾肾两虚，治宜温补脾肾，化气行水，方用肾气丸合补中益气汤。不恶寒而脉缓者，将肾气丸改为六味地黄丸。广誉远龟龄集亦有助于闭证的排尿。

水肿，是指水液潴留，泛溢肌肤，引起头面、目窠、腹部、四肢甚至全身水肿者。高龄老人下肢水肿非常易见，作者曾经统计在中国香港就诊的高龄患者（≥80岁）149例，其中无水肿者58例，可疑水肿者9例，Ⅰ度水肿者60例，Ⅱ度水肿者22例。即可疑水肿与Ⅰ～Ⅱ度水肿者之和为91例，占所统计高龄患者的61.07%。高龄水肿的成因是脾肺气虚，脾气虚不能制水，肺气虚不能通调水道，下输水液于膀胱，水液溢于肌肤而成肿。治疗之法，宜益气健脾，病例1满某即是以此法治愈。方中防己黄芪汤合五皮饮，药物安全而疗效较佳，可供此病证治疗参考。病例2韩某表现为高年阳虚水泛，面肿腹胀，夜尿频多，故采用真武汤加味治疗，但防己、益智仁用量似嫌太大。

阴囊和睾丸疾病，也是高龄老人常见病种，因肝脉络阴器、抵少腹，任脉属肾，起于中极之下，亦连阴器。故治疗这类疾病，当求之于肝肾两脏。病例1症见小腹高起，阴囊肿亮，脉洪大有力，乃肾经湿热下注，因此采用知母、黄柏清湿热伐肾邪而愈。病例2为寒热错杂之病，既有睾丸坠痛，小便自遗，下肢发凉，食冷易泻的肾阳虚症状，又有口苦、心悸、舌淡紫，脉结代的阴虚内热症状，因此采用立安丸合芍药甘草附子汤，补益肝肾、寒热并用取效。

主要参考文献 ————————————————————————

[1] 张存悌. 关东火神张存悌医案医话选 [M]. 沈阳：辽宁科学技术出版社，2015.

[2] 夏翔，王庆其. 上海市名中医学术经验集 [M]. 北京：人民卫生出版社，2006.

[3] 谭登永，王维. 李寿彭医案精选 [M]. 武汉：湖北科学技术出版社，2016.

[4] 林寿宁 . 林沛湘学术经验集 [M]. 北京 : 科学出版社，2012.

[5] 彭万年，徐志伟，孙晓生，等 . 海内外中医药专家临证经验集成 [M]. 北京：中国中医药出版社，2006.

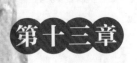

第十三章

高龄老人血液、内分泌和骨关节系统常见疾病

第一节 贫血

八珍汤加味治疗高龄贫血、营养不良性水肿

李春生治李某，女，93岁，中国香港人。2005年12月9日初诊。

主诉：双下肢水肿2个月。2个月前因严重腹泻、神志紊乱住院20天，诊为"重度贫血"需输血，查胃镜发现"胃炎""肠炎"，脑部MRI未见异常。出院后下肢水肿至腰，全身脱屑，到外院就诊，服中药后好转。现下肢水肿，大便难，口干，善忘。1985年行左乳癌切除手术，1998年确诊为高血压，服药至2005年10月，现改用扩血管药及补血药。

检查：面色萎黄，营养状态较差，颈静脉不充盈，胸廓扁平，左乳房有手术瘢痕，肺下界在第6肋间隙下缘，两肺呼吸音清，未闻干湿啰音。心界不大，心尖可闻4级收缩期杂音，心率齐，81次/min。肝脾(-)，腹部膨隆，叩诊呈鼓音，无压痛，肠鸣音亢进，双下肢Ⅱ°水肿。查血红蛋白67g/L。舌红，活动自如，无偏歪，苔白薄。脉象：左弱，右弦细。

中医诊断：虚劳，水肿。

西医诊断：缺铁性贫血待查；营养不良性水肿；左乳（癌）切除手术后；高血压。

辨证治则：证属气血不足，脾胃虚弱，气机阻滞，三焦气化失常。治宜补益气血，行气消水。

处方：八珍汤加味。

熟地黄8g，当归6g，白芍6g，川芎4g，西洋参6g，白术9g，茯苓

6g，炙甘草 4g，陈皮 6g，大腹皮 6g，郁李仁 6g，菟丝子 6g。水煎服，每天 2 次。

2005 年 12 月 19 日，三诊。

第一诊及第二诊共服上药 10 剂，药后大便改善，较前通畅，膝软减，下肢冰冷，小便量较前增多，咽干欲饮，纳眠可。双下肢Ⅱ°水肿，其他结果同上。左脉弱，右脉弦细，舌红胖大苔白腻。

处方：照上方继服 10 剂，水煎服，每天 2 次。

2006 年 1 月 4 日，四诊。

药后足跟稍肿，大便难，小便量较前增多，下肢冰冷，咽干欲饮，偶头晕。双下肢Ⅱ°水肿，血红蛋白（Hb）由 67g/L 升至 92g/L。左脉弱，右脉弦细，舌红胖大苔白腻。

处方：用上方，加阿胶 6g 烊化。

2006 年 2 月 1 日，七诊。

第四诊至第六诊，共服药 16 剂。药后大便调，腹胀，眼皮干燥稍红，晚上口渴，足跟稍肿，小便量较前增多，下肢冰冷，偶头晕。双下肢Ⅰ°水肿。左脉弱，右脉弦细，舌红胖大苔白腻。

处方：用上方，加厚朴花 5g。

2006 年 3 月 10 日，九诊。

第七诊至第八诊，共服药 24 剂。药后大便溏泻，每日 3～4 次，眼皮干燥稍红，晚上口渴，腹胀，矢气，足跟稍肿，小便量较前增多，下肢冰冷，偶头晕。体检：心尖部双期杂音，主动脉瓣第二音亢进，呈金属音，双下肢Ⅰ°水肿。今日，采血检验：血红蛋白升至近于正常。30 秒频发早搏 5 次。左脉结代，右脉弱，舌红胖大苔白腻。

处方：用上方，去厚朴花、阿胶。

7 剂，水煎服，每天服 2 次。

临床评定为显效。

按语：八珍汤是由十全大补汤和人参养荣汤简化而来的平补气血方剂。该方首见于明代太医院使薛己所撰《正体类要》，适用于气血两虚，头晕眼花，心悸怔忡，四肢倦怠，少气懒言，食欲减退等症。本例患者不但存在气血两虚，还有三焦气化失常而致水肿。故在八珍汤基础上加入菟丝、阿胶补肾养血，陈皮、大腹皮、郁李仁行气消水，使患者血红蛋白逐渐得到改善。

第二节　原发性骨质疏松症

（一）补肾健骨、活血化湿法治疗高龄骨质疏松、冠心病

陈可冀治患者陈某，女性，80 岁，于 2005 年 10 月 11 日来诊。

主诉：发作性心悸、胸闷 20 年。患者有冠心病史 20 余年，半年前出现心悸、胸闷、憋气不能平卧，诊为"冠心病、心力衰竭、房颤"，平时服用"比索洛尔（博苏）、地高辛"等，现已停用。刻下症见：头痛，双肩及右胸部疼痛，胸闷憋气，时头晕，眠差，纳可，大便干，2～3 日一行，小便量少，夜尿频。既往有高血压病史，平素血压水平不详。

查体：唇舌紫黯，舌苔薄白，脉弦滑。血压 135/90mmHg，心率 76 次 /min，律齐，心尖区可闻及Ⅱ级收缩期杂音，脊柱后凸，双下肢不肿。2005 年 1 月 4 日心电图：心房纤颤，完全性右束支传导阻滞。生化检查：肝肾功能正常。总胆固醇（TC）246mg/dl。B 超：右肾皮质回声稍增强。尿微量白蛋白：67mg/dl。超声心动图：左房扩大（50mm），二尖瓣中度反流，三尖瓣轻度反流，肺动脉高压，主动脉硬化，升主动脉扩张，微量心包积液。

中医诊断：胸痹、心悸，痰湿内阻、心神不宁。

西医诊断：冠心病，心绞痛，阵发性心房纤颤，心功能不全，高血压，脂质代谢异常。

治疗原则：化痰宣痹。方选瓜蒌薤白半夏汤合五苓散加减。

处方：全瓜蒌 30g，薤白 20g，半夏 10g，茯苓 20g，猪苓 20g，泽泻 10g，柏子仁 30g。

2005 年 10 月 20 日，二诊。

患者诉头痛、肩部痛、心悸、胸闷等症好转，夜眠转佳，大便不干，但仍 2～3 日一行，小便较前增多，仍头晕。查体：血压 140/90mmHg，心率 64 次 /min，双肺未闻及干湿啰音。查舌黯、苔白、中后部微腻，脉弦

小滑。

处方以前方减柏子仁至 15g，加车前草 30g、益母草 30g、葛根 30g、菊花 15g。

2005 年 11 月 17 日，三诊。

患者诉大便已通畅，纳食睡眠明显好转，仍有头痛，肩部、胁肋部疼痛。追问病史患者 2005 年 8 月于外医院骨科诊为"骨质疏松"。查舌黯、舌根部苔腻，脉细。血压 170/90mmHg。治以补肾健骨，活血化湿。

处方：淫羊藿 30g，仙茅 30g，补骨脂 30g，龟板 15g，玄胡 12g，炒薏苡仁 12g，郁金 12g，川芎 12g，茺蔚子 15g。

2005 年 12 月 8 日，四诊。

患者诉昨夜睡眠欠佳，仍肩痛，步履不稳，大便隔日一次，畏冷。查舌黯、苔白，脉沉细。

中医诊断：痹证，寒痹。

治疗原则：温阳通痹。

处方：桂枝 10g，干姜 10g，茯苓 15g，制附片 10g，炙甘草 10g，川牛膝 10g，元胡 10g，络石藤 30g。

2005 年 12 月 15 日，五诊。

患者诉失眠、怕冷症状较前好转，大便通畅，全身疼痛较前减轻。查舌黯、苔中后部偏腻，脉弦细滑。血压 175/90mmHg，心率 84 次 /min。前方加鸡血藤 30g、首乌藤 30g、川断 30g、杜仲 30g，增强滋补肝肾养血通络之力。

2005 年 12 月 22 日，六诊。

患者诉全身疼痛较前好转，大便调，纳食好转，小便频数，舌黯、苔薄白，脉弦滑之象有缓。血压 180/90mmHg。前方去杜仲，加鸡内金 15g、炒白术 10g，硝苯地平缓释片 10mg 每日 2 次。

临床评定为显效。

按语：本案一诊、二诊主要针对心脏病治疗。三诊患者心脏病症状明显好转，其肩部、胁肋部疼痛考虑与骨质疏松有关，根据患者年老久病及舌黯、舌根部苔腻，脉细等舌苔脉象，治以补肾健骨、活血化湿为法拟方。四诊追问患者，除肢体疼痛外，畏寒较著，存在骨质疏松，故以寒痹论治，方选桂枝 10g、干姜 10g、茯苓 15g、制附片 10g 温阳通络，并加用川牛膝 10g、元胡 10g、络石藤 30g 以活血止痛通络。五诊患者明显好转，加用鸡血藤 30g、首乌藤 30g、川断 30g、杜仲 30g 增强养血通络、滋补肝肾、强筋壮骨之力，症状明显缓解。老年人以寒痹为多见，治疗时针对寒痹温阳通痹，并加用滋补肝肾、强壮筋骨之品，佐以活血通络之品可取得明显疗效。且痹证患者多兼夹湿邪，陈可冀治疗痹证无论属寒、属热均喜加用茯苓、薏苡仁等利湿通利关节之品。《陈可冀学术思想及医案实录》

（二）金匮肾气丸加味治疗高龄骨质疏松、慢性肾功能减退水肿

李春生治李某某，男，83 岁，中国香港人。2007 年 8 月 13 日初诊。

主诉：右侧腰部至右髋关节疼痛 1 年，双下肢水肿 2 个月余。今右侧腰部至右髋关节疼痛，每遇活动后发作，西医诊断为"髋关节退化"。双下肢水肿，足冷，夜尿频（4 次）、尿多（约 1 000ml）、视力及听力减弱。怕冷，胃纳及睡眠可，大便调。前列腺切除手术史，脑下垂体（肥大）手术史。25 年前因肠息肉行全大肠截除手术。帕金森病，现服睾丸素。

检查：BP 113/64mmHg，P 85 次 /min。舌黯红，活动自如，无偏斜，舌黄苔薄，脉象虚滑。心肺（-），下肢 II° 水肿。血检示尿素 11.6mmol/L，肌酐 141μmol/L，总蛋白质 61 g/L，总胆红素 23μmol/L，高密度胆固醇 1.0mmol/L。

中医诊断：水肿，耳聋，精癃，腰痛。

西医诊断：慢性肾功能减退，前列腺切除术后，帕金森病，大肠截除术后，髋关节退化，骨质疏松症。

辨证治则：肾气不足，阴阳俱虚。治宜温补肾之阴阳，化气行水。

处方：金匮肾气丸加味。

黄芪 12g，生地黄 10g，山茱萸 9g，山药 9g，泽泻 6g，茯苓 6g，丹皮 6g，制附子 3g 先煎，肉桂 2g 焗，龟甲 10g 先煎，骨碎补 6g，石菖蒲 6g。11 剂，水煎服，每天服 2 次。

2007 年 8 月 24 日，二诊。

药后听力改善，双下肢水肿减轻，夜尿减（现 2 ~ 4 次），量仍多，腰髋部疼痛减轻。怕冷。双下肢 I°水肿，脉滑革虚，舌黯红苔黄薄。

处方：用上方，加五味子 4g、鹿角胶 3g 烊化。水煎服，每天服 2 次。

2007 年 9 月 21 日，八诊。

第二诊至第八诊，以上方加减共用药 30 剂。现在情况稳定，听力改善，双下肢水肿减轻，夜尿减（现 2 ~ 4 次），尿量减少，腰髋部未发生疼痛，怕冷改善。舌脉体检结果同上。

处方：以上方加减再给 7 剂，巩固疗效。

临床总体评为显效。

按语：肾为水火之脏，与衰老有直接关系。患者高龄精血亏损，不能上荣于脑，故视听减弱，动则颤抖；肾阳不足，不能化气而温足胫，致夜尿增多，下肢冰冷而水肿。临床上采用补益肾阴肾阳之金匮肾气丸增损，方证合拍，因此取得显著疗效。

第三节　退行性骨关节病

（一）黄芪桂枝五物汤加味治疗高龄右肩关节炎

李春生治杨某某，女，83 岁，住内蒙古呼伦贝尔市谢尔塔拉农牧场。2016 年 3 月 22 日初诊。

自述右侧肩膀疼痛一年，肩膀不能抬举，怕冷，睡眠差。大便干燥，每日 1 次，吃三七蜂蜜稍好。既往体健。

检查：身高 158cm，体重 52kg，血压 140/80mmHg，体温 36℃。舌质黯红苔白，左脉弦滑缓，右脉虚缓。

诊断：右肩关节炎。

辨证治则：证属气血虚弱，营卫失和，寒凝关节而致疼痛。治宜补气和营，散寒通络。

处方：《金匮要略》黄芪桂枝五物汤加味。

生黄芪 10g，白芍 10g，桂枝 10g，生姜 15g，大枣 12g，姜黄 10g，秦

芄 8g，川断 10g，制乳没各 6g，徐长卿 8g。每日 1 剂，水煎，早晚饭后各服 200ml。

2017 年 3 月 16 日，二诊。

服上药 20 剂，右肩疼痛痊愈，抬举已能自如。但手稍麻木发凉，足跟凉，刺痒，腰膝痛，怕冷。大便干燥，每日 1～2 次。睡眠差，相隔 5～6 天，有 1 次彻夜不眠。检查发现右下肢动脉血管狭窄。体重 49.5kg，血压 140/80mmHg，体温 36℃。舌淡红苔白，脉革滑略数。拟照上方加水蛭 4g，制附子 8g，每日 1 剂，水煎服。

疗效评定：右肩关节炎为临床痊愈。

按语：右肩关节炎相当于中医的血痹病。《金匮要略·血痹虚劳病脉证并治》说："血痹阴阳俱微，寸口关上微，尺中小紧，外证身体不仁，如风痹状，黄芪桂枝五物汤主之。"血痹除了上肢麻木之外，肩部常有酸痛不适之感。这是元气不足，营卫失和，血脉痹阻的表现。其脉象也可表现为右脉虚大，倍于左脉。故采用黄芪桂枝五物汤补气和营、散寒通络，可取得较好疗效。

（二）外用白芥子泥治疗高龄膝关节退行性改变

崔公让治王某，女，84 岁。于 2009 年 3 月 16 日，以"左膝关节疼痛肿胀；活动不利 2 年"为主诉来诊。患者于 2 年前不明原因左膝关节出现屈伸不利，疼痛肿胀，膝关节活动时有捻发音，上下楼梯困难，曾用祛风止疼膏外用，症状无明显缓解，为求系统治疗，今来诊。诊查见：左膝关节僵硬，屈伸不利，疼痛，肿胀，膝关节活动时有捻发音，上下楼梯困难，活动不便。舌红，苔白，脉沉紧。诊为：寒痹（膝关节退行性改变）。药用白芥子泥外敷来祛寒除痹。用法：白芥子 500g 平均分成 3 份，将白芥子捣碎后，用凉水调成糊状，均匀摊在白色的棉布上，其上再盖一层白色棉布，置于膝盖处，再用保鲜膜外包膝关节，然后用绷带缠好膝关节处，待 6 小时左右揭开白布，查看膝关节处是否鲜红，若已鲜红发热，可揭去白布；若外敷一段时间有烧灼样疼痛时，可提前揭开去掉。如此方法，隔日外敷 1 次。

二诊（2009年3月23日）：左膝关节有10cm×15cm大小的皮肤发红区，皮肤光滑，无水疱，肢体疼痛肿胀显著减轻，患者诉上楼时已自如。嘱其3天后，再外用1次白芥子泥。

按语：膝关节骨性关节炎的口服药物治疗，目前尚无理想效果，且疗程长、副作用大。而白芥子发疱疗法在治疗本病中，只要掌握得当，就可起到意想不到的效果。崔老采用白芥子泥局部外敷即是中药发疱疗法治疗寒湿痹阻型膝关节骨性关节炎，并取得了很好的效果。白芥子味大辛，气温，辛者所以通，温者所以发，用之以祛寒除痹。用白芥子泥药理上为用其抗刺激作用，即刺激性药物使用于皮肤局部，其作用不仅限于用药部位，并牵涉到其他部位，产生治疗作用时称为抗刺激作用。由于芥子含黑芥子苷，本身无刺激作用，但遇水经芥子酶的作用生成挥发油，主要成分为异硫氰酸烯丙酯，有刺鼻辛辣味及刺激作用。应用于皮肤，有温暖的感觉并使之发红，甚至引起水疱、脓疱。使用前先用微温的水湿润，以加强芥子酶的作用（沸水则抑制芥子酶的作用）。崔老认为，其作用机制是药物发疱对局部的刺激能促进气血运行，从而达到活血通络、消肿散结、温经散寒的作用。《理瀹骈文》中指出：天灸需"借生药、猛药、香药开结行滞"。同时也强调："膏中用药味，必得通经走络，开窍透骨，拔病外出之品为引。"从西医学角度来说，发疱药物的强烈刺激能起到一种面积化学性、烧伤性刺激，并对皮肤的神经感觉器产生影响，再通过复杂的神经反射机制达到治疗疾病的目的。药物也可经皮肤吸收直达病灶。另外，皮肤发疱可通过对细胞因子、白细胞、T淋巴细胞、阿片类的调节而提高免疫力。注意事项：①观察患者的皮肤感觉。如有痒、灼热感，即刻停敷。待皮肤休息一段时间后，再行敷贴。②皮肤有溃烂者不宜使用本法。③感觉异常，或糖尿病患者应慎用。因其操作简单，安全实用，作用直接，确有立竿见影之效，在临床中为广大患者所乐于接受。（《崔公让医案医话》）

第四节　糖尿病

调益脾肾、平肝养阴法治疗糖尿病、高血压

乔仰先治姚某，男，80岁。患有糖尿病、高血压，心烦火旺。腰酸膝软，口干舌红。头晕耳鸣，脉细弦。此乃脾肾双亏，肝火偏旺。治拟调益脾肾，平肝养阴为法。

处方：党参120g，丹参160g，焦白术100g，茯苓150g，黄芪100g，当归120g，杜仲150g，山萸肉90g，山药150g，枸杞子150g，白芍60g，天花粉150g，生熟地各150g，天麦冬各150g，五味子60g，菟丝子120g，知母120g，炙甘草60g，大贝母90g，乌梢蛇120g，梧桐根150g，夏枯草120g，玉米须100g，红枣80g，阿胶400g，木糖醇500g，生晒参60g。另煎。

上药煎三次取汁。浓缩后加生晒参汁，以阿胶、木糖醇收膏，每早晚各冲服一小匙，如有外感、腹泻等停服。

患者因有糖尿病，不用蜂蜜或冰糖，改用木糖醇。方中除治糖尿病、高血压和中医阴亏火旺之证的中药外，用大队调补脾肾之品，患者连服乔师膏方5年，诉其精神很好，自喜作诗画而兴娱，糖尿病稳定。血压正常，虽已八旬老人，却常徒步于公园中。综上所述，老年延缓衰老，脾肾之功不可轻视。(《上海市名中医学术经验集》)

［评析］

本章收录6个病例，其中贫血1例，骨质疏松症2例，退行性骨关节病2例，2型糖尿病1例，说明在高龄血液、内分泌和骨关节系统疾病，中医积累的治疗经验尚不够丰富。

随着年龄增加，人的造血功能减退，60岁以后造血干细胞仅为年轻人的一半。血清铁随增龄而降低，70岁时明显下降。有学者认为，老年人血

红蛋白（Hb）低于 112g/L，红细胞（RBC）低于 3.5×10^{12}/L，即可认为是贫血。高龄老人姑且以老年人的标准来评定。此患者辨证属气血不足，脾胃虚弱，气机阻滞，三焦气化失常致全身水肿，因此采用八珍汤加菟丝子，阿胶补益气血，陈皮、大腹皮、郁李仁、厚朴花调气机，通二便，取得了较好疗效。

原发性骨质疏松症，中医称为骨痹或寒痹，是高龄老人的常见病和多发病。临床表现为周身骨痛，常常发生骨折。很容易见到驼背，髋、腕关节骨折和脊柱压缩性骨折，被称为"无声的杀手"。中医从肾主骨以及受寒加重的角度，将此病归之于肾阳虚外寒侵袭，采用补益肾阳，散寒通络，活血止痛之法，有一定疗效。方剂如金匮肾气丸，济生肾气丸，右归丸类加味。若疼痛剧烈，可选用《金匮要略》桂枝附子汤或甘草附子汤，增入杜仲、川断、鸡血藤、络石藤疗效更好。

退行性骨关节病，也是高龄老人的常见病和多发病。本章第三节仅介绍右肩关节炎和膝关节退行性改变。肩关节炎以肩膀疼痛，不能抬举，遇冷加重为特点，属气血虚弱，营卫失和，寒凝关节，《金匮要略》黄芪桂枝五物汤主之。若高龄单侧膝关节僵硬，屈伸不利，肿胀疼痛，活动时有捻发音，乃寒湿痹阻关节，适用白芥子捣泥外涂。若单侧红肿热痛，屈伸不利，当属膝眼毒，由热毒侵犯关节所致，当以仙方活命饮加牛膝煎服取效。

糖尿病在高龄老人中，发病率甚高，主要由于胰岛素抵抗引起，其并发症以糖尿病肾病、糖尿病心脑血管病和糖尿病下肢动脉闭塞性脉管炎为常见。本章介绍 1 例，临床表现为头晕耳鸣，心烦火旺，腰膝酸软。口干舌红。脉象细弦。证属心脾肾三脏亏虚，肝火偏亢，下虚上盛。治疗采用调益心脾肾三脏、平肝养阴之法，用八珍汤、六味地黄丸、生脉散合方，去泽泻，加丹参、夏枯草、乌梢蛇、天花粉、知母、大贝、阿胶等。制成膏剂内服，缓缓收功。方剂稳妥，足堪师法。

主要参考文献

[1] 崔炎，刘辉，吴建萍 . 崔公让医案医话 [M]. 北京：人民军医出版社，2012.

[2] 夏翔，王庆其 . 上海市名中医学术经验集 [M]. 北京：人民卫生出版社，2006.

[3] 李春生 . 加味四妙勇安汤治疗中老年糖尿病足 8 例 . 世界中医药 [J].2010，5（S）：93-95.

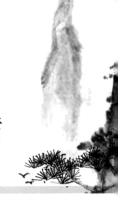

第十四章

高龄老人五官科常见疾病

第一节　口腔疾病

（一）玉女煎合导赤散加减治疗高龄口疮

李英杰治张某，女，85岁。2010年2月26日初诊。

主诉：发热20天，口腔溃疡10余天。

患者于20多天前因"发烧"在当地输液治疗，7天后出现口腔溃疡，疼痛难耐，不能进食，在哈院诊断为"霉菌性口腔炎"，经治无好转。刻下证：舌上，双侧颊黏膜散在多处口腔溃疡，疼痛难耐，烦躁不眠。平素大便干，5～7天一行。舌黯红，少苔，脉细数。

辨证分析：《诸病源候论·唇口病诸候》云："手少阴，心之经也，心气通于舌。足太阴，脾之经也，脾气通于口。腑脏热盛，热乘心脾，气冲于口与舌，令口舌生疮也"。

中医诊断：口疮（心脾阴虚，虚火上扰）。

西医诊断：口腔溃疡。

治法：滋阴清热。

方药：玉女煎合导赤散加减。

生石膏15g，麦冬10g，生地黄10g，玄参10g，知母9g，怀牛膝9g，黄连10g，竹叶9g，焦三仙各10g，内金10g，大黄3g，太子参20g，山药20g，焦栀子10g，当归10g，生白术15g。2剂。水煎服，两日一剂（每剂煎汁分4次服，每日2次）。

二诊（2010年3月3日）：查口腔只留一处如小米粒大小之溃疡，余处全部愈合，疼痛缓解，大便通畅，舌红，少苔，脉弦细。

焦三仙各 10g，内金 10g，太子参 15g，麦冬 10g，五味子 10g，丹参 10g，车前子 10g，山药 15g，茯苓 15g，陈皮 9g，生地黄 10g，竹叶 6g，炙甘草 10g。3 剂，水煎服。

按语：《素问·至真要大论》云："火气内发，上为口糜"。口疮多由心肾二经或心脾二经火热所致，治疗大法为清热降火，但必须辨明虚实。麦冬、生地黄、玄参、知母同用以平心、脾、肾之虚热，清而兼补；张隐庵曰："栀子能启寒水之精，清在上之火热，复能导火热之气，以下降者"。（《李英杰医案》）

（二）温清并用，补泻同进治愈高龄反复发作口腔黏膜溃破疼痛

周仲英治童某，女，80 岁，退休干部。1996 年 11 月 9 日初诊。

主诉：口腔黏膜溃破疼痛反复发作 4 年。近月又见左侧舌边疼痛难忍，并有多处溃破，伴见口干，心慌胸闷，怕冷，手抖，手足凉，肢体震颤，大便干结。五年前经动态心电图确诊为"冠心病、干燥综合征"。舌苔黄，舌质紫，脉沉细迟。辨证属气阴两虚、心脉瘀阻、阴火上炎，拟温阳益阴、养心通脉、引火归原法治疗。

处方：制附片 5g，黄连 5g，白薇 12g，生地黄 12g，麦冬 2g，太子参 12g，诃子肉 3g，黑山栀 10g，炮姜炭 3g，天花粉 15g，炙僵蚕 10g，失笑散[包] 10g，灵磁石[先煎] 25g。7 剂。

1996 年 11 月 13 日复诊，药后疗效不显，左侧舌边舌根仍疼痛，入晚尤剧，痛势如刺，口干，苔黄质黯红，脉细。转从肝肾下虚，阴火上炎，心脉瘀阻治疗。

方用制附片 5g，黄连 5g，细辛 4g，生地黄 12g，玄参 10g，川芎 10g，延胡索 10g，知母 10g，怀牛膝 10g，广地龙 10g，炙僵蚕 10g，失笑散[包] 10g，龙骨[先煎] 20g，牡蛎[先煎] 25g。

1996 年 11 月 17 日三诊：投温清并施、引火归原、活血通络方 4 剂，药后第 2 天舌痛缓解，第 3 天虽见反复，但痛势有所减轻，痛处仍在舌尖与左侧边缘，齿龈亦痛，苔薄腻，质黯，脉细。前从肝肾阴虚、火不归元、络瘀

血涩治疗尚属合法，守原法进退。11 月 13 日方去地龙、僵蚕。加水蛭 4g、制大黄 6g，以加强全方活血通络作用，嘱服 7 剂。

1996 年 11 月 23 日四诊：温清并用、化瘀通络法治后，舌痛缓解 3 日，虽有反复，但程度不似原有严重，口干不著，口中多唾，舌质黯红，脉细。药后有效，仍从肝肾下虚、阴火上炎、络瘀血滞治疗。

处方：制附片 6g，黄连 5g，细辛 4g，制大黄 6g，水蛭 4g，桃仁 10g，延胡索 15g，川楝子 10g，川芎 10g，玄参 10g，制南星 10g，炙僵蚕 10g，失笑散[包] 10g。7 剂。

1996 年 11 月 30 日五诊：舌痛基本缓解，偶有小发，口干不著。舌黯红，苔薄黄腻，脉细，治用原方收功。

按语：《寿世保元》说："口疮连年不愈者，此虚火也。"本例患者以高年之体，肝肾本虚，复罹患多种疾病，致病程较长，据其脉证当辨为肝肾下虚，阴火上炎之证；心脉瘀阻，本虚标实之候。本类证候治疗时应注意温补不可过燥，滋阴不能过腻，祛邪不得过峻，惟温清并用，补泻同进方为允当。方中以小剂量的附子、细辛温阳止痛，黄连苦寒泻火防温热太过，生地黄、玄参、知母等滋阴清热，全方温清相合以补养肝肾。虑及本患者有心血管病史，且病情亦较重，舌为心之苗，故方中用大量的活血化瘀、通络止痛之品，川芎、延胡索、失笑散、水蛭、牛膝等，使全方用药有主有次，本病（冠心病等）标病（舌裂舌痛）同治。应提醒患者注意的是，本病的治疗不可图一时之效而中止服药，应耐心调治，方能获得远期疗效。（《周仲英医论选》）

（三）潜阳封髓丹加减治愈高龄舌边尖疼痛

张存悌治李某，男，88 岁。舌边尖疼痛 2 个月，进食触之亦痛，视之并无异常。足凉，口和，唇色略紫，夜尿 3 次。舌淡胖润，中有裂纹，其他似正常。脉弦软三五不调（房颤），左寸沉。肾为相火，高年阳虚相火上僭，扰及心君，舌为心之苗，而见舌痛之症。治以温阳潜纳，潜阳封髓丹加减：

砂仁 20g，附子 25g，干姜 15g，肉桂 10g，炙甘草 15g，黄柏 10g，牛膝 15g，益智仁 25g，通草 5g。7 剂后即愈，随访无复发。（《关东火神张存

悌医案医话选》）

（四）扶阳安髓止痛汤治愈高龄上牙床肿痛

张存悌治孙某，男，80 岁。2011 年 6 月 21 日初诊：胃癌术后 15 年，上牙床肿痛 2 年。曾服龙胆泻肝丸、清胃散即好，但反复发作。鼻腔灼热如冒火，便溏，尿黄，眠差；手足冰凉，形色疲倦，纳尚可。舌淡赤胖润，脉左滑数尺弱，右沉滑尺旺寸弱。此属阴火牙痛，当扶阳治本，处方扶阳安髓止痛汤：

砂仁 15g，黄芪 10g，炙甘草 30g，附子 30g，肉桂 10g，炮姜 20g，牛膝 15g，木蝴蝶 10g，松节 10g，骨碎补 25g，白芷 10g。7 剂。

复诊：述服用头剂，牙痛反而加重，但从第二剂起，牙痛减轻，7 剂服毕，牙痛已减八九成，鼻腔灼热消失。守服 7 剂即愈。

老先生特意写信致谢。2 年后复发，又前来就诊，原方仍效。

按语：本案牙痛，前服龙胆泻肝丸、清胃散之类凉药也曾见好，但反复发作，迁延 2 年，这算治好了吗？临床上，用凉药治疗一些虚阳外越的假热假火证，可能也有一时疗效（更可能根本无效）。所谓的肿痛火形如牙痛、口疮等可能暂时缓解，医家沾沾自喜，患者也觉得见效。其实只是一种表象，其阴寒本质非但没有改善，凉药可能使之更受戕害．用不多久症状就复发了，不知这是一时的"硬性"将假热制伏，正所谓"治标未治本"。如此反复治疗，反复发作，终感"疑难病症"，这种怪圈例子比比皆是。如果能够识得阴火，从扶阳潜降入手，不但能够治好此病，最大优势还在于不再复发，因为它体现了治病求本的精神。庸手头痛医头，脚痛医脚，治标不治本，治好了也是暂时的，日后难免复发；高手则着眼于阳气之本，不仅治好了病，而且不易复发，毕竟扬汤止沸，不如釜底抽薪，这就是扶阳法的真谛所在。

祝味菊先生有一个活生生的例子："门人王兆基，素质瘦弱，频患伤风，易于鼻衄，医常谓风热主以辛凉，散之亦愈；又谓阴虚火旺，清之则衄亦止。然伤风、鼻衄发作益频，医药数载，生趣索然，因就诊于余。改予温潜之方，其恙若失，因受业于门下，迄今多年，旧病迄未发，而神气焕然矣。"

扶阳安髓止痛汤乃卢崇汉教授研制，用治疗阳气亏虚，阴火上冲所致牙痛，确是良方，我用治多例牙痛均效，因而将其收入拙著《火神派名医验方辑要》。笔者所在医院外科黄主任，男，40余岁。捂着腮帮子满走廊喊"牙痛"，我闻声请他进屋，问其是否愿意服中药。云："吃啥都行，别让我牙痛就行。"视其上门牙痛，龈肿，足凉，便溏。舌淡胖润，薄黄，脉滑数，左寸右尺弱。开扶阳安髓止痛汤即刻获效。（《关东火神张存悌医案医话选》）

第二节　喉耳疾病

（一）苏陈九宝汤加减治愈高龄失音

李春生治患者郭某某，男，82岁，内蒙古呼伦贝尔市海拉尔区人。2011年12月5日初诊。

主诉：语音发不出1个月余。患者于2011年10月下旬，因感冒，恶寒无汗，发不出声音，伴喉痒，痰白而黏，难于咯出，咽干，腹部略胀，大便干燥，两日一行，小便频。经多方治疗，未能出声。

检查：衣帽甚厚，发音困难，咽部略红，舌质红苔黄，脉浮紧。

诊断：失音。

辨证治则：表寒内热，邪阻气道而失音。治宜散风寒，利咽喉，清内热。

处方：苏陈九宝汤加减。

炙麻黄3g（先煎，去上沫），杏仁3g，甘草3g，大腹皮3g，陈皮3g，紫苏3g，乌梅3g，麦冬3g，生石膏10g，黄芩5g，荆芥5g，前胡3g，桔梗3g，蝉衣3g，胖大海3g，桑白皮3g，西洋参5g。

5剂。每日1剂，水煎，早晚分两次服。

医嘱：令患者用温度在40℃左右之热湿毛巾，外敷颈前部，一日3次，每次敷半小时。

2011年12月9日，二诊。

自述服药后声音较前逐渐变得响亮，咯白痰较前爽利，痰量每天约3～5口。全身已汗出，无恶寒之感。大便变软，每日1～2次。唯咽喉仍觉干燥，手足心热。查其舌质红苔黄，咽部略红，脉浮大略滑，属郁热较重。

处方：照上方加生石膏5g，黄芩5g，栀子10g，天冬3g，蝉衣1g，锦灯笼3g。七剂，每日煎服一剂。继续使用热毛巾外敷颈前部，1日2次，每次半小时，直至失音完全治愈。疗效评定为临床痊愈。

按语：苏陈九宝汤又名九宝汤，最早见于宋代王贶《全生指迷方》，全方由麻黄汤加桑白皮、大腹皮、陈皮、苏叶、薄荷、乌梅、生姜组成，蒲辅周先生和吾之同窗好友何绍奇先生生前喜用此方。此方剂用量较小，除甘草外，每味皆用3g。适用于风寒束表、肺气不宣、胃气失和，头痛身疼，恶寒重发热轻，鼻塞声重，咳嗽胸闷，苔白薄，脉象浮紧之证。对于老年人外感风寒者更为适宜。本病患者郭某虽然为失音之病，推敲成因由外感风寒引起，是所谓"金实不鸣"。惟其内热较重，乃"寒包火"证，故将本方中桂枝去掉，加石膏、二冬、芩、栀清火葆阴，荆芥、前胡、桔梗、蝉衣、胖大海、宣肺开音，西洋参益气扶正，共奏散表寒、清内热、扶正开音之效。加以外用热湿毛巾敷颈前部，以散声门之寒邪。内外合用，使高龄失音得以恢复。

（二）桂香散加减治愈高龄左耳鸣（卡他性中耳炎）

李春生治患者徐某某，女，89岁，香港人。2008年5月22日初诊。

主诉：反复左耳鸣3年，加重一天。恶寒无汗，流清涕1周。3年来反复左耳鸣，近日加重。1周前出现恶寒无汗，流清涕，间有咳嗽，痰黄，咽干。睡眠差，常半寐半醒。双膝疼痛。夜尿2～3次，小便带泡，大便偏干，2～3天1行。既往患高血压及用预防心脏病药，帕金森病需服药。

检查：BP 170/61mmHg，P 47次/min。咽充血（＋）。右侧鼻唇沟变浅，双肺听诊（-），下肢水肿（±）。脉象：革浮滑，舌红，活动自如，无偏斜，苔黄剥。

中医诊断：左耳鸣；外感咳嗽。

西医诊断：卡他性中耳炎（左）。

辨证治则：外感风寒，肺胃热盛，耳窍不通。治宜散风寒，清内热，通耳窍。

处方：桂香散加减。

桂枝4g，木香3g，白芷4g，石菖蒲4g，川芎4g，当归4g，细辛2g，胆南星3g，通草3g，甘草3g，蒺藜4g，紫苏叶5g，苦杏仁4g，桔梗4g，牛蒡子4g，瓜蒌5g，川贝母4g，西洋参4g，连翘5g。

4剂，水煎，每天1剂，分服2次。

2008年5月27日，二诊。

药后恶寒、流清涕止，左耳鸣发作次数减，现耳鸣偶发。仍有少量稀白痰，睡眠差，多梦，大便2~3天1行，质干，夜尿2~3次，小便带泡。体检结果同上。脉革滑，舌红苔黄腻。

处方：用上方，去细辛、紫苏叶，加熟酸枣仁9g。

4剂，水煎服，每天服2次。

2008年6月3日，三诊。

药后左耳鸣发作次数减（一周内发一次），睡眠改善，大便改善，1~2天1行，质干。现仍有少量稀白痰，口干，夜尿2~3次，小便带泡。脉革滑迟，舌红苔黄腻。

处方：上方去苦杏仁，加胖大海3g。

5剂，水煎服，每天服2次。

疗效评定为临床控制。

按语：桂香散方出宋代杨士瀛《仁斋直指方》，明代李梴所撰《医学入门》卷之六杂病用药赋亦载，由辣桂、木香、川芎、当归、细辛、菖蒲、木通、白蒺藜、麻黄、甘草、南星、白芷、紫苏、葱等14味药组成，主治"风虚耳聋"，是耳病治肺的典型方剂。本病患者虽属新感风寒，但年事已高，肺郁痰热，因此在桂香散的基础上加入清肺益气之品，去掉麻黄，剂量减半，终收良效。

（三）左慈丸加味治疗高龄耳聋

清叶天士治某，八十耳聋，乃理之常。盖老人虽健，下元已怯，是下虚上实，清窍不主流畅。惟固补下焦，使阴火得以潜伏。

磁石六味加龟甲、五味、远志。

邹时乘云：肾开窍于耳，心亦寄窍于耳，胆络脉附于耳。体虚失聪，治在心肾；邪干窍闭，治在胆经。盖耳为清空之窍，清阳交会流行之所，一受风热火郁之邪，与水衰火实、肾虚气厥者，皆能失聪。故先生治法不越乎通阳镇阴、益肾补心清胆等法，使清静灵明之气上走空窍而听斯聪矣，如温邪、暑热、火风侵窍而为耳聋痛胀者，用连翘、山栀、薄荷、竹叶、滑石、银花，轻可去实之法，轻清泄降为主；如少阳相火上郁，耳聋聤胀者，用鲜荷叶、苦丁茶、青菊叶、夏枯草、蔓荆子、黑山栀、羚羊角、丹皮，辛凉味薄之药，清少阳郁热，兼清气热为主；如心肾两亏，肝阳亢逆，与内风上旋蒙窍而为耳鸣暴聋者，用熟地、磁石、龟甲、沉香、二冬、牛膝、锁阳、秋石、山萸、白芍，味厚质重之药，壮水制阳，填阴镇逆，佐以酸味入阴，咸以和阳为主。因症施治，从虚从实，直如庖丁之导窾矣。（《临证指南医案》）

第三节　眼部疾病

（一）老年性眼底病补肾为要

庞万敏云：人体的生、长、壮、老，是生命发展的自然规律。在生命的过程中，肾气的盛衰最为关键。人在四十岁以前，由于肾气充盛，阴易生，阳易化，生机勃勃；四十岁以后，由于肾气渐衰，阴易乏，阳易折，生机渐息。人到六十岁以后，即进入老年期。此时，机体各脏腑组织的生理功能日渐衰退，并由此而产生一系列病理改变。这种病变表现在眼底，称为老年性眼底病变。但是，老年性眼底病变目前尚无确切的概念。临床常见的动脉硬化性视网膜病变、高血压性视网膜病变、视网膜静脉和动脉阻塞、缺血性视盘病变、糖尿病性视网膜病变、老年性黄斑盘状变性等，均属老年性眼底病变。

肾为先天之本，主藏精。精是构成人体的基本物质，也是人体各种功能活动的物质基础。人到老年，则天癸数穷，肾气虚衰；必导致以肾为主的各脏腑功能活动衰减，甚至造成包括眼底病变在内的一些老年疾病。

老年性眼底病变的突出表现为目络老化（指视膜血管硬化）和神光减弱，乃是由于肾亏、五脏六腑之精气皆失所司，不能上注于目，目络日渐老化，气血瘀滞，神光失养所致。所以，老年性眼底病变的发生以肾虚为本，目络老化是标。此外，局部尚表现有风、湿、痰、瘀诸证。风证：表现为目络挛急（视网膜血管痉挛）、暴盲，或伴有目痛、目眴、目喎等；湿证：表现为视衣水肿等；痰证：表现为内障翳障等；瘀证：表现为目络阻滞、纡曲怒张、出血或瘀血、视衣积滞（指色素紊乱）、赤丝缕纹（指新生血管）等。以上风湿痰瘀诸证，皆为有余之证。因此，老年性眼底病变以本虚标实为其特点。

肾气虚衰是造成老年性眼底病变的根本原因，且肝肾同源，所以，滋补肝肾当为治疗老年性眼底病变的基本法则。但是，临床治疗时，须结合其病变特点，按照标本兼治的原则，可在滋补肝肾的基础上随证加入息风、活络、化痰、逐瘀、除湿、止血之品，则收效益彰。（《南方医话》）

（二）扶阳抑阴法治愈高龄青光眼双眼木痛

张存悌治鲍某，女，82岁。2011年9月11日初诊：患青光眼白内障多年，西医检查：视神经萎缩，左眼已失明。从本年正月起双眼木痛，总觉得有火，目眵多，大便干燥而涩，足凉。舌淡紫胖润，苔薄黄，脉沉滑寸浮。此亦阴火上浮。

处方：

砂仁20g，附子25g，肉桂10g，黄柏10g，龟板10g，炙甘草30g，菟丝子25g，沙苑子25g，车前子20g，何首乌30g，草决明30g，生姜15片。7剂。

服药后目痛消失，便干缓解。

按语：一般医家看到"视神经萎缩"的诊断，难免对号入座，认定肝肾阴虚，大施滋补，其实南辕北辙。本案虽说"视神经萎缩"，所见足凉、舌脉俱是阴盛之象，其中舌见紫象主寒，色越深寒越重，并不按传统主血瘀之说。前贤有"下为本，上为标，内为本，外为标"之论，今足凉在下，是为本；目眵多乃是虚阳上浮表现，是为标。大便干燥则是阳虚失于传导所致，系阴结。退一步说，阴虚燥热之证，理应在冬季（正月）寒冷之际减轻才对，何以本案却在此时发作呢？只有一个解释，即这是一个阴证，凉病逢上天时之寒，郑钦安所谓"雪地加霜"是也。（《关东火神张存悌医案医话选》）

（三）治目病决膜去内障，可能损寿

钱镠老年，一目失明。闻中朝国医胡姓者善医，上言求之晋祖，遗医泛海而往。医视其目曰：尚父可无疗，此当延五七岁寿。若决膜去内障，即复旧，但虑损福耳。镠曰：吾得不为一目鬼，死于地下足矣，愿医尽其术以疗之。医为治之，复故。镠大喜，且赂医金帛宝带五万缗，具舟送归京师。医至镠卒，年八十一矣。（刘敬叔《异苑》）

（四）羊肝明目之疑

《延寿书》云：有人年八十余眸子瞭然，夜读蝇头字，云别无服药，但自小不食畜兽肝。人以本草羊肝明目，疑之。余曰：羊肝明目，性也（以食百草故），他肝不然。畜兽临宰之时，忿气聚于肝，肝主血，不宜于目明矣。李鹏飞《三元参赞延寿书》

（五）桑叶洗目可疗目昏暗

一老人年八十四，夜能细书，询之云：得一奇方，每年九月二十三日，桑叶洗目一次，永绝昏暗（宜五月五日、六月六日、立冬日采者佳）。（《续名医类案》）

（六）高龄刺破两睛复明法

傅卧云年八旬余，两目茫然几无所见。后闻粤东有某名医，术绝精，姑往就之。至则留具饮食，请宿。凡举动琐屑，及遗矢溺，皆详视而辨别之。三数日后，出药一刀圭令饮讫，取长针将两睛刺破，蒙然盲矣，眶中流黑

水，涓滴不绝，两日始止。乃于两太阳穴、脑后针四五处。以药纳睚中，用帛扎固，静睡一夕，用清水洗去药。从此明察秋毫，如五六岁童子；且永无目疾。医术亦奇矣哉。（《怪病神医录》）

按语：今浙江东阳韦氏眼科，亦擅此术，但未闻可施之八旬老人者。因为韦氏的门人俞岐山先生愈过几例，均在十岁以上。他对我说：必须在长成发育年龄，才能使已破的瞳仁和流去的瞳液复充。我另一老师丁济万先生的幼子，手持剪刀由桌上跳下，而成螺眼多少年，直到发育期才由俞先生治之复明，这是我亲知亲见之例。（《历代无名医家验案》）

［评析］

五官，指眼、耳、鼻、舌（口腔）、身。本章载述 12 个病例，其中口腔疾病 4 例，喉耳疾病 3 例，眼部疾病 5 例，说明高龄老人患这类疾病较多。

口腔疾病，包括口舌生疮、舌痛和牙龈肿痛，病在热乘心、脾、胃三经，治疗当清热降火。实火宜清泄，虚火宜清滋，阳虚相火上潜宜温阳潜纳。高龄老人体虚者多见，常致疾病连年不愈。若口疮疼痛，烦躁不眠，舌红少苔，脉象细数，属于阴虚者，可予玉女煎合导赤散。若舌边尖疼痛经年不愈，足凉口和，舌淡胖润，脉弦软，属于阳虚相火上潜，扰及心君，治当温阳潜纳，可予加减潜阳封髓丹。若舌边痛难忍，入夜尤剧，口腔黏膜长期溃破，口干，大便干燥，手足凉，怕冷，心慌胸闷，舌黯红苔黄，脉细。此属肝肾下虚，虚火上炎，心脉瘀阻。治宜引火归原，活血通络，温清并施。方用生地黄、玄参、知母、黄连，以滋阴清热，附子、细辛以散寒扶阳，龙骨、牡蛎、牛膝以潜纳浮阳，川芎、玄胡、地龙、僵蚕、失笑散以化瘀通络，必要时加入大黄釜底抽薪，是治疗复发性口疮的有效措施之一。若牙床疼痛久不愈，服清泻之品仍反复发作，鼻腔灼热如冒火，手足冰冷，大便溏，舌淡赤胖润，脉滑弱，此属脾肾阳虚，阴火上浮，治当扶阳止痛，方选张存悌扶阳安髓止痛汤。

喉耳疾病，包括失音、耳鸣、耳聋，高龄老人颇为常见。感冒风寒之后，急性失音或持续耳鸣，多属寒邪外束，肺气不宣，顽痰阻塞清窍，治当散风寒，宣肺气，化痰通窍。失音者可选苏陈九宝汤，耳鸣者可选桂香散。若随增龄而出现并逐渐加重的耳鸣、耳聋，伴有重听，头晕、目眩、腰酸、疲乏，舌略红，脉缓弱。证属肾阳不足，"精脱者耳聋。"治当补肾益精，滋阴潜阳，方选耳聋左慈丸。但高龄耳聋，皆由精血虚衰，常常不易恢复。

高龄眼部疾病，以内障为多，常用补益肝肾之剂如杞菊地黄丸等，对改善视力有益。青光眼双眼木痛，目眵多，大便干涩，足冷，舌淡紫胖润，苔薄黄，脉寸浮关尺沉滑，为阴火上浮，采用大量桂、附、首乌治疗，可获得止痛之效。编著者认为，此方只可暂服，不可久用。眼痛改善之后，宜改用天麻钩藤饮合夏（枯草）香（附）散。至于医话所称羊肝、桑叶治目暗，可作为保健品使用。刺破两睛复明法，疑为金针拨内障术。"治目痛决膜去内障，可能损寿"之说，只宜做参考。

主要参考文献

[1] 马艳东，曹清慧. 李英杰医案 [M]. 北京：中医古籍出版社，2011.

[2] 周仲英. 周仲英医论选 [M]. 北京：人民卫生出版社，2008.

[3] 张存悌. 关东火神张存悌医案医话选 [M]. 沈阳：辽宁科学技术出版社，2015.

[4] 何时希. 历代无名医家验案 [M]. 上海：上海中医药大学出版社，1996.

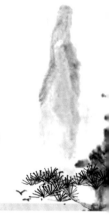

第十五章

高龄老人皮肤与外科疾病

第一节　感染性及老年性皮肤疾病

（一）消风散合黄连解毒汤加减治愈高龄顽固湿疹

李春生治朱某，男，83 岁，香港人。2006 年 4 月 20 日，初诊。

主诉：反复双臂、背部、双胁红疹伴瘙痒 2 年，严重时意欲上吊寻死。2 日前患者双臂、背部、双胁再次出现红疹瘙痒，搔破偶伴渗出。头痒，胸背部发热，晚上口渴，大便干，1 日 1～2 行，胃纳、睡眠尚可。2005 年 2 月 5 日曾做背部脓疮切开及引流术，2004 年 8 月行左胃切除术，2000 年行疝修补术，1999 年发现高血压及前列腺肥大须服药，约 20 年前行痔疮切除术。

检查：BP 119/60mmHg，脉搏 66 次 /min。舌黯红，边有齿痕，苔黄薄，脉象弦滑。精神可，心肺肝脾未见异常，双臂、背部、两胁红疹，呈对称性，可见搔抓痕，无渗出。肾功能正常。

中医诊断：湿疮急性发作。

西医诊断：慢性湿疹。

辨证治则：外感风邪，湿热蕴于肌肤。治宜疏风养血，清热解毒，除湿止痒。

处方：消风散合黄连解毒汤加减。

荆防各 6g，蝉蜕 6g，牛蒡子 6g，苦参 6g，石膏（先煎）12g，知母 6g，当归 6g，生地黄 12g，甘草 3g，胡麻仁 6g，黄芩 6g，黄连 4g，黄柏 6g，栀子 6g，大青叶 9g，白鲜皮 5g。

4剂，每日服1剂，早、晚分2次服。

外用：片仔癀软膏3盒（自购），外涂患处。

医嘱：忌服煎炸辛辣、海鲜鱼类等发物。

2006年4月24日，二诊。

仍见新长皮疹色红瘙痒，胸背部发热，晚上口渴，头痒，纳眠可，大便溏（每日1~2行）。

处方：上方去胡麻仁，加山楂12g、紫草5g。5剂。

2006年4月29日~2006年5月22日，三至六诊。

原有皮疹渐渐转淡，瘙痒、胸背部发热减轻。然在三诊时，其项部长出红疖，肿硬突出，根脚收束，故在上方加用黄芪12g、连翘12g，去山楂，以托毒疗疮，处方7剂。四诊红疖脓出近愈。上方加皂角刺3g，以散风通络，处方7剂。五诊上方加苍术5g，处方7剂。至六诊红疖只余色素沉着，但患者皮肤干燥、咽干，故在上方加重当归至9g、生地黄至15g，以补阴；且加党参8g，以补气，处方7剂。

2006年5月29日~2006年6月26日，七至十诊。

七诊胸部及前臂新长红疹伴脓瘙痒，上方加天花粉9g，处方5剂。八诊上方去荆芥、蝉蜕、苍术，加地骨皮9g、制首乌9g，以补血凉血、除湿止痒，处方6剂。九诊怕热及胸背部发热较缓，续用原方，处方14剂。十诊胸背部前臂红疹大减，上方加重黄芪至20g以补气扶正，7剂。

2006年7月3日~2006年8月24日，十一诊至十七诊。

患者红疹瘙痒未见发作，效不更方，十一诊及十二诊均予原方续服，各处方7剂。十三诊因病情稳定，改予冲剂7剂，用药如前。十七诊患者胸背部仅余色素沉着，无瘙痒，再照上方15剂，每日服半剂，巩固疗效，并嘱忌食海鲜鱼类等发物，以免复发。

自2006年4月20日~8月24日，共投药126剂，湿疮未再发作。

疗效评定为临床痊愈。

按语：患者双臂、背部、双胁多处现红疹伴瘙痒，呈对称性，搔破伴液体渗出，反复发作2年，无明确接触过敏原史，皮疹境界不清，符合湿疮的症状体征。故拟诊为湿疮，相当于西医之湿疹。从中医的角度而言，病由禀赋不耐，外感风邪，致湿热邪毒蕴于肌肤，发为湿疮。患者皮疹色红，瘙痒剧烈，胸背部发热，均示热盛。邪热熏蒸于上故见口渴；热盛伤津，肠道失濡故大便干。舌苔薄黄，脉弦滑，均为热象。此证治则，宜疏风养血、清热解毒、除湿止痒，方用消风散合黄连解毒汤加减。消风散源于明代陈实功《外科正宗》，为中医治疗湿热常用方，方中荆芥、防风、蝉蜕、牛蒡子疏风治痒；苦参、苍术、木通清热除湿；石膏、知母清热泻火；当归、生地黄、胡麻仁养血、活血、润燥，并助驱散风邪；生甘草清热解毒、调和诸药。本案湿象不重，故去苍术。药房不备木通，故不用。黄连解毒汤源于唐代王焘《外台秘要》，方用黄连、黄芩、黄柏、栀子，功能清泻心经及三焦火毒热邪。湿疮按发病缓急、皮疹特点可分为急性、亚急性及慢性三型。急性湿疮多呈密集点状红斑，皮疹搔破后多伴渗出，瘙痒剧烈，被刺激或受热均可使病情加重，故此型多为以湿热邪盛为主的实证。亚急性湿疮皮疹较急性湿疹轻，仅有少量水泡及轻度糜烂，湿热邪毒较轻。慢性湿疮则多见患处皮肤增厚粗糙，伴结痂鳞屑，渗出不明显。患者久患此病，经邪热劫烁津液，津血受损，证多夹虚。病情较长，皮疹反复发作经年，为慢性湿疮急性发作。慢性湿疮固然证多夹虚，然此证热象明显，本着"急则治其标"的原则，治疗大法取疏风止痒、清热解毒以祛邪安正。《素问·至真要大论》有云："诸痛痒疮，皆属于心"。本证患者瘙痒明显，且伴身热口渴，舌红苔黄，示心火炽盛，故在消风散基础上加入黄连解毒汤以清火，荡涤三焦热邪；待其热象消退后，再于方中陆续加入补益药如黄芪、党参，以扶助正气。又因本证患者已年届八十，正气较虚，用药不宜过重，故处方药量约为原剂量之半。

湿疮病常反复发作，缠绵难愈。本证患者在原皮疹消退后仍长红疖，且有红疹复现，故须坚持服药一段时间方有疗效。此外，在内服中药同时，患者亦加用片仔癀软膏外涂患处内外并治以除湿止痒，增强疗效。最后，嘱患者尤须注意饮食，避免服食煎炸辛辣、海鲜鱼类等发物使病情加重。总括而言，本证患者在接受中医中药治疗的三个多月内，病情得以控制，无大发作，显示中医中药对高龄湿疮的治疗，有不错的疗效。

（二）乌蛇荣皮汤治疗高龄全身湿疹

张存悌治张某，女，82 岁。2008 年 10 月 9 日初诊：全身湿疹 3 个多月，遍布红疹，干燥脱屑，上身多，痒甚，夜间重于白昼。畏冷无汗，便干，足凉，纳可。舌淡胖润，脉左弦浮寸弱，右弦寸浮。治以乌蛇荣皮汤：

桂枝 20g，白芍 20g，炙甘草 10g，桃仁 15g，红花 10g，当归 30g，川芎 10g，白鲜皮 30g，何首乌 30g，乌蛇肉 30g，白蒺藜 30g，砂仁 10g，炮姜 15g，肉桂 10g，荆芥穗 15g，蝉蜕 5g。10 剂。

复诊：皮疹显减，瘙痒亦轻，便干缓解。继服上方，1 个月痊愈。(《关东火神张存悌医案医话选》)

（三）何氏自拟方治愈高龄带状疱疹疼痛

何绍奇治黄某，男，87 岁，因带状疱疹住院 5 天，剧痛一直未止，入夜更甚，通宵无寐，用过多种止痛药、抗病毒药无效，患者曾多次向家人表示不愿活下去了。其女电话上询问有什么方法，何即口授一方：全瓜蒌 30g，赤、白芍各 10g，延胡索 10g，僵蚕 10g，红花 6g，板蓝根 20g，桑寄生 20g，浙、川贝各 10g。服 1 剂即痛减，至第 2 剂痛即全止。(《读书析疑与临证得失（增订版）》)

（四）甘露饮加味治愈高龄带状疱疹

白习明治金某，女，88 岁，居民，住绵阳市御营坝，2002 年 4 月 25 日初诊。

3 天前口腔灼热而痛，前额角见小丘疹数粒，边缘微红，痒而掣痛，逐日有加，去市中心医院就诊，医嘱住院，家人闻之费用昂贵，以"且待与之后孙一商"，逶而退之。邻人引荐于寓，明遂诊焉。老人口腔内溃疡数点，灼热而疼，左眼眶上 3 寸（同身寸）处，疱疹一片，2cm×2cm，密集成团，高于皮肤 3mm，俨然如疮，左眼眶四周亦散见少许，色红而痛痒，舌红苔少，脉细数乏力。耄耋之年，不沾荤腥，素食已久，阴液不足，虚火上炎所致。宜壮水之主以制阳光。方与甘露饮加味：

天冬 20g，麦冬 15g，生地黄 25g，熟地黄 20g，黄芩 10g，石斛 20g，

白茵陈 15g，枇杷叶 15g，甘草 3g，枳壳 10g，玄参 20g，马勃 10g，青黛 5g，蝉蜕 8g，地肤子 20g。

一剂水煎，分六次，日三服。

济食少之需，应老人之求，补液一次。

翌日二诊：前方服之约半，口腔溃疡好转过半。但左眼眶四周出现分布不均、大小不等之疱疹，局部红肿痛痒，上至头角，下至下颔，亦可散见，较之昨日明显加重。贼王已擒，偏将必崩，此乃药已中病，倍用祛风之品，令其鼓而出之。再书蝉蜕 10g，地肤子 20g，水牛角粉 20g，龙胆草 15g。嘱另煎与前所剩之药混合，服毕再观其变。

4月28日三诊：口腔溃疡全解，面部疱疹消退九成，但头角肌肤之下掣痛犹存，脉见弦细而数，舌质微红，舌苔微黄，此阴液已复，肝经湿热未净。方与龙胆泻肝汤加味：

龙胆草 15g，木通 15g，泽泻 20g，银柴胡 15g，生地黄 25g，车前仁 10g，车前草 20g，甘草 3g，当归 20g，炒栀子 10g，黄芩 10g，青黛 5g，蝉蜕 8g，水牛角粉 20g，神曲 20g。

一剂水煎，服法同前。

尔后二日，疱疹全解，但头角肌肤之下时有掣痛，即今之所言"神经痛"者是也。与活血微凉祛风之法，调理而痊。

按语：带状疱疹者，今之名也，以累累如串珠，排列如束带而得名，昔名缠腰火丹，又名蛇缠疮，巴蜀但云蛇缠腰，今人多以前者呼之，故明亦从其众也。临床见于一侧者多，见于双侧者寡，俗谓缠绕环周者死。明从事实践五十年，而未见其一，不敢苟同。就其轻重而言，当系缠于腰者最轻，仅见疹周灼热隐刺；发于前（后）阴者则重，当有小便淋涩刺痛，牵引下肢而疼；发于腰以上者，愈上愈重，痛掣经筋，上肢、肩、颈活动受限，转侧极难。轻者易治，重则难痊，若旬日不愈，可延至数月，纵然疱疹获消，而掣痛缠绵难解。惟我汉医，立论于天人相应，以自然草木之性调之，令其返璞归真，既无偏颇之弊端，又无毒副之隐患，不但见效迅速，而且费用极低。究其发病之因，多有肥甘过剩，再感六淫，或心肝受风火之扰，肝脾被湿热所侵，热毒鸱张，内外相引，溢于肌肤而致疱疹，涉经脉则肌筋掣痛。肥甘过剩，源于乐不思健；六淫之中，当数环境污染。人类进步，生活改观，乃发展必由之路，若欲颐养天年，当择其善者而从之。再论老年戒荤，有可宜，有可不宜，厚味肥甘有余者，戒之宜也；素体不足，则非所宜也。以亢则害而承乃制也。（《中医临证求索集》）

（五）真武汤加味治疗高龄带状疱疹

张存悌治王某，男，81岁。2011年7月30日初诊：患带状疱疹1周，发布于右胁五六处，疹如粟米，成片成簇，色红，灼热疼痛，连及右腋，汗多，尿频. 素有前列腺增生。舌略紫胖润，苔薄白，脉左浮弦而软，右弦寸弱。拟真武汤加味投治：

附子30g，白术30g，茯苓30g，白芍25g，瓜蒌30g，红花10g，白芷15g，薏苡仁30g，甘草15g，生姜10片，大枣10枚。7剂。

11月29日，以他病就医，告曰服药后即愈。

按：此案带状疱疹，用真武汤合瓜蒌红草汤加味，亦受周连三先生治阳虚疔毒法启发使然。（《关东火神张存悌医案医话选》）

（六）藿香正气散加味治疗高龄皮肤瘙痒症

李春生治郑某某，女，91岁，住北京西直门，2018年8月7日来诊。

主诉：皮肤发痒半年，夜间身痒尤甚，需挠破方舒，外用氢化可的松软膏难以止痒。遇冷打喷嚏，恶心，咯吐白痰呈水样，肩背酸痛，饮水多，有时胃部不适，大便不干，每日2～3次，夜尿三次，睡眠不好，头顶及两鬓经常疼痛，时轻时重。既往有抑郁症，双基底核区腔隙灶，脑白质缺血性改变，双侧晶状体呈线样改变。

检查：BP118/58mmHg，牙齿缺失，语言不清，舌质紫苔黄糙，脉象革缓。上肢皮肤可见密集手抓痕及条状色素沉着。

诊断：皮肤瘙痒症；头痛。

辨证治则：证属外感风寒，内伤湿滞。治宜解表和中，理气化浊。

处方：藿香正气散合吴茱萸汤加减。

广藿香6g，紫苏叶5g，白芷5g，桔梗5g，甘草5g，陈皮5g，茯苓

4g，白术 5g，厚朴 4g，半夏 4g，生姜 3g，吴茱萸 2g，党参 5g，白鲜皮 5g，大枣 9g，大腹皮 5g。

每日 1 剂，水煎，早晚饭后各服 150ml。

2018 年 9 月 4 日，二诊。

服上方 14 剂，皮肤瘙痒稍减，头痛止，睡眠曾有好转。头颈耳部仍发痒，遇冷咳嗽，大便每日 2～3 次。BP140/90mmHg，舌质紫苔黄腻，脉弦滑。血尿酸、肌酐、葡萄糖、D- 二聚体均升高，白蛋白下降。提示肾功能受损。

处方：照上方去吴茱萸、大枣，加白蒺藜、全蝎各 6g，熟大黄 4g。

每日 1 剂，煎服法同上。

2018 年 10 月 9 日，三诊。

服上方 14 剂，同时外用氢化可的松软膏，皮肤瘙痒已控制，后背已不发痒，腹胀减轻，睡眠改善。但太阳穴疼痛，项强怕冷，咯吐白痰，大便不成形，小便不畅。舌质紫苔黄厚，脉浮大缓滑。

处方：照上方去茯苓、厚朴、大腹皮，加丹参、川芎各 6g。

每日 1 剂，煎服法同上。

2018 年 11 月 6 日，四诊。

患者之子前来取药，叙及患者皮肤瘙痒止，有时太阳穴仍痛，睡眠好，舌苔黄，BP134/66mmHg。

处方：照上方 14 剂。煎服法同上。

疗效评定为临床控制。

按语：皮肤瘙痒症多见于高龄老人，多由血热生风所致。本例由外感风寒，内伤湿滞引起，临床较为少见。辨证使用藿香正气散取得一定疗效，仅供参考。

第二节　疮疡

（一）防风通圣散加味治疗高龄耳后疮疡

橘泉翁（明初医家祝仲宁之别号）治一人，年八十余。有伤发左耳后，寒热间作，昼夜呼痛不可忍。疡医欲与十宣散补托之。翁曰：此有余之火，无俟于补。与防风通圣散加柴胡、白芷，下之肿消痛止。（《历代无名医家验案》）

（二）仙方活命饮、蜡矾丸、忍冬丸配合外用药治疗高龄背部疽疮

山阴余南桥治上虞葛通议公，年九十余。患背疽，初进仙方活命饮：穿山甲（蛤粉炒黄）、甘草节、防风、真没药、赤芍、白芷（各六分），当归尾、乳香（各一钱），贝母、花粉、皂刺（各八分），金银花、陈皮（各三钱）。作一服，酒煎服。继服蜡矾丸：黄蜡熔化，入细矾末，等分为丸。百沸汤下八十丸。次服忍冬丸：金银花晒干一斤，同粉草二两，共为细末，无灰酒打糊为丸，酒下八九十丸，日三服。若以金银花趁湿捣烂，水酒各半熬成膏丸，或煎末尤效。毒未溃，以麦饭石膏围之。白麦饭石二两（火煅，米醋淬十二次，水洗），白蔹二两，鹿角灰四两，三味。各研极细末，用经年米醋，入砂锅内，稠匀如稀酱，文武火熬，以槐枝不住手搅起鱼眼泡，取出，入大磁瓶封固。勿使尘垢，顿井水中一昼夜。先将猪蹄洗净，雄猪后蹄约二斤半，不用盐，井花水瓦罐煨烂其肉。取出，著盐少许，与病者下饭。其汤吹去油，以鹅翎蘸汤洗患处。以抿子涂麦饭石膏，但有红晕处尽涂遍。毒既尽，以神异膏贴之：玄参（五钱，不见铁，焙干）、黄芪（三两）、杏仁（一两，去皮尖）、全蛇蜕（五钱，盐水洗，焙干）、男乱发（五钱，洗净，焙干）、露蜂房（一两，有蜂多者）、黄丹（五六两，水飞，罗细）、真麻油一斤，同乱发入铜铫中，文武火熬，候发熔尽。以杏仁投入，候黑色，用布滤去渣。再后入玄参、黄芪，慢火熬一二时，取出稍冷，旋入露蜂房、蛇蜕，将槐枝急搅，却移火上。慢火熬至紫黄色，用布滤去。复入铫，乘冷投黄丹，急搅片时。又移火上熬，候油变色，滴水成珠。再熬少时，候将冷，

倾入水中三日，退其火毒，取出置器内封收待用。前药品皆临时制备，效亦随手而应，脓干肉长，百日奏功。其孙太守葛焜刻而传布，名曰广仁编（此法《千金方》亦有，《本草纲目》言之甚详。有中流一壶钞本，竟加前人之美为已有秘本，岂非欺人）。（《名医类案》）

（三）生脉散、当归补血汤、大剂十全大补汤加味治愈高龄脑疽

汪太常太夫人，年逾八十，脑疽已溃，发背，继生头如粟许，脉大无力，此膀胱经湿热所致，夫脉无力，乃血气衰也。遂以托里消毒药数服，稍可。更加参芪之剂，虽起而作渴，此气血虚甚，以人参、黄芪各一两，当归、熟地各五钱，麦冬、五味各一钱，数服渴止而不溃。以前药，加肉桂，十余剂，脓成针之，瘀肉渐腐，徐徐取去，而脓犹清不敛。投以大剂十全大补汤，加白蔹、贝母、远志，三十余剂，脓稠而愈。凡患者气质素实，或有痰，不服补剂。不知脓血出多，气血并虚，岂不宜补。尝治疮，阴用参芪大补之剂，阳书败毒之名，与服之，俱不中满，疮亦有效。虚甚者尚加姜、桂及附子也。（《续名医类案》）

（四）桃红四物汤加减治愈高龄右小腿恶疮术后左小腿灼热疼痛

万友生治王某某，男，93岁。

1952年右小腿因患恶疮被截除。1970年，发生左小腿灼热疼痛，经用野菊花等捣烂，外敷一次即愈。1972年复发，改投泽兰叶15g，阿胶15g，白及10g，川牛膝6g，连服4剂愈。去年春天又复发，再用上述验方不应，西医按脉管炎、神经炎处理亦无效，迁延至今未愈。现在左小腿昼凉夜热，热甚时需浸入冷水桶内二三十分钟，且需换水数次，才能退热，即使寒冬腊月也不例外，并感到热处作痒、钻痛，即使热退，仍需将左脚伸出被外。唇赤，口干反不渴饮，纳少，大便溏软而四五日一行，尿频量少而色正常，舌红边有瘀斑，脉结代。患者年逾九十，两耳失聪多年，说话声音洪亮，夜寐尚安。1974年10月13日初诊，投以桃红四物汤加减：桃仁10g，红花5g，当归15g，赤白芍各30g，生地黄30g，丹皮15g，丹参30g，金银花30g，生甘草10g，川牛膝15g，黄芪30g。2剂。10月19日复诊，服上方后，左

小腿灼热疼痛程度减轻，时间缩短，守上方加黄柏10g，再进2剂。3月24日三诊，再服上方1剂，左小腿灼热疼痛基本消失，更进1剂而全除。现在左小腿需要穿上纱袜，卧时不再伸出被外，仍守上方加减以调理之。

按语：本案患者为余一老友之岳父。我因带学生临床实习到该地，接其函以岳父病托治，经过细心诊察，用药4剂，即告痊愈，幸不辱命，足慰故人。从其症见左小腿昼凉夜热、唇赤、口干不欲饮、舌红有瘀斑、脉结代来看，可见是因心所主的血脉中蕴有瘀热而下流于阴分所致。昼为阳，夜为阴，血热旺于阴分，故左小腿昼凉夜热。口干反不渴饮，为热在血分之征，舌有瘀斑而脉结代，为血脉瘀滞之象。但从高年久聋、食少、大便溏软、尿频量少来看，又可见其气血亦必不足。因此，采用丹参、生地黄、赤白芍、丹皮、桃仁、红花、黄柏、金银花、甘草以凉血化瘀，清热解毒为主，黄芪、当归以补养气血为佐，并用川牛膝以引药力下行。其中黄芪、当归既能补气生血，也能活血化瘀。由于药证相符，故使8年痼疾，4剂而愈。（《万友生医案选》）

（五）一味枯矾散治愈高龄甲疽

郑则敏治张某，男，82岁，福州人，住本市南门新村10号。左踇趾趾甲内旁因修甲后刺伤，患部疼痛，胬肉高凸，微红肿胀，压痛明显。血常规正常，尿常规（－）。此属甲疽，经用一味枯矾散包扎。隔日1次，3次而获痊愈。（《郑则敏学术经验集》）

王幸福按语：枯矾别名煅明矾，是白矾经加热脱水成粉末状固体煅制品，白色稀松的结块，性脆，不透明，无臭，味酸涩，无毒。成分为脱水的硫酸铝钾，有蚀恶肉、制泌、收敛、止血、杀菌、止痒等作用。甲疽一症临床不多见，偶然见一二例有时还把人真难住了，不知中医如何处理。只得用西医手术方法拔甲，患者甚是痛苦。不意读书中看到郑老中医的一味枯矾散治甲疽，甚喜，连用于临床效果很好，故记之。（《杏林求真：跟诊王幸福老师嫡传手记实录》）

第三节　足趾端坏疽

（一）清热祛湿、软坚化痰法治愈高龄肢体动脉硬化闭塞症急性期感染

奚九一治李某，男，85岁。初诊：1990年11月12日。

主诉：右足冷痛，伴五个趾端破溃发黑2周余。

病史：患者有高血压、冠心病史20余年，有间歇性跛行史3年，跛距20~50m，伴麻木冷痛感，有足癣史。二周前右足1~5趾趾丫间湿糜溃破，继而右足五个趾体均发黑，静息痛加剧。常弯腰抱膝摩足而坐。

查体：双足皮肤变薄，汗毛脱落。右足1~5趾端发黑伴湿糜，侵及趾跖关节；右足前半跖皮温略高伴肿胀，双足背动脉、胫后动脉搏动消失，双腘动脉搏动减弱（±），双股动脉搏动尚有。抬高苍白试验：右足（++）/15s、左足（±）/20s。舌淡苔薄，脉弦滑。

辅助检查：多普勒血管超声检查（PVL）示：两胫后动脉、足背动脉血流均消失。股浅动脉—腘动脉血流明显减慢。广泛硬化斑块，右踝/肱指数为0。

西医诊断：老年肢体动脉硬化闭塞症（ASO）；右足坏疽Ⅲ级，急性期感染。

中医辨证；痰凝瘀滞，湿毒为患。

治则：急则清热祛湿、软坚化痰法。

方药：

（1）内服茵陈15g，泽兰15g，垂盆草30g，制大黄10g，黄柏10g，昆布30g，豨莶草30g，牡蛎30g。

（2）外用：一枝黄花15g，半边莲15g，黄精15g，海桐皮20g。煎汤待冷浸洗，每日一次，拭干后湿糜处外用奚氏清膏粉。以消肿止痛。

复诊：治疗一周后静息痛减轻，肿胀减退，室内可步行。五趾端已干黑坏死，趾丫干燥。有分界趋势。

治则：此乃湿热之邪已除，治拟益气软坚通脉法。

方药：黄芪30g，制首乌30g，益母草15g，海藻30g，豨莶草30g，泽

兰 12g，失笑散 15g^{（包煎）}；另白参每日 5g 代茶；外治同前。

再诊：继服 8 周后，诊见右足前趾跖干黑分界清楚。静息痛缓解，症已稳定，遂行右足前跖位截除术，术后切口一级愈合。

嘱长服软坚清脉饮（由海藻、豨莶草、牡蛎等组成）、阳和通脉片（由熟地黄、仙灵脾、怀牛膝等组成）；以巩固疗效。令其坚持长期锻炼，以养正气，以利固本康复。随访 3 年，未复发。

按语：足癣是 ASO 坏疽常见的且为严重的致敏诱发因素。老年 ASO 患肢缺血，血流缓慢，抵抗力低，极易造成足部霉菌感染，溃破发黑坏疽，甚至截肢；所以平时防治足部感染至为重要。本患者虽为"有瘀"的表现，但急性期仍属感染湿毒之证，治疗急则仍以清化湿毒为主。待患足血供改善后，方可施以清创，祛腐生肌之法，从而保全肢体。大多可免除截肢之苦。慢性稳定期，守软坚化痰、益气或温阳法，可以防复发。（《上海市名中医学术经验集》）

（二）益气生津，和营通络法治愈糖尿病坏疽

唐汉钧治唐某，女性，82 岁。1998 年 11 月 21 日，因"左足皮肤溃烂疼痛 3 周"入院。患者有糖尿病史 20 余年，三周前洗脚时左足背不慎烫起水泡。一周后，水泡自行溃破形成黑色结痂。周围皮肤出现红肿，向四周蔓延至整个足背，黑腐范围亦扩大，入夜后剧痛。刻下口渴明显，小便量多，纳可，寐安。口舌少苔. 脉沉细，局部见右足背外侧有一约 6cm×2cm 黑痂，坚硬难脱，足背皮肤黯红，皮温较高。触痛明显。双足动脉搏动减弱。证属气虚津亏血瘀，脉络闭阻而成脱疽（糖尿病坏疽；闭塞性动脉硬化）。治宜益气生津，和营通络。处方：生黄芪 30g，沙参、生地黄、熟地黄、枸杞子、山萸肉、桃仁、生薏苡仁各 15g，麦冬 12g，白术、茯苓各 9g，生甘草 6g，红油膏外敷。12 月 3 日，患者疼痛减轻，左足红肿渐消，足背动脉可及轻微搏动，药已中的。上方加怀山药、仙灵脾各 15g。12 月 14 日，黑痂已脱，创面颜色较红，少许坏死肌腱暴露，疮周皮色微红，肿势已消，疼痛缓解。再以上方加黄精 15g、石斛 15g，外治以白玉膏外敷。1999 年 1 月 10 日，伤口愈合，疼痛已消，嘱服上方以巩固疗效。（《上海市名中医学术经验集》）

（三）通脉活血汤加减治疗高龄糖尿病肢体闭塞性动脉硬化

崔公让治邓某，男，82岁，于2008年10月26日初诊。

主诉：双足趾疼痛半年余。症见：行走后小腿酸困疼痛及双足趾疼痛，爪甲增厚变形，肌肤甲错，汗毛稀疏，双下肢足背、胫前动脉、胫后动脉搏动不能触及，跛行距离为50m，平放双下肢足底皮肤颜色潮红，贝格征（+）。舌质红，苔薄白，脉沉涩。既往史：糖尿病史15年。双下肢PPG（光电容积扫描）示：双下肢末梢循环严重障碍；ABI（踝肱指数）：左侧0.27，右侧0.30。双源64排CT提示：双下肢动脉多发混合斑形成并管腔狭窄；双侧胫前动脉近端以下闭塞。诊为：脱疽（糖尿病肢体闭塞性动脉硬化）。证属血脉瘀阻。治以活血化瘀，滋阴养血。药用通脉活血汤加减：当归20g，丹参30g，鸡血藤30g，炮穿山甲12g，黄精20g，玉竹20g，陈皮30g，甘草10g。取15剂，水煎服，日1剂。

二诊（2008年11月12日）：用药后，足趾疼痛已有所减轻，但述时有口干，故在上方基础上加用玄参20g、石斛20g，滋阴清热。取15剂，水煎服，日1剂。

三诊（2008年11月26日）：用药1个月，患者病情已经明显好转，口干情况亦消失，但下肢仍有凉感。舌质淡，苔薄白，脉沉细。去玄参、石斛、黄精、玉竹，加用制附子12g、党参20g，温阳益气。取20剂，水煎服，日1剂。

四诊（2008年12月15日）：患者病情逐渐好转，趋于稳定，但下肢仍有发凉感。舌质淡，苔薄白，脉沉细。为进一步巩固治疗，嘱其继续服用通脉丸3个月。（《崔公让医案医话》）

（四）崔氏自拟通脉活血汤加减治疗高龄血脉瘀阻型脱疽

崔公让治任某，男，81岁，于2009年2月16日初诊。

主诉：右足趾发凉、发绀、疼痛3个月。症见：右足第2、3趾趾端发绀，潮红，疼痛。平放双下肢右足底皮色苍白，右下肢贝格征（+）。舌质紫黯，苔薄白，脉沉涩。PPG示：右下肢末梢循环重度障碍，左下肢末梢循环轻度障碍。ABI提示：左侧1.14，右侧0.69。CT检查提示：双下肢自腹主动脉至腘动脉多发钙化斑及软斑并管腔狭窄，右重于左；左侧胫腓干及腓动脉胫后动脉闭塞；右侧胫腓干及腓动脉近端多发钙斑及软斑形成并管腔中度狭窄，胫前动脉及胫后动脉闭塞。诊为：脱疽（闭塞性动脉硬化）。证属血脉瘀阻，治以活血化瘀，滋阴养血。自拟通脉活血汤加减治疗：当归 20g，丹参 30g，鸡血藤 30g，炮穿山甲 12g，陈皮 20g，石斛 20g，麦冬 20g，甘草 10g。取 10 剂，水煎服，日 1 剂。

二诊（2009 年 2 月 25 日）：用药后，患者病情已经有明显好转，但自觉右下肢仍有凉感。舌质淡，苔薄白，脉沉细。在上方基础上加用麻黄 12g、白术 15g、细辛 12g，辛散温通之品，以助生发阳气，畅达四末。取 15 剂，水煎服，日 1 剂，

三诊（2009 年 3 月 11 日）：患者足部疼痛、发凉均有明显好转，右足爪甲已有生长，右足 2 趾、3 趾趾端皮色发绀程度明显减轻。舌质淡红，苔薄白，脉沉细。嘱其口服院内制剂通脉丸，1 日 3 次，1 次 10g，连用 3 个月。

按语：本例患者为老年男性，脾肾阳虚而致心阳虚；无力推动血行，脉络瘀阻，四末不得温煦而成脱疽。初诊时证属脉络瘀阻，药用通脉活血汤加减，用药 10 剂后，患者疼痛已经明显减轻，但自觉仍有凉感，在上方基础上加用麻黄、细辛、白术辛散温通之品，生发阳气畅达四末。近代研究，细辛有抗组胺及抗变态反应的作用，能抑制组胺的吸收。本品具有较强的抗感染作用。在扩张血管，松弛平滑肌，增加脂质代谢方面，尤其功效显著。文献记载本品有毒性，用量不宜过多，但崔老将细辛用量到每日 12～15g，应用多年，未见临床有不适症状者。麻黄和白术同用以温阳，麻黄有发汗、升压作用，与白术两者同用，发汗现象明显减轻，血压多平顺。三诊时，病情明显好转，为巩固治疗连用通脉丸 3 个月。（《崔公让医案医话》）

（五）崔氏自拟四妙活血汤加减治疗高龄血脉瘀阻型脱疽

崔公让治许某，男，81 岁，于 2009 年 1 月 15 日以"双下肢困沉，麻木，发凉伴疼痛 1 年余，加重 6 天"为主诉来诊。症见：双下肢困沉、

酸胀、麻木、间歇性跛行，双足背皮温低，皮色发黯，左足跗趾、第2趾趾端发绀，趾甲增厚变形，生长缓慢伴下肢肌肉萎缩，胫后动脉未触及搏动。时觉头晕，乏力，夜寐差，饮食尚可，大小便正常。舌质紫，苔白润，脉沉涩。双下肢血管彩超示：双侧下肢动脉粥样硬化斑块形成，双侧胫前动脉闭塞，胫后动脉及足背动脉血流信号明显减少。PPG：双下肢末梢循环严重障碍。ABI：左侧0.22，右侧0.31。诊为：脱疽（闭塞性动脉硬化）。证属血脉瘀阻。治以活血化瘀，通络止痛。药用四妙活血汤加减：当归20g，丹参30g，鸡血藤30g，黄芪20g，党参20g，炮穿山甲12g，桃仁15g，红花15g，木香6g，甘草10g。取15剂，日1剂，水煎服。

二诊（2009年2月1日）：经上诊后，双下肢疼痛，足趾发绀有所减轻。但血瘀日久，气血耗伤，脉络瘀滞不通，仍可见疼痛，舌质黯，脉沉涩。自觉乏力，小便稍黄。在上方的基础上换党参、黄芪为白术15g，生地黄20g，防补气太过而使内热滋生，加用玄参20g，金银花20g，以清瘀热。取20剂，日1剂，水煎服。

三诊（2009年2月20日）：用药后，患者脉络血瘀的症状得以明显改善。仍时觉乏力，舌质淡，苔薄白，脉沉细。方用八珍汤加减以益气温阳，养血通脉。药用：当归20g，熟地黄20g，白芍20g，川芎20g，党参30g，白术15g，黄芪15g，山药20g，炮穿山甲12g，甘草10g。取20剂，日1剂，水煎服。

四诊（2009年3月10日）：经治疗后，患者下肢麻木、疼痛及全身乏力症状均不甚明显，病情趋于稳定，药用通脉丸巩固治疗3个月。

按语：患者为老年男性，肾气不足，脾气虚弱，气为血帅，气不足则推动乏力，血液运行缓慢而致血脉瘀滞，初诊时患者以脉络血瘀为主。给予四妙活血汤加减。黄芪、党参益气健脾以活血，桃仁、红花、丹参、鸡血藤均有活血化瘀之效；当归为血中之气药，补血而不滞血；穿山甲、木香合用以破血逐瘀，行气止痛；诸药配伍，共起活血化瘀止痛之效；甘草缓急止痛，调和诸药。二诊时，患者疼痛及脉络血瘀之象都已有所缓解，但血瘀日久，瘀而生热，故在上方的基础上去党参、黄芪，加白术、生地黄，防补气太过而滋生内热，加玄参、金银花以清瘀热。三诊时，患者脉络血瘀之象已明显改善，但因年迈体弱，气血脏腑功能难以迅速恢复正常，血瘀不能速消，阻碍新血化生，气虚亦不能速复，故用八珍汤加减，以益气温阳，养血通脉。当归、川芎为血中之气药，配以熟地黄、白芍阴柔补血之品，补血而不滞血，行血而不伤血，配以炮穿山甲，共奏养血通脉之功；山药性味甘平，与黄芪、党参、白术、甘草补中益气之品合用共起益气补虚之效。此病例的治疗中，在活血化瘀的基础上注重补虚药的应用，使气血得以恢复，瘀血得以消散，因此患者的血瘀症状得以逐步改善，疼痛、麻木基本消失，皮肤颜色也逐渐恢复正常。（《崔公让医案医话》）

（六）四妙活血汤加减治疗高龄糖尿病肢体闭塞性动脉硬化热毒炽盛型脱疽

崔公让治王某，女，80岁，于2009年9月3日，以双下肢发凉疼痛2年，右足溃破1个月为主诉来诊。症见：双下肢发凉，双足肿胀、疼痛，右足小趾溃烂，双足踝以远皮色苍白，以足趾最为显著，皮温偏低。右足小趾内侧皮肤溃破，创面周围发红，双足肿胀，呈非凹陷性，双侧股动脉搏动可，腘动脉搏动减弱，双侧胫后动脉、足背动脉未触及搏动。双下肢贝格征阳性。饮食一般，夜寐差，二便自调。舌质红绛，苔黄燥，脉洪数。既往史：高血压病史10年，糖尿病史10年，脑梗死病史6年。此因患者年迈久病，脏腑功能减退，阳气偏虚，鼓动无力，脉道滞涩，血流缓慢，瘀血停留，瘀久化热，热盛肉腐而成。诊为：脱疽（糖尿病肢体闭塞性动脉硬化）。证属热毒炽盛，治以清热解毒，活血化瘀。方用四妙活血汤加减：当归20g，丹参30g，鸡血藤30g，玄参30g，金银花20g，牡丹皮20g，生地黄20g，赤芍30g，陈皮20g，薏苡仁30g，甘草10g。取15剂，日1剂，水煎服。溃疡面外科清洁换药，外用抗绿生肌散。

二诊（2009年9月18日）：用药后，溃疡周边发红现象基本消失，双足肿胀有所缓解，溃疡面的渗出减少，但患足仍有疼痛。上方去金银花、玄参、生地黄、陈皮、薏苡仁。加炮穿山甲12g，黄精20g，玉竹20g，以助活血化瘀。取 20 剂，日 1 剂，水煎服。其他治疗：外科清洁换药。

三诊（2009 年 10 月 9 日）：经上两诊后，热毒消退，瘀血渐散，溃疡面基本无渗出，逐渐干燥结痂，双足肿胀已明显缓解，疼痛较前减轻，双下肢尚有发凉感。舌质淡，苔白，脉沉而无力。为气血两虚之证，方用八珍汤加减：当归 20g，赤芍 30g，熟地黄 20g，党参 20g，茯苓 20g，白术 20g，丹参 30g，鸡血藤 30g，黄精 15g，玉竹 15g，甘草 10g。取 20 剂，日 1 剂，水煎服。其他治疗：定期外科清洁换药。

四诊（2009 年 10 月 30 日）：溃疡面局限，干燥结痂，下肢发凉明显好转，疼痛消失，皮色苍白现象明显改善。嘱其口服通脉丸每次 10g，每天 3 次，巩固治疗 3 个月，以进一步改善下肢循环。

按语：患者年迈久病，脏腑功能减退，阳气偏虚，鼓动无力，脉道滞涩，血流缓慢，瘀血停留，瘀久化热，热盛肉腐而成热毒炽盛之证。给予四妙活血汤加减以清热解毒，活血化瘀。方中当归、赤芍、丹参、鸡血藤补血活血化瘀，《本草正》："当归，其味甘而重，故专能补血；其气轻而辛，故又能行血。补中有动，行中有补，诚血中之气药，亦血中之圣药也。"金银花、玄参清热解毒滋阴；牡丹皮凉血活血化瘀；生地黄凉血养阴生津，以防热毒伤阴太过；陈皮理气燥湿；薏苡仁渗湿消肿；甘草调和诸药。二诊时热毒渐消，瘀象明显，上方去金银花、玄参、生地黄、陈皮、薏苡仁，加炮穿山甲活血化瘀，《本草从新》："山甲善窜，专能行散，通经络达病所。"崔老常在辨证用药中，加用有显著降血糖、降血脂、降血压、改善心肌缺血作用的黄精、玉竹，以期动脉硬化闭塞症患者动脉血管内的脂质斑块生长减缓或消退。三诊时，患者以气血两虚为主要表现。崔老常说"气血充盈，则百病外御，病安从来""养正而疾自消"。故给予当归、赤芍、熟地黄补血养血；党参、茯苓、白术补气健脾；丹参、鸡血藤活血化瘀。三诊后，溃疡面干燥结痂，下肢发凉明显好转，疼痛消失，皮色苍白现象明显改善，嘱其口服通脉丸巩固治疗 3 个月，以进一步改善下肢循环。（《崔公让医案医话》）

（七）四妙勇安汤加减治疗高龄热毒炽盛型脱疽

崔公让治王某，男，82岁，于2009年2月25日初诊。

患者于3个月前，因右足蹞趾端发凉、疼痛，在当地行拔甲术后，溃面不愈，诊查见：右小足趾外侧及足背皮肤发红，色紫黯，右小趾内侧糜烂破溃，分泌物多，蹞趾无甲，伤面发黑，坏死，趾腹皮色红润，血液循环尚好，外踝有浅表挤压伤。舌质红，苔薄黄，脉滑数。PPG检查提示：右下肢末梢循环严重障碍，左下肢末梢循环轻度障碍。ABI提示：左侧0.85，右侧0.56。此患者为老年男性，脾肾阳气亏虚，痰湿内停，瘀阻脉络，湿热内生，热盛肉腐所致，证属热毒炽盛。诊为：脱疽（肢体闭塞性动脉硬化伴坏疽）。治则治法：清热解毒，滋阴凉血。拟方：四妙勇安汤加减。处方：当归30g，玄参30g，金银花20g，陈皮20g，甘草30g。取7剂，水煎服，日1剂。同时行分泌物培养加药物敏感试验。

二诊（2009年3月2日）：用药后，患者疼痛已经明显减轻，但甘草大剂量不可过用，故减甘草用量为10g，继续服用15剂。

三诊（2009年3月18日）：用药后，伤面已经渐愈合，夜晚仍觉隐痛，舌质红，苔薄白，脉沉涩。处方：当归20g，丹参30g，鸡血藤30g，炮穿山甲12g，陈皮20g，薏苡仁30g，甘草10g。取30剂，水煎服，日1剂。

四诊（2009年4月20日）：左下肢疼痛感消失，但长时间行走后，右下肢仍有困重不适，舌质淡，苔薄白，脉沉细。治法：温阳散寒，化瘀通络。处方：当归20g，丹参30g，鸡血藤30g，麻黄12g，细辛12g，白术15g，石斛20g，麦冬20g，甘草10g。取20剂，水煎服，日1剂。

五诊（2009年5月15日）：PPG检查提示：右下肢末梢循环中度障碍，左下肢末梢循环大致正常。ABI提示：左侧0.95，右侧0.76。病情稳定，嘱其口服通脉丸巩固治疗3个月。

按语：本案患者为闭塞性动脉硬化引起的趾端坏疽，初诊时病情较为急迫，药用四妙勇安汤加减，清热解毒，滋阴养血。其中甘草用量较大，助玄参、金银花清热解毒凉血之力。二诊时，患者疼痛已经明显缓解，为防止甘草大量连续应用造成下肢水肿，不利于患者病情的恢复，故减少甘草用量，待病情稳定后，先后使用通脉活血汤及通脉丸辨证加减治疗。回顾该病例，总结崔老辨证及用药特点体会如下：在动脉缺血性疾病中，常分为四型：寒湿阻络型常用通脉活血汤加麻黄、细辛、制附子等温通类药物；血脉瘀阻型常用通脉活血汤或四妙活血汤加减；热毒炽盛型可用四妙勇安汤或四妙活血汤加减；气血两虚型应用人参养荣汤、十全大补汤、八珍汤及顾步汤等加减治疗。崔老指出，疾病是在不断发展的，要根据具体病情合理选择用药。（《崔公让医案医话》）

（八）四妙勇安汤合通脉活血汤加减治疗高龄糖尿病肢体闭塞性动脉硬化热毒炽盛型脱疽

崔公让治石某，男，80 岁，于 2008 年 10 月 29 日初诊。

主诉：双下肢发凉、麻木、疼痛 10 余天。症见：双下肢发凉、麻木、疼痛，双足皮肤枯槁，肌肉萎缩，爪甲增厚变形，汗毛稀疏，皮温低，平放时，双足底皮色发绀，贝格征（＋）。双下肢足背动脉、胫前动脉、胫后动脉不能触及。舌质紫黯，苔薄黄，脉沉细数。既往史：糖尿病 10 年。PPG 提示：双下肢末梢循环严重障碍，双足背动脉及胫前、胫后动脉不能触及。双下肢踝肱指数：左侧 0.08，右侧 0。下肢彩超提示：①双下肢多发粥样硬化斑块形成；②双下肢腘动脉、股总动脉、右股深动脉管腔狭窄；③双足背动脉管腔闭塞，右股浅动脉远端闭塞。诊为：脱疽（糖尿病肢体闭塞性动脉硬化）。证属热毒炽盛，治以化瘀通络，滋阴养血，清热解毒。方用四妙活血汤加减：当归 20g，鸡血藤 30g，丹参 30g，僵蚕 20g，陈皮 30g，炮穿山甲 12g，薏苡仁 30g，金银花 30g，玄参 30g，石斛 20g，甘草 10g。取 15 剂，水煎服，日 1 剂。

二诊（2008 年 11 月 18 日）：用药 15 剂后，患肢温度已有恢复，下肢发凉、疼痛症状也明显好转，足部皮色发绀，右足趾第 3、4 趾色黯，肿胀。舌质红，苔薄黄，脉沉细数。在上方中加生地黄 20g，水牛角 20g 以助凉血解毒，养血化瘀。取 20 剂，水煎服，日 1 剂。

三诊（2008 年 11 月 9 日）：用药后，双下肢凉麻、疼痛已经明显好转，右足 2、3 趾肿胀已有消减。抬高双下肢，见足部皮色发绀减轻，较前明显红润。自觉食纳差，舌质红，苔厚腻，脉沉细数。药用：黄芪 30g，

当归 20g，丹参 30g，鸡血藤 30g，黄精 20g，玉竹 20g，白术 15g，厚朴
15g，炮穿山甲 12g，薏苡仁 20g，石斛 20g，甘草 10g。取 20 剂，水煎服，
日 1 剂。待中药用完后，坚持服用院内制剂补气活血通脉丸 2 个月以巩固
治疗。

按语：糖尿病肢体动脉闭塞症属于中医学脱疽的范畴，由气阴不足、阴
虚热郁、络脉瘀阻而得。本病进展快，证型也可以相互转化，病变初期，
呈气阴两虚之证时，崔老强调应顾护阴液，兼活血化瘀；病变后期，指端溃
破，到中后期，呈热毒蔓延之势时，要用大剂量的清热解毒之剂，以"急则
治其标，缓则治其本"为原则，随症加减。本例患者为老年男性且有糖尿病
史10年，气阴亏虚，阴虚热郁，脉络瘀阻，瘀久化热而成脱疽。药用四妙
活血汤加减以清热解毒、活血化瘀。僵蚕、炮穿山甲化瘀通络，薏苡仁、
陈皮理气燥湿健脾，石斛滋阴养血，甘草调和诸药。诸药相合，有化瘀通
络、滋阴养血、清热解毒之功。本处方中，虫类药物的应用是本方的一个特
点，虫类药物具有活血化瘀、攻坚消痈散肿、搜风解毒、壮阳益肾、息风定
惊等功效，故可以用于动脉闭塞性疾病的各期。崔老常选用穿山甲、水蛭、
僵蚕等虫类药物，且用量较大，但注意临床炮制。正如唐宗海《唐容川医学
全书·本草问答》言："动物之攻尤甚于植物"。遵《素问·阴阳应象大
论》"血实宜决之"，虫类药物大多药力峻猛而疗效显著。（《崔公让医案
医话》）

（九）高龄糖尿病肢体闭塞性动脉硬化症足部的内治与外治

崔公让治牛某，男，81 岁，于 2008 年 11 月 14 日初诊。以"右足溃
破、疼痛 3 个月，加重 3 个月"为主诉来诊。症见：双下肢发凉、麻木，
双足稍肿，皮温偏低。右足背有一 5cm×3cm 大小发黑溃疡面，有渗出，有
少量肉芽组织生长，疼痛不适，活动受限，双下肢营养障碍，肌肉萎缩，
皮肤变薄光亮，汗毛稀疏，趾甲增厚变形，生长缓慢。双下肢皮温低，以
足部明显；双足稍肿胀，呈凹陷性水肿。右侧股动脉搏动未触及。左侧腘
动脉搏动减弱，右侧腘动脉、胫后动脉及足背动脉未触及，贝格征阳性。
舌质红，苔黄厚，脉滑数。既往史：2 型糖尿病 2 年；高血压 10 年。PPG：

左下肢末梢循环中度障碍（多呈平顶波）；右下肢末梢循环严重障碍（均呈平线出现）。ABI：左侧 0.26，右侧 0。彩超：右侧股浅动脉、腘动脉血栓形成；双侧胫前动脉及右侧胫后动脉闭塞；左侧足背动脉不全闭塞。诊为：脱疽（糖尿病肢体闭塞性动脉硬化），证属湿热毒盛。治以清热解毒，利湿消肿。方用四妙勇安汤加减：金银花 30g，玄参 20g，当归 10g，连翘 10g，紫花地丁 10g，苍术 10g，黄柏 10g，陈皮 10g，生甘草 10g。取 15 剂，日 1 剂，水煎服。其他治疗：用过氧化氢溶液、生理盐水冲洗溃疡面，而后用氯霉素及庆大霉素纱布交替局部湿敷溃疡面，每日一次外科换药。

二诊（2008 年 11 月 28 日）：用药后，溃疡面渗出明显减少，边界局限清晰，但肉芽组织色淡、生长欠佳，舌质红，苔白，脉细弱。以气血两虚为主，用八珍汤加减：黄芪 30g，党参 20g，白术 20g，茯苓 10g，当归 20g，白芍 15g，炮穿山甲 12g，丹参 15g，川芎 10g，薏苡仁 30g，甘草 10g。取 20 剂，日 1 剂，水煎服。其他治疗：用九一丹外涂，干纱布覆盖创面。每日 1 次外科换药。

三诊（2008 年 12 月 19 日）：患者溃疡处干燥、局限，肉芽组织生长良好。大便偏干，舌尖红，苔薄白，脉细涩。在上方中加入石斛 20g、麦冬 20g、火麻仁 15g，以滋阴生津，润肠通便。其他治疗：抗绿生肌散外涂创面，每日外科清洁换药。

按语：糖尿病足属中医脱疽范畴，男性多见，为糖尿病的常见并发症之一，其原因可归纳为缺血和感染。有糖尿病病史的患者要预防并发症的发生，防止神经病变，避免外伤。出现肢端缺血坏死并发感染有渗出时，要把握以下原则：控制感染，改善循环，分离坏死，促使愈合。应四诊合参，辨证施治，给予得当的中药口服并结合外科换药，使溃疡面得以愈合，缺血程度得以改善。患者初诊时湿热毒盛之象明显，给予四妙勇安汤加减以清热解毒，利湿消肿。金银花甘寒，善清热解毒，能清气分之热，能解血分之毒，以治病因；当归为血中气药，行血气之凝滞，祛瘀生新；玄参清热滋阴，泻火解毒，助金银花以解热毒，合当归以和营血；生甘草、连翘、紫花地丁合增清热解毒之力；苍术、黄柏、陈皮以化湿消肿。使用抗生素纱布交替湿敷疮面，防止细菌产生耐药性，以控制感染。二诊时，湿热已除，溃疡边界已较前清晰，但肉芽组织生长欠佳，以气血两虚为主，药用八珍汤加减。二诊感染已控制，换药时给予九一丹外涂溃疡处，以助祛腐生新。三诊时，患者溃疡处干燥、局限，肉芽组织生长良好，大便偏干，在上方中加入石斛 20g、麦冬 20g、火麻仁 15g，以滋阴生津，润肠通便。此阶段在外科换药时给予抗绿生肌散、仲景药霜外涂。整个阶段采用"蚕食"方法清除坏死组织，并结合中药对症调理，使溃疡得以愈合（《崔公让医案医话》）。

［评析］

本章收录高龄医案医话 20 例，其中感染性及老年性皮肤疾病 6 例，疮疡 5 例，足趾端坏疽 9 例，说明中医药对这类疾病有显著疗效。

感染性与老年性皮肤疾病，是影响高龄老人晚年生活质量的重要疾病。其中湿疹症见皮肤红疹对称，瘙痒难禁，搔破流滋，乃外感风邪，内蕴湿热，治疗应养血散风，苦寒直折其火热。陈实功消风散合黄连解毒汤有较好疗效。若湿疹皮肤干燥脱屑，瘙痒夜重于昼，畏寒无汗，舌淡胖润，脉浮弦，乃感受风寒，气血不畅，治宜调和营卫，活血散风，方用乌蛇荣皮汤。若皮肤瘙痒难忍，昼轻夜重，遇冷打喷嚏、恶心、脉象变缓，此为外感风寒，内伤湿滞。治宜解表和中，理气化浊，方选藿香正气散。带状疱疹亦是高龄常见的皮肤病。若生于额面，伴有口疮，舌红苔少，脉细数乏力，乃阴液不足，虚火上炎，治宜滋阴清热散风，方选甘露饮加玄参、马勃、青黛、蝉蜕、地肤子。若带状疱疹位于肋部，灼热疼痛，汗多尿频。舌略紫苔白，脉弦缓无力。此属阳虚夹毒，可用真武汤合瓜蒌红草汤。若带状疱疹剧痛，宜化痰清热，散结止痛，可用何绍奇自拟方。

高龄患者免疫力下降，易患疮疡。《素问·至真要大论》说："诸痛痒疮，皆属于心"，谓疮疡乃火毒结聚，热盛肉腐所致。治疗之法，耳后疮疡，寒热间作，昼夜呼痛不可忍，邪在太阳少阳，可投防风通圣散加柴胡、白芷。背部疽疮，宜先煎服仙方活命饮，继吞蜡矾丸，外用麦饭石膏围之。待毒尽，再以神异膏贴之可愈。脑疽已溃，发背，继生脓头如粟许，脉大无力。此属气血衰败，膀胱经湿热犹存，可先投托里消毒散，继服大剂十全大补汤加白蔹、贝母、远志，虚寒甚者亦可加姜、桂、附子治之。若小腿灼热疼痛，昼凉夜热，舌有瘀斑。此属毒蕴阴分，血脉瘀滞，气血不足。治宜补益气血，凉血化瘀，清热解毒，方用当归补血汤合桃红四物汤加黄柏、金银花。高龄甲疽，足患部疼痛，胬肉高突，当用一味枯矾散包扎，隔日一次。

高龄足趾端坏疽，中医称为脱骨疽，多见于糖尿病和闭塞性动脉硬化症，是高龄老人的严重疾病，大约10%的患者出现足溃疡，截肢率约为1%。本病诊断不很困难，但治疗颇为棘手。依据奚九一、唐汉钧、崔公让和编著者本人治疗高龄肢端坏疽的经验，若患者已确诊此病，尚未出现足趾端坏疽，仅有足趾发凉，肢端发绀、潮红、疼痛，舌紫黯，苔薄白，脉沉涩。此属血脉瘀阻，治宜滋阴养血，活血化瘀，方用崔氏加减通脉活血汤。脉沉细舌淡苔白者，为寒湿阻络，可用上方加麻黄、细辛、白术或制附子治之。若趾端坏疽已出现，红肿热痛，舌红苔黄脉数，为热毒炽盛，可用四妙勇安汤，气血不足者宜合顾步汤。若入夜痛剧，口渴明显，舌红少苔，宜投唐汉钧益气生津、和营通络法，或崔氏四妙活血汤加减治疗。若足趾丫间湿糜溃破，足趾发黑，足跗肿胀特甚，当属痰凝瘀滞，湿热下注，宜用奚九一氏清热祛湿、软坚化痰法治之。病后气血两虚者，当用八珍汤、十全大补汤、人参养荣汤。坏疽疮口不敛、新肉不生，可在内服方中加入鹿茸。外用药物，如云南白药、抗绿生肌散，仲景药霜、奚氏清膏粉、红灵丹、生肌玉红膏等，均可随病情需要而选用。

主要参考文献

[1] 张存悌. 关东火神张存悌医案医话选 [M]. 沈阳：辽宁科学技术出版社，2015.

[2] 白习明. 中医临证求索集 [M]. 北京：人民卫生出版社，2012.

[3] 王鱼门. 万友生医案选 [M]. 上海：上海中医药大学出版社，1997.

[4] 李中文，王幸福．杏林求真：跟诊王幸福老师嫡传手记实录 [M]．北京：人民军医出版社，2014．

[5] 夏翔，王庆其．上海市名中医学术经验集 [M]．北京：人民卫生出版社，2006．

[6] 崔炎，刘辉，吴建萍．崔公让医案医话 [M]．北京：人民军医出版社，2012．

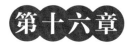

高龄老人良、恶性肿瘤及囊肿

（一）炙甘草汤加味治疗高龄前列腺癌放疗后尿血、便血

李春生治患者程某某，男，90岁，住香港太古城。2009年7月18日初诊。

主诉：小便及肛门无痛性多量出血七个月余。患者原有前列腺癌，曾做前列腺放射治疗。自2009年1月2日开始，小便及肛门无痛性出血，呈鲜红色。每3周需输血1次，最后1次输血时间是2009年7月10日。自觉全身乏力，心慌，行动困难。胃纳尚可，大便成形，每日5次，排便不畅。不发热。

检查：面色青黄不泽，呈贫血貌。舌质红，苔黄花剥，脉革滑而结。心尖可闻Ⅲ级收缩期杂音，心率88次/min，1分钟可闻12次早搏。肺（-），肝大，肝肋下2cm，肝颈静脉反流征（＋），腹软，双下肢凹陷性水肿。

中医诊断：尿血便血；虚劳；心悸；水肿。

西医诊断：前列腺癌放射治疗后二便出血；失血性贫血；冠心病心律失常，慢性心功能不全，心功能2级。

辨证治则：证属心阴不足，气血两虚，阴虚火旺，伤及阴络，迫血妄行。治宜益气血，调阴阳，补络止血。

处方：炙甘草汤加味。

生地黄12g，麦冬6g，阿胶^{（烊化）}6g，人参6g，桂枝4.5g，火麻仁6g，炙甘草6g，女贞子6g，旱莲草6g，生蒲黄^{（包煎）}4.5g，藕节10g，白花蛇舌草6g，生姜3g，大枣15g，黄酒10ml^{（入煎）}。

水煎，每日1剂，早晚各煎150ml，温服。

另用：云南白药胶囊。每服1粒，1日2次，温开水送服。

2009 年 8 月 5 日，二诊。

服上方 17 剂，二便出血显著减少，大便变软，较为通畅，精神体力好转。喉中有痰。7 月 30 日去香港玛丽医院复查，血红蛋白由 102g/L 上升至 107g/L，未输血。舌脉同前，脉搏 82 次 /min，心率 79 次 /min，1 分钟可闻 5 次早搏。肺（－），双下肢Ⅰ°凹陷性水肿。治疗守前法。

处方：照上方加人参 3g、僵蚕 3g。水煎继续服，服法同上。

云南白药胶囊照原量继续使用。

2009 年 8 月 30 日，三诊。

患者于 8 月 15 ~ 20 日，因感冒发热住院治疗。住院前、出院后共服上方 15 剂，自觉疲乏感显著，大便排出不爽，每日排大便 3 次，呈条状，量少，排便前有大量汗出。小便仍有少量出血。检查：面部微肿，舌质略红苔白薄，两手脉虚滑而结。脉搏 85 次 /min，心尖可闻Ⅲ级收缩期杂音，心律略显不齐，86 次 /min，1 分钟可闻 2 次早搏。肺（－），腹部略显膨隆，触之灼热，无压痛，下肢Ⅰ°凹陷性水肿。证属气阴两虚，兼有内热。治宜收敛肺气，清涤内热。

处方：照上方去僵蚕，加五味子 3g、炒栀子 4.5g，减桂枝 1.5g。水煎如前法继续服。云南白药用原量继续服。

2009 年 9 月 21 日，四诊。

患者于 9 月 21 日到医院复查血红蛋白为 99g/L，西医告诉不需输血。服上方 30 剂，病情平稳，体力改善，睡眠较好，大便通畅，排便量较多，1 日 3 次，排便时肛门有重坠感，小便有少量小血块。胃纳甚佳。体检：面色浮黄，唇淡，舌质略红无苔，脉芤而缓，脉搏 76 次 /min，心率 90 次 /min，律齐，无早搏。肺肝脾（－），肝颈静脉反流征（－），腹软无压痛，双足温暖，左下肢不肿，右下肢Ⅰ°凹陷性水肿。

处方：照上方加黄芪 10g，木香^{（后下）}1.5g。每日 1 剂，继续服用。云南白药用法用量同前。

2009 年 10 月 31 日至 2010 年 9 月 18 日，因作者执行任务期满，由香港返回北京。患者二儿子程介南先生 9 次打电话称，患者血红蛋白升至 100 ~ 102.8g/L，病情平稳。自 2009 年 8 月至今，13 个月未输血，精神状况好，无心悸。能够从 16 层楼上乘电梯下楼到户外，每天拄拐杖活动半小时，亦能与子女一起到小区附近的饭馆吃饭。偶有血尿，服云南白药 1 粒即止。汤药照上方每周服用两剂，计划逐步加大服药间隔时间。

疗效评定为临床控制。

按语：本例高龄老人因前列腺癌放射治疗后，火伤阴络，致二便出血不止。西医无有效治疗方法，一直用输血来维持生命。中医认为，心主血，血为心之液，心律失常之脉结代与心血不足有关，血伤则阴阳失调，故有一系列病状。治疗从养心之气阴，调心之阴阳，凉血止血入手，用炙甘草汤合二至丸加味，终于控制了病情，延长了健康寿命。本病例轻剂用药，疗效卓著，可资临床借鉴。

（二）蛇莲煎加味治疗高龄膀胱癌尿血

李春生治患者蔡某某，男，97 岁，香港风水师。2016 年 11 月 26 日，在广州南沙镇霍英东鹤年堂中医城初诊。

患者家属代述：患者已确诊膀胱癌一年，前列腺转移。当前临床表现为尿血，伴有排尿时剧烈疼痛，难以忍受，有时尿线中断。精神萎靡，气短乏力，步履艰难，头晕眼花，听力下降，大便尚可。

检查：营养发育良好，面色浮黄，脉虚而结。

中医诊断：尿血；尿痛（热淋）。

辨证治则：证属瘀热互结，灼伤阴络，迫血妄行，致成尿血；经络气机受阻，而见疼痛。出血已久，元气阴血大伤，肾经亏损，故气短乏力，步履艰难，头晕眼花。治宜清热化瘀通淋，益气养血固肾。

在余瀛鳌老师指导下，处方如下：

生黄芪 24g，生熟地各 12g，云茯苓 10g，关黄柏 10g，小蓟 20g，炒山药 15g，金樱子 12g，覆盆子 12g，上肉桂 5g，冬葵子 12g，川、怀牛膝各 10g，白花蛇舌草 24g，半枝莲 20g，滇三七末[冲服] 3g。

每日 1 剂，水煎，早晚饭前各服 200ml。

2017 年 4 月 15 日，二诊（通过手机进行远程视频问诊）。

患者服药后，精神体力改善，不让人搀扶可以外出行走，于是就去香港养和医院做了膀胱癌刮除手术。手术后排小便已无疼痛，尿检无镜下血尿。但腿肿，疲乏，出汗少，大便不顺畅，睡眠时下肢晃来晃去不安。希望服中药后，能吃能睡，能独立生活。霍英东鹤年堂中医检查：舌质淡紫苔黄白，脉缓弱结代。血检：肌酐 119μmol/L（正常值 62～115μmol/L），红细胞 4.00×10^{12}/L[正常值（4.50～6.00）$\times 10^{12}$/L]，血红蛋白 124g/L（正常值 130～170g/L）。

处方：（1）照上方加西洋参 10g、益母草 6g、阿胶^{（烊化）}10g。每日 1 剂，水煎，早晚饭后各服 150ml。

（2）八宝丹（厦门中药厂生产）0.3g，每日 2 次，口服，10 日为 1 个疗程，可连用 10 个疗程。

疗效评定为显效。

按语：我在香港的朋友陈炳忠博士，是香港大学中医药学院副教授，香港注册中医学会肿瘤专业委员会副主任委员。他在《恶性肿瘤的诊断和中医治疗》一书中指出："中医治疗癌病强调扶正祛邪。扶正主要是用调补的药物，很多调补扶正的药物能增强免疫功能，而很多祛邪的药物具有抗癌作用。除了调补和抗癌外，还有针对症状、便秘或腹泻、呕吐失眠等加以对症治疗。另外，我们体会到，较为长期的治疗是非常重要的。以上中医治疗癌病的方法可以归纳为四大原则，即调补、抗癌、对症治疗和长期治疗"。本例采用这一治疗原则，以黄芪、二地、山药、金樱子、覆盆子、肉桂调补气血、补益脾胃，茯苓、白花蛇舌草、半枝莲抗癌，黄柏、小蓟、冬葵子、川怀牛膝、滇三七对症治疗，从而增强了患者体力，改善了患者全身和局部症状，使患者有机会做膀胱癌刮除手术，而且手术后身体状况良好。相信二诊增加西洋参、阿胶调补，八宝丹抗癌，益母草帮助恢复肾功能，服用 100剂，对患者恢复健康更为有益。

（三）补气阴、祛痰结法治愈高龄食管中上段癌

刘越治崔某，男，81 岁。1982 年 12 月 13 日初诊。

食管中上段癌。两年来，食水下咽常噎，病势日重。1982 年 10 月甘肃省兰州市某区医院经 X 线吞钡透视检查，诊断为"食管中上段癌"。现食及

水不能下咽已 13 日，大便闭结，尿少似无，不能起床活动。消瘦，舌嫩而红淡、苔白薄腻，脉弦濡。证属噎膈，阴血虚衰，痰积血瘀。治以补气阴为主，祛痰结为辅。

党参 30g，生地黄 30g，生牡蛎 30g，生半夏 15g，甘草 9g。每日 1 剂，蜜水煎 2 次分服。

二诊，1982 年 12 月 21 日。

服药后，近日已能进食软粥，二便渐通，治宗前意：

党参 30g，生地黄 60g，当归 30g，生牡蛎 60g，生半夏 15g，甘草 9g，夏枯草 30g。每日 1 剂，蜜水煎 2 次分服。

三诊，1983 年 1 月 5 日。

噎症渐减，现每餐可进稀软食 100g，已能起床走动。

方：党参 15g，生地黄 30g，当归 15g，生牡蛎 30g，生半夏 15g，甘草 9g，陈皮 3g，柴胡 3g。每日 1 剂，蜜水煎 2 次分服。

四诊，1983 年 2 月 3 日。

无明显症状，无明显不适，每日可进主食 250g 以上，进食顺利，正常。继续服前方，每日 1 剂。

五诊，1983 年 2 月 20 日。

服药至今，噎症全消，进食正常，身体亦渐康复。病愈。

1984 年 11 月 20 日再访：

患者病愈后，未再复发，进食正常，并能参加一般农业劳动，走路，并不感疲乏。脉和缓，舌红淡，面色红润。

按"中医中药治疗恶性肿瘤疗效判定标准（试行草案）"，判定为："临床治愈 1 级"。（《刘越医案医论集》）

（四）扶正抗癌、解毒散结、软坚宁神法治疗高龄舌癌

赵智强治缪某某，女，84 岁，江苏省南京市家庭妇女。

2008 年 4 月 24 日初诊。

舌左边出现肿块 2 个月余，舌体左侧不规则肿胀，僵硬，充满左侧口腔，经南京市口腔医院病理诊断：鳞状上皮中、重度异常增生，局部重度异

常增生，拟诊为"舌癌"。刻下：自觉左颌咽部剧烈疼痛，吞咽时加重，纳谷量少，夜寐较差，每夜仅睡 3 小时，口干目胀，急躁易怒，便干难解。苔薄黄，左侧花剥，脉弦滑。

辨证：癌毒猖獗，搏击舌体，阻滞经脉，扰乱神明。

治法：扶正抗癌，解毒散结，软坚宁神。

处方：生黄芪 15g，天花粉 15g，土鳖虫 4g，山慈菇 12g，青皮 10g，制南星 10g，山豆根 12g，夏枯草 10g，决明子 10g，朱茯神 10g，炙远志 10g，陈皮 10g，砂仁^{（后下）} 4g，天冬 10g，白花蛇舌草 12g。

14 剂，每日 1 剂，水煎，分两次温服。

2008 年 6 月 12 日，二诊：病情平稳，舌体不规则肿胀；头痛寐差，舌体及颌部疼痛，纳谷偏少，大便质干、难解。苔薄黄，花剥，脉弦滑。

处方：初诊方，加郁李仁 12g，川芎 10g。7 剂，每日 1 剂，水煎，分两次温服。

2008 年 6 月 19 日，三诊：头痛目胀，颌下疼痛已缓，舌部肿胀明显缩小，夜寐亦安，纳少便秘。苔薄黄，花剥，脉弦滑。

处方：初诊方，加郁李仁 15g。7 剂，每日 1 剂，水煎，分两次温服。

2008 年 6 月 26 日，四诊：舌体肿块明显缩小；颌下疼痛已止，气色好转，大便已调，但仍觉头痛目胀，纳少，下肢乏力。苔薄水滑，脉弦滑。

处方：初诊方，加川芎 10g。14 剂，每日 1 剂，水煎，分两次温服。

按语

（1）本案系高年体衰，正气亏虚，癌毒滋生，壅结于舌，阻滞经络；并狂夺水谷精微以自养，故见左侧舌体肿胀较甚，疼痛剧烈，辨证当属癌毒猖獗，搏结舌体，阻滞经脉。

（2）在治疗上当以抗癌解毒为主，因系局部有形之结，故应结合化痰软坚消肿；癌毒伤正，故治疗尚应结合扶正；其次，拟方尚应顾及兼症。初诊方用土鳖虫、山慈菇、青皮、制南星、山豆根、夏枯草、白花蛇舌草抗癌解毒、软坚消肿；生黄芪、天花粉、天冬益气养阴扶正；朱茯神、炙远志安神定志；陈皮、砂仁理气开胃助纳；决明子清肝明目，润肠通便。

（3）二诊时因大便质干难解、头痛，故加郁李仁润肠通便、川芎活血止

痛。(《200例疑难病症诊治实录》)

(五) 化瘀利湿解毒消结法治愈翻花疮 (右颧面部鳞状上皮细胞癌)

谢秋声治李某,女,87岁。3个月前,右颧面部发现黄豆大结节状赘生物,色红,高出皮面,无痛痒感觉;两周后中央结节溃破,向四周浸润,边缘隆起,呈环堤状外翻,经市肿瘤医院病理切片,为"右颧面部鳞状上皮细胞癌Ⅰ级"。来诊时,患者面容憔悴,精神萎靡,面部右颧肿块核桃大,表面高低不平,呈菜花样增殖,色灰褐,周围红肿,中央溃破,有浆液渗出,奇臭,颌下淋巴结有黄豆大、压痛。脉细数,舌质红、苔白根黄腻,辨证乃风邪客于经络,血瘀痰湿凝滞。药取丹参、当归、赤芍、川芎、桃仁活血化瘀;茯苓皮、泽泻、薏苡仁健脾利湿;干蟾皮、蒲公英以解毒;僵蚕散风消结;三七粉活血止血,日服1剂,外敷金黄膏、桃花散,2日一换。患者服至20剂,右颧肿块自行脱落2/3,残留部分质地转软,渗液减少,但有口干、舌质红、苔薄黄。此余毒未消,阴液亏损,故原方去三七粉,加生地黄、石斛、黄芩、芦根等清热养阴之品内服,继以玉红膏、桃花散外敷。1个月后,患者的肿块全消,渗液已止,淋巴结缩小,精神良好,原病灶处再行病理切片,右颧部表皮无显著病变。(《中国现代名中医医案精华(第1集)》)

(六) 凉血止血法控制真癌出血

干祖望治黄某,女,85岁。

初诊:1979年11月20日。

主诉及病史:患者自30多年前发现鼻翼部有红斑,一直未加重视,近2年来,鼻腔常不通气,并流血水,红斑渐渐糜烂、发痒,范围日趋扩大,疼痛由轻转重,经活检报告为"鳞状基底细胞癌"。

诊查:目前既出血又疼痛,血水有臭气。舌苔薄,脉弦。

辨证:癌肿已属晚期,叹无回天之术。所幸舌为薄苔,胃气未绝;脉来弦劲,正气尚存,不过斯人斯疾,已抵暮穷,虽援戈而为之,能否日反三舍?

治法：方取抗癌解毒，凉血止血法。

处方：菊花 10g，夏枯草 10g，白花蛇舌草 10g，蚤休 10g，山豆根 10g，石上柏 10g，龙葵 10g，茜草 10g，太子参 10g。5 剂，水煎服，每日 1 剂。

黄连膏 40g，局部搽。

二诊：12 月 18 日。服用上方药 1 个月，疼痛减轻，臭气见少，出血基本已止，仍发痒。舌薄，脉小弦。不治之症，事已定局，后顾茫然，拟取扶正抗癌之法，不过挥戈返日，以尽医责。前方去太子参，加黄芪、党参各 10g，或改服两仪膏、夏枯草膏。

[按语] 八旬老人，身患癌症，且属晚期，可谓不可救药也。但医者并不袖手旁观，而将辨病与辨证相结合。抓住患者整体情况和局部症状，选用多种抗癌解毒和扶正药物，寓凉血于抗癌之中，容补虚于解毒之内，仅治 1 个月，便血止痛减，出现回旋之机。（《中国现代名中医医案精华（第 1 集）》）

（七）重用疏肝行气活血化瘀剂治疗盆腔囊肿

1979 年冬，高尔鑫治一刘姓老妇，年近八旬，少腹坠胀作痛已年余。视其少腹膨隆，触之脐下可及约 12cm×8cm 之肿物，质软有弹性，触痛明显。进行超声波检查及腹腔穿刺证实为盆腔囊肿。因其年事过高，恐手术治疗发生意外，而转来中医治疗。

诊其形体消瘦，面色黧黑，少腹青筋暴露，疼痛隐隐；伴有口干、食少、神疲、乏力、溲频、大便难，周余一行。舌质黯红，有瘀斑数块，脉来沉弦而涩，以疏肝理气、活血化瘀法治之。方用二磨饮加味：沉香^{（后下）} 9g，天台乌药、刺蒺藜、丹参各 30g，川楝子、当归尾、川芎、玫瑰花、绿萼梅、赤芍、白芍、片姜黄、制香附各 30g，三七末 3g 分吞。投药 3 剂，患者少腹胀减，隐痛渐止，溲频消失。按上方再进 7 剂，患者食欲大增，精神好转。触诊脐下包块明显缩小，约为 6cm×5cm。此后又服上方 10 剂，少腹已触不到包块，超声波探测囊肿消失。家属欣喜不已连连道谢。（《中国现代名中医医案精华（第 1 集）》）

（八）养心活血、软坚化结法治疗高龄右侧甲状腺硬结

王绵之治吴某，女，81 岁，1995 年 7 月 25 日初诊。

查甲状腺外观不大，按之右侧硬结明显，西医建议手术，未进行，今诊脉细弦略数不匀，舌黯红，有紫斑，苔薄。当养心活血，软坚化结。

党参 20g，麦冬 12g，五味子 3g，丹参 15g，酸枣仁 12g，当归 18g，红花 9g，桃仁 9g，射干 6g，海藻 15g，制香附 12g，生牡蛎（先煎）30g，夏枯草 12g，青陈皮各 6g。

按语：甲状腺结节，治以生脉散益气养阴，丹参养血活血兼宁心安神，酸枣仁养心安神，当归养血活血，桃仁、红花活血化瘀，射干消肿散结，生牡蛎、海藻、夏枯草软坚散结，青、陈皮理气化痰，制香附疏肝理气。对于多发性甲状腺结节，一般诊断明确；单发的尤要重视，要定期复查，排除肿瘤。（《王绵之临床医案存真》）

［评析］

肿瘤是人体器官、组织的细胞在外来和内在有害因素长期作用下，所产生的一种以细胞过度增殖为主要特点的新生物。它有恶性与良性之分，囊肿一般作为良性肿瘤对待，中医药在治疗上无大的差别。

肿瘤是高龄老人的常见病、多发病和难治性疾病，是严重危害人类健康和生命的重大疾病。恶性肿瘤晚期易伴局部压迫，出血、恶病质症状，治疗更为棘手。目前恶性肿瘤的治疗大多采用手术、放疗、化疗加中药内服，从而提高患者的生存质量，延长生存期。

本章列举高龄前列腺癌、膀胱癌、食管中上段癌、舌癌、右颧面部鳞状上皮细胞癌、鼻翼鳞状基底细胞癌各 1 例，盆腔囊肿、甲状腺硬结各 1 例，对高龄肿瘤的中医药治疗，进行了有益的探索。

肿瘤的临床表现多数为虚实夹杂症。这类疾病的治疗原则，内脏肿瘤强调扶正祛邪，补益气阴，化痰散结解毒。头面和皮肤肿瘤强调凉血散风，抗癌解毒。肿瘤未做手术或新病者，强调以祛邪为主，已做手术或久病者强调

扶正以祛邪。肿瘤放射治疗后宜清火滋阴，化学治疗后需辨证投药。甲状腺、食管、乳腺、盆腔肿块用疏肝理气、活血化痰、软坚散结等治法，依据病情变化而使用。它们与益气血、补阴阳、和脾胃的药物配合，对于舒缓肿瘤患者的症状，延长患者的生存期，有一定效果。

常用治疗肿瘤专药大体可分七类：

（1）清热解毒类：如七叶一枝花、龙葵、马勃、凤尾草、水杨梅、白花蛇舌草、半枝莲、天葵子、白英、拳参、冬凌草、三尖杉、石上柏。苍耳草、芙蓉叶、狗舌草、猪殃殃、蛇莓、紫草、墓头回、椿根皮、漏芦、藤梨根、山豆根、牛黄、蟾酥等。

（2）活血化瘀类：如大黄、守宫、水蛭、水红花子、石见穿、羊蹄根、土鳖虫、王不留行、急性子、三棱、莪术、铁树叶、葵树子、斑蝥、葱木、蜂房、蜈蚣、喜树皮等。

（3）疏肝行气类：如八月札、香附、夏枯草、郁金、姜黄等。

（4）软坚通络类：如山慈菇、牡蛎、穿山甲、皂角刺、威灵仙、海藻、猫爪草、蛞蝓、美登木等。

（5）化痰散结类：如半夏、僵蚕、贝母、瓜蒌、皂角刺、黄药子、魔芋、南星、硇砂等。

（6）利水渗湿类：如了哥王、石打穿、半边莲、扛板归、猫眼草、野葡萄藤、瞿麦等。

（7）补益扶正类：如人参、黄芪、白术、茯苓、熟地黄、当归、白芍、灵芝、冬虫夏草、麦冬、天冬、五味子、黄精、百合、补骨脂、龟甲、胡桃、薜荔果、棉花根、薏苡仁、蜂蜜、枸杞子、菟丝子等。

（8）其他类：如寻骨风、柘木、榨树皮、菝葜、雄黄、长春花等。

这些药物中，许多都是有毒中药，高龄患者使用时须谨慎，以祛病而不伤正气或少伤正气为宜。

肿瘤诊治是一部专门学问，仅8个病例难以涵盖高龄所有肿瘤的处理。希望能以此作为抛砖引玉，进一步探索高龄肿瘤的治疗途径，造福于社会。

主要参考文献

[1] 刘越. 刘越医案医论集 [M]. 北京：学苑出版社，1998.

[2] 赵智强. 200 例疑难病症诊治实录 [M]. 北京：人民卫生出版社，2013.

[3] 董建华. 中国现代名中医医案精华（第 1 集）[M]. 北京：人民卫生出版社，2010.

[4] 樊永平，王煦，张庆. 王绵之临床医案存真 [M]. 北京：中国中医药出版社，2014.

[5] 李春生，李云先. 中医学感悟与临床应用 [M]. 北京：北京大学医学出版社，2018.

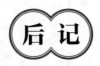

后 记

　　我的老伴——本书编著者之一的李云先女士，在即将完成第十一章时，因做左颈动脉支架术后，过量服用抗凝、抗血小板药物，加之血压波动，突然于2019年元月26日凌晨，发生左侧大脑大面积出血去世，使我和子女都陷入万分悲痛之中。

　　我永远铭记，一九六八年元旦，在我前途黯淡、经济拮据、家庭生活极端困难的情况下，李云先义无反顾地嫁到我家，与我同甘共苦，荣辱与共50年有余。

　　我永远铭记，李云先吃苦耐劳，勤俭持家，辛勤相夫教子，在多年缺吃少穿的条件下，供养我攻读首届中医研究生毕业，每月按时给公公婆婆寄赡养费，将女儿肇惠、儿子肇麟培养成有用人才。

　　我永远铭记，李云先尽心尽力照顾我的工作和生活，殚精竭虑，鞠躬尽瘁。为了编撰我的论文、书稿，李云先早起晚睡，夜以继日的长期超强度工作，将右眼累得几乎失明。我发表的论文、著作，取得的科研成果，都浸透了李云先的智慧和汗水，并最终帮助我在2018年2月出版了86万字的《中医学感悟与临床应用》一书。《高龄老人的养生保健与疾病治疗》一书的编撰，绝大部分资料的收集整理和文章的打印，都是由李云先完成的。有李云先在我身边，我才能过上衣、食、住、行都不发愁的幸福生活，能够享受家庭和睦、子女孝顺、儿孙绕膝的天伦之乐。

　　老天不假李云先女士更多时光，成为我晚年的最大不幸和遗憾。我和子女通过共同努力，将这本书完成并贡献给读者，相信能够告慰李云先女士在天之灵，也是对李云先女士最隆重的纪念！

李春生时年78岁

2019年2月14日